Michael Soyka

Drogennotfälle

Drogennotfälle

Diagnostik, klinisches Erscheinungsbild, Therapie

Herausgegeben von **Michael Soyka**

Mit Beiträgen von
Andreas Ammann[†]
Markus Backmund
Anil Batra
Gabriele Fischer
Gerda Kaiser
Ulrich Preuss
Michael Soyka
Rudolf Stohler
Martin Stolle
Rainer Thomasius
Wolfgang Ummenhofer
Annemarie Unger
Ulrich von Bardeleben
Jessica Wei Mooi Wong

Mit 16 Abbildungen und 44 Tabellen

Schattauer

Prof. Dr. med. Michael Soyka
Privatklinik Meiringen
Zentrum für Psychiatrie und Psychotherapie
Postfach 612
3860 Meiringen / Schweiz
michael.soyka@privatklinik-meiringen.ch

Bibliografische Information der Deutschen Nationalbibliothek
Die Deutsche Nationalbibliothek verzeichnet diese Publikation in der Deutschen Nationalbibliografie; detaillierte bibliografische Daten sind im Internet über http://dnb.d-nb.de abrufbar.

Besonderer Hinweis:
Die Medizin unterliegt einem fortwährenden Entwicklungsprozess, sodass alle Angaben, insbesondere zu diagnostischen und therapeutischen Verfahren, immer nur dem Wissensstand zum Zeitpunkt der Drucklegung des Buches entsprechen können. Hinsichtlich der angegebenen Empfehlungen zur Therapie und der Auswahl sowie Dosierung von Medikamenten wurde die größtmögliche Sorgfalt beachtet. Gleichwohl werden die Benutzer aufgefordert, die Beipackzettel und Fachinformationen der Hersteller zur Kontrolle heranzuziehen und im Zweifelsfall einen Spezialisten zu konsultieren. Fragliche Unstimmigkeiten sollten bitte im allgemeinen Interesse dem Verlag mitgeteilt werden. Der Benutzer selbst bleibt verantwortlich für jede diagnostische oder therapeutische Applikation, Medikation und Dosierung.

In diesem Buch sind eingetragene Warenzeichen (geschützte Warennamen) nicht besonders kenntlich gemacht. Es kann also aus dem Fehlen eines entsprechenden Hinweises nicht geschlossen werden, dass es sich um einen freien Warennamen handelt.
Das Werk mit allen seinen Teilen ist urheberrechtlich geschützt. Jede Verwertung außerhalb der Bestimmungen des Urheberrechtsgesetzes ist ohne schriftliche Zustimmung des Verlages unzulässig und strafbar. Kein Teil des Werkes darf in irgendeiner Form ohne schriftliche Genehmigung des Verlages reproduziert werden.

© 2010 by Schattauer GmbH, Hölderlinstraße 3, 70174 Stuttgart, Germany
E-Mail: info@schattauer.de
Internet: http://www.schattauer.de
Printed in Germany

Lektorat: Ruth Becker M.A.
Umschlagabbildung: palangsi © www.fotolia.de
Satz: Stahringer Satz GmbH, Grünberg
Druck und Einband: Himmer AG, Augsburg

ISBN 978-3-7945-2595-9

Vorwort

Suchterkrankungen gehören zu den häufigsten direkten oder indirekten Todesursachen, zumindest in der westlichen Welt. Für die Mortalität von Menschen mit Suchtproblemen sind nicht nur die mehr oder weniger chronischen Langzeitfolgeschäden entscheidend (z. B. Leberschäden bei Alkoholismus, Herz-Kreislauf-Erkrankungen oder Karzinomrisiko bei Nikotinkonsum), sondern auch die akuten Notfälle. Dazu gehören Überdosierungen im eigentlichen Sinne, Vergiftungen, aber auch neuropsychiatrische und somatische Folgeschäden, Stürze, Verletzungen und Suizide. Sie alle tragen zu einer exzessiv erhöhten Mortalität suchtkranker Patienten bei.

Viele Lehrbücher über Suchterkrankungen sind eher den psychologischen oder therapeutischen Aspekten von Suchterkrankungen gewidmet, während die im klinischen Alltag wichtigen Notfallsymptome häufig weniger Beachtung finden. Diese Lücke will dieses Lehrbuch schließen, zu dem eine ganze Reihe international anerkannte Experten aus den drei deutschsprachigen Ländern beigetragen haben. Es war Ziel und Anspruch des Buches, möglichst praxisnah über die Klinik, aber auch die Therapie in typischen Notfallsituationen bei suchtmittelassoziierten Störungen zu informieren und dabei konkrete Handlungsanweisungen und Informationen zu vermitteln. Der Herausgeber hofft, dass dieses Buch diesem Ziel – bei allen inhaltlichen und räumlichen Beschränkungen, denen ein Lehrbuch unterliegt – gerecht wird. Inhaltlich werden die wichtigsten Notfallsituationen bei den einzelnen Substanzen dargestellt und behandelt. Dazu kommen Ausführungen aus Sicht des Notfallmediziners und Fragestellungen bei speziellen Suchtgruppen, wie z. B. Frauen und Kinder. Allen Autoren sei für ihre zeitaufwändige Arbeit gedankt. Besonderer Dank gilt Herrn Dr. von Bardeleben, der dieses Buch mit angeregt und aktiv gefördert hat, sowie dem Schattauer Verlag, dem ich nicht nur durch dieses Buchprojekt besonders verbunden bin.

Dies ist ein Buch über Notfallsituationen, die natürlich nicht nur im Kontext von Suchterkrankungen auftreten. Ein besonders tragischer Vorfall, der sich während der Drucklegung dieses Buches ereignete, sei angesprochen. Herr Dr. Andreas Ammann, der zusammen mit Professor Ummenhofer ganz wichtige Teile dieses Buches fachkompetent mitgestaltet hat, verstarb als Arzt während eines Notfalleinsatzes im Berner Oberland, zu dem er als Helfer gerufen wurde. Es handelte sich um ein besonders tragisches Lawinenunglück mit mehreren Toten, das sich nicht sehr weit von der vom Herausgeber geführten Klinik ereignet hat. Das besonders tragische Unglück hatte zumindest in der Schweizer Presse breiten Widerhall gefunden. Wir wollen Herrn Dr. Ammann ein ehrenhaftes Gedenken bewahren und hoffen, dass dieses Buch dazu beiträgt.

Meiringen, im Februar 2010

Prof. Dr. med. Michael Soyka

Anschriften der Autoren

PD Dr. med. Markus Backmund
Praxiszentrum im tal (pit)
Tal 9, 80331 München
Markus.Backmund@p-i-t.info

Prof. Dr. med. Anil Batra
Eberhard-Karls-Universität Tübingen
Klinik für Psychiatrie und Psychotherapie
Sektion Suchtforschung und Suchtmedizin
Osianderstraße 24, 72076 Tübingen
Anil.Batra@med.uni-tuebingen.de

Univ.-Prof. Dr. med. Gabriele Fischer
Medizinische Universität Wien
Universitätsklinik für Psychiatrie und
Psychotherapie
Währinger Gürtel 18–20
1090 Wien/Österreich
gabriele.fischer@meduniwien.ac.at

Mag. pharm. Dr. med. Gerda Kaiser
Medizinische Universität Wien
Universitätsklinik für Psychiatrie und
Psychotherapie
Währinger Gürtel 18–20
1090 Wien/Österreich
gerda.kaiser@meduniwien.ac.at

PD Dr. med. Ulrich Preuss
Martin-Luther-Universität
Halle-Wittenberg
Universitätsklinik und Poliklinik für
Psychiatrie, Psychotherapie und
Psychosomatik
Julius-Kühn-Straße, 06097 Halle
ulrich.preuss@medizin.uni-halle.de

Prof. Dr. med. Michael Soyka
Privatklinik Meiringen
Zentrum für Psychiatrie und
Psychotherapie
Postfach 612
3860 Meiringen/Schweiz
michael.soyka@privatklinik-meiringen.ch

PD Dr. med. Rudolf Stohler
Zentrum für Abhängigkeitserkrankungen
Klinik für Soziale Psychiatrie und
Allgemeinpsychiatrie
Psychiatrische Universitätsklinik Zürich
Selnaustraße 9
8001 Zürich/Schweiz
rudolf.stohler@puk.zh.ch

Dr. med. Martin Stolle
Deutsches Zentrum für Suchtfragen
des Kindes- und Jugendalters (DZSKJ)
Universitätsklinikum Hamburg-Eppendorf
Martinistraße 52, 20246 Hamburg
m.stolle@uke.uni-hamburg.de

Prof. Dr. med. Rainer Thomasius
Deutsches Zentrum für Suchtfragen
des Kindes- und Jugendalters (DZSKJ)
Universitätsklinikum Hamburg-Eppendorf
Martinistraße 52, 20246 Hamburg
thomasius@uke.uni-hamburg.de

Prof. Dr. med. Wolfgang Ummenhofer
Department Anästhesie und
operative Intensivmedizin
Universitätsspital
4031 Basel/Schweiz
wummenhofer@uhbs.ch

Anschriften der Autoren

Dr. med. Annemarie Unger
Medizinische Universität Wien
Universitätsklinik für Psychiatrie und Psychotherapie
Währinger Gürtel 18–20
1090 Wien/Österreich
annemarie.unger@meduniwien.ac.at

**Dr. med. Dipl.-Psych.
Ulrich von Bardeleben**
Universitätsklinik und Poliklinik
für Psychiatrie
Bolligenstrasse 111
3000 Bern 60/Schweiz
ulrich.vonbardeleben@spk.unibe.ch

Dr. med. Jessica Wei Mooi Wong
AWO-Psychiatriezentrum Halle
Zscherbener Straße 11, 06124 Halle
wong-preuss@hotmail.com

Herr **Dr. med. Andreas Ammann**[†] war tätig im Department Anästhesie und operative Intensivmedizin am Universitätsspital Basel, Schweiz

Inhalt

Teil I: Grundlagen

1 Begriffsbestimmung Drogen 3
Michael Soyka

1.1 Diagnostik 4

1.2 Akute Intoxikation 4

1.3 Schädlicher Gebrauch oder Missbrauch 5

1.4 Abhängigkeitssyndrom 5

Literatur 5

2 Allgemeine Aspekte des Drogennotfalls 6
Andreas Ammann†, Wolfgang Ummenhofer

2.1 Begriffsbestimmung Drogennotfall 6

2.1.1 Definition des Drogennotfalls 6

2.1.2 Alarmierung bei Drogennotfällen 7

2.1.3 Entstehung eines Drogennotfalls 7

2.1.4 Spezielle Gesichtspunkte beim Drogennotfall 8

2.1.5 Verkehrsunfälle unter Drogeneinfluss 8

2.1.6 Differenzialdiagnostische Überlegungen beim Drogennotfall 8

2.2 Intoxikationssyndrome allgemein – Toxidrome 8

2.2.1 Die vier Toxidromgruppen 9
- Erregt 11
- Deprimiert 11
- Unklar 12
- Normal 13

2.2.2 Leitsymptome 13

2.2.3 Weitere Schritte der Substanzidentifikation 13

2.2.4 Indikationen für die Abklärung von akuten Vergiftungen 17

2.3 Entzugssyndrome allgemein 17

2.3.1 Definition 18

2.3.2 Auftreten und Auslösen von Entzugssyndromen 18

2.3.3 Übersicht möglicher Entzugssyndrome 19

2.3.4 Therapie 20

2.4 Notfalldiagnostik 20

2.4.1 Strukturierte Notfalldiagnostik 21
- Der diagnostischtherapeutische Stufenplan 21
- Primäres und sekundäres Notfall-ABCDE 21
- Primäres ABCDE und Sofortmaßnahmen (BLS) 24
- Sekundäres ABCDE und erweiterte Maßnahmen (ALS) .. 25

2.4.2 Selbstschutz 27

2.4.3 Laborabklärung 27
- Probenmaterial 29

	Labormedizinische Basisanalyse	30
	Tox- und Drogenscreening	31
	Pharmakokinetik	32
	Labor und Diagnose	33
2.5	**Typische somatische Begleiterscheinungen und ihre Therapie**	**36**
2.5.1	Typische „erregte" somatische Begleiterscheinungen	37
	„B"-Begleiterscheinungen: Hyperventilationssyndrom	37
	„B"-Begleiterscheinungen: Bronchospasmus und Asthma-Anfall	38
	„B"-Begleiterscheinungen: Lungenödem	39
	„C"-Begleiterscheinungen: Tachykardie	40
	„C"-Begleiterscheinungen: Hypertension	42
	„C"-Begleiterscheinungen: Kokainassoziiertes akutes Koronarsyndrom (ACS)	43
	„D"-Begleiterscheinungen: Zerebrale Krämpfe	44
	„E"-Begleiterscheinungen: Hyperthermie	45
2.5.2	Typische „deprimierte" somatische Begleiterscheinungen	45
	„B"-Begleiterscheinungen: Atemdepression und Atemstillstand	45
	„B"-Begleiterscheinungen: Dyspnoe (Luftnot)	46
	„C"-Begleiterscheinungen: Bradykardie	47
	„C"-Begleiterscheinungen: Hypotension/Schock	47
	„D"-Begleiterscheinungen: Bewusstseinsminderung und Koma	48
Literatur		**49**

Teil II: Substanzen

3	**Alkohol**	**53**
	Michael Soyka	
3.1	**Pharmakologie**	**53**
3.2	**Alkoholintoxikation**	**54**
3.2.1	Einteilung von Rauschstadien	54
	Leichte Rauschzustände	55
	Mittelgradige Rauschzustände	56
	Schwere Rauschzustände	56
	Alkoholisches Koma	57
3.2.2	Diagnostik	57
3.2.3	Therapie	57
3.3	**Alkoholmissbrauch und Alkoholabhängigkeit**	**57**
3.4	**Neurologische Notfälle bei Alkoholabhängigkeit**	**58**
3.4.1	Wernicke-Korsakow-Syndrom	58
	Epidemiologie	58
	Ätiologie und Pathogenese	59
	Klinik	59
	Differenzialdiagnose	60
	Therapie und Prognose	61
	Prävention	61
3.4.2	Zentrale pontine Myelinolyse (ZPM)	61
	Histologie	61
	Klinik	62
	Differenzialdiagnose	62
	Prävention	62
3.4.3	Marchiafava-Bignami-Syndrom (Corpus-callosum-Atrophie)	62
	Klinik	62

3.4.4	Tabak-Alkohol-Amblyopie	63	**4**	**Opioide**		79
	Klinik	63		Markus Backmund		
3.4.5	Alkoholische Polyneuropathie (PNP)	63	4.1	Wirkung		79
	Klinik	63	4.2	Überdosierung und Intoxikation		79
3.4.6	Alkoholische Myopathie	64				
	Akute alkoholische Myopathie	64	4.2.1	Prävalenz und Risikofaktoren von Überdosierungen		80
	Chronische alkoholische Myopathie	65	4.2.2	Symptome der Opioidintoxikation		82
3.4.7	Epileptische Anfälle	65				
	Differenzialdiagnose	66	4.2.3	Therapie der Opioidintoxikation		82
	Apparative Zusatzdiagnostik	66		Präklinische Akuttherapie		82
	Therapie	66		Stationäre Therapie		84
3.5	**Psychiatrische Notfälle bei Alkoholabhängigkeit**	67	4.3	Entzugssyndrom		84
			4.3.1	Symptome		84
3.5.1	Alkoholentzugssyndrom	67	4.3.2	Therapie		85
	Verlauf	68				
	Therapie	69	4.4	Mortalität		87
3.5.2	Alkoholdelir (Delirium tremens)	71	**4.5**	**Häufige somatische Erkrankungen bei Opioidabhängigkeit**		89
	Ätiologie und Pathogenese	71				
	Klinik	71				
	Verlauf	72	4.5.1	Hepatitis C		89
	Differenzialdiagnose	73	4.5.2	HIV		90
	Therapie	73				
3.5.3	Alkoholhalluzinose	73	**4.6**	**Häufige psychische Syndrome und Erkrankungen bei Opioidabhängigkeit**		90
	Klinik	73				
	Differenzialdiagnose	74				
	Therapie	74	4.6.1	Affektive Erkrankungen		90
3.5.4	Paranoide Störungen bei Alkoholkrankheit (Eifersuchtswahn)	74	4.6.2	Psychosen		90
			4.6.3	Suizidales Syndrom		91
3.5.5	Pathologischer Rausch	75	**Literatur**			91
3.5.6	Suizidhandlungen bei Alkoholabhängigkeit	76				
Literatur		76				

5 Cannabinoide 95
Ulrich W. Preuss, Jessica Wei Mooi Wong

5.1 Pharmakologie 95

5.2 Klinik 97

5.3 Somatische Konsequenzen des Cannabiskonsums 97
5.3.1 Respiratorisches System 97
5.3.2 Wirkungen auf das Immunsystem 97
5.3.3 Intoxikationen bei Kindern 98

5.4 Psychische Konsequenzen des Cannabiskonsums 98
5.4.1 Schädlicher und abhängiger Gebrauch von Cannabinoiden (ICD-10: F12.1, F12.2) 98
5.4.2 Intoxikationspsychosen und andere Konsequenzen der akuten Cannabisintoxikation (ICD-10: F12.0, F12.02, F12.03, F12.04) 99
5.4.3 Cannabis und schizophrene Psychosen (ICD-10: F12.50) 99
5.4.4 Affektive Symptome und Suizidalität (ICD-10: F12.72) ... 100
5.4.5 Andere Störungen bei chronischem Cannabinoidkonsum 100
5.4.6 Akute neurokognitive Beeinträchtigungen (ICD-10: F12.74) 101

5.5 Entzugssyndrom von Cannabinoiden 101

5.6 Substanzspezifische Diagnostik 102
5.6.1 Drogentests 102

5.7 Behandlung somatischer und psychischer Folgen 102
5.7.1 Intoxikationen, akute paranoide und halluzinatorische Syndrome 103
5.7.2 Angst und Panik 103
5.7.3 Cannabisentzugsyndrom 104
5.7.4 Andere Störungsbilder 104

Literatur 104

6 Sedativa und Hypnotika 108
Ulrich von Bardeleben

6.1 Benzodiazepine 108
6.1.1 Pharmakologie 109
6.1.2 Wirkungsspektrum 111
6.1.3 Akute Intoxikation 112
Behandlung 112
6.1.4 Entzugssyndrom 113
Behandlung 115
6.1.5 Somatische und psychische Begleitstörungen 115
Suchtmittelinduzierte somatische Begleitstörungen 115
Suchtmittelinduzierte psychische Begleitstörungen 115
Suchtmittelassoziierte somatische Begleitstörungen 116
Suchtmittelassoziierte psychische Begleitstörungen 117
6.1.6 Fallstricke 117
6.1.7 Empfehlungen zur Weiterbehandlung 117

6.2	4-Hydroxybutansäure (GHB)	117	7.4	Entzugssyndrom 129
6.2.1	Pharmakologie	118	7.4.1	Behandlung 129
6.2.2	Wirkungsspektrum	119	7.4.2	Psychosoziale Interventionen 130
6.2.3	Akute Intoxikation	119	7.4.3	Medikamentöse Verfahren 131
	Behandlung	120		Agonistische Therapie 132
6.2.4	Entzugssyndrom	120		GABAerge Medikation 132
6.2.5	Fallstricke	120	7.4.4	Kontrovers diskutierte Behandlungsansätze 132
6.3	Barbiturate	120	7.5	Somatische und psychische Begleitstörungen 133
6.3.1	Pharmakologie	120		
6.3.2	Wirkungsspektrum	121	7.5.1	Suchtmittelinduzierte somatische Begleitstörungen 133
6.3.3	Akute Intoxikation	121		
	Behandlung	121	7.5.2	Suchtmittelinduzierte psychische Begleitstörungen 134
6.3.4	Entzugssyndrom	122		
			7.5.3	Suchtmittelassoziierte somatische Begleitstörungen 134
6.4	Meprobamat	122		
6.5	Weitere Hypnotika	122	7.5.4	Suchtmittelassoziierte psychische Begleitstörungen 135
6.5.1	Chloralhydrat	122	7.6	Fallstricke 135
6.5.2	Clomethiazol	123	7.7	Empfehlungen zur Weiterbehandlung 136
Literatur		123		
			Literatur 136
7	Kokain und sonstige Stimulanzien .... Rudolf Stohler	126	8	Halluzinogene .... 138 Ulrich von Bardeleben
7.1	Pharmakologie	126	8.1	Indolethylamine (Hauptvertreter LSD, Psilocybin) .. 140
7.1.1	Kokain	126		
7.1.2	Weitere Stimulanzien	127	8.1.1	Pharmakologie 140
7.2	Wirkungsspektrum	127	8.1.2	Wirkungsspektrum 141
7.3	Akute Intoxikation	128	8.1.3	Akute Intoxikation .... 142 Behandlung 142
7.3.1	Behandlung	128	8.1.4	Entzugssyndrom 142

8.1.5	Begleitstörungen 142	**9**	**Nikotin** 153	
8.1.6	„Fallstricke" 143		Anil Batra	
8.2	**Phenylethylamine (Haupt-vertreter Meskalin und Ecstasy)** 143	9.1	**Pharmakologie** 153	
		9.2	**Wirkungsspektrum** 154	
8.2.1	Pharmakologie 143	9.3	**Akute Intoxikation** 155	
8.2.2	Wirkungsspektrum 144	9.3.1	Intoxikationsformen und -zeichen 155	
8.2.3	Akute Intoxikation 144			
	Behandlung 145	9.3.2	Diagnostik 156	
8.2.4	Entzugssyndrom 146	9.3.4	Behandlung 156	
8.2.5	Somatische und psychische Begleitstörungen 146		Behandlung von Nikotinintoxikationen bei Erwachsenen 156	
8.2.6	„Fallstricke" 146		Behandlung von Nikotinintoxikationen bei Kindern 158	
8.3	**Atypische Halluzinogene (Hauptvertreter PCP, Ketamin, halluzinogene Nachtschattengewächse und Pilze)** 147			
		9.4	**Entzugssyndrom** 159	
		9.4.1	Behandlung 159	
8.3.1	Pharmakologie 147	9.5	**Somatische und psychische Begleitstörungen** 162	
8.3.2	Wirkungsspektrum 147			
8.3.3	Akute Intoxikation 148	9.5.1	Suchtmittelinduzierte und -assoziierte somatische Begleitstörungen 162	
	Behandlung 149			
8.3.4	Entzugssyndrom 149			
8.3.5	Begleitstörungen 150	9.5.2	Suchtmittelinduzierte und -assoziierte psychische Begleitstörungen 162	
8.3.6	„Fallstricke" 150			
8.4	**Empfehlungen zur Weiterbehandlung** 150	9.6	**Empfehlungen zur Weiterbehandlung** 162	
	Literatur 150		**Literatur** 163	

10	Inhalanzien 164
	Ulrich von Bardeleben
10.1	Pharmakologie 166
10.2	Wirkungsspektrum 167
10.3	Akute Intoxikationen 168
10.3.1	Behandlung 169
10.4	Entzugssyndrom 170
10.4.1	Behandlung 170
10.5	Begleitstörungen 170
10.5.1	Suchtmittelinduzierte somatische Begleitstörungen 170
10.5.2	Suchtmittelinduzierte neurologische Begleitstörungen 171
10.5.3	Suchtmittelinduzierte psychische Begleitstörungen 172
10.5.4	Suchtmittelinduzierte Schädigungen des ungeborenen Kindes 172
10.5.5	Suchtmittelassoziierte Begleitstörungen 173
10.6	„Fallstricke" 173
10.7	Empfehlungen zur Weiterbehandlung 173
Literatur 173	

11	Problematische Einnahme von nicht primär psychotropen Medikamenten 176
	Ulrich von Bardeleben
11.1	Mischanalgetika 176
11.2	Anabole Steroide und Glukokortikoide 178
11.3	Laxanzien und Diuretika ... 179
Literatur 179	

12	Mischintoxikationen 181
	Ulrich von Bardeleben
12.1	Klinisches Bild 182
12.2	Diagnostik 186
12.3	Therapie 187
12.3.1	Erstversorgung 188
12.3.2	Zusatzmaßnahmen 188
Literatur 190	

Teil III: Behandlung spezieller Gruppen

13 Drogennotfälle bei Kindern und Jugendlichen 193
Martin Stolle, Rainer Thomasius

13.1 Epidemiologie des Substanzkonsums im Kindes- und Jugendalter 193

13.2 Prävalenz und Behandlung von Drogennotfällen im Kindes- und Jugendalter ... 194
13.2.1 Alkoholintoxikation 195
 Behandlung 196
13.2.2 Cannabisintoxikation 197
 Behandlung 197
13.2.3 Inhalanzienintoxikation 197
 Behandlung 199
13.2.4 Intoxikation mit weiteren psychotropen Substanzen 199

13.3 Weiterführende Behandlung 199

Literatur 200

14 Drogennotfälle bei Frauen 202
Gerda Kaiser, Annemarie Unger, Gabriele Fischer

14.1 Epidemiologie 202

14.2 Komorbiditäten bei suchtmittelabhängigen Frauen .. 203
14.2.1 Somatische Komorbiditäten ... 203
14.2.2 Psychiatrische Komorbiditäten 204

14.3 Drogennotfälle – Risikofaktoren im Lebenszyklus der Frau 206
14.3.1 Adoleszenz 206
14.3.2 Reproduktive Phase 207
14.3.3 Perimenopausale und postmenopausale Phase 209

14.4 Therapie und Ausblick 210

Literatur 212

Teil IV: Notfallmanagement

15 Fertigkeiten und Fähigkeiten des Notfalldienstes 217
Andreas Ammann†, Wolfgang Ummenhofer

15.1 ABCDE-orientierte Fähigkeiten und Fertigkeiten (Skills) für BLS und ALS 219
15.1.1 A: Atemweg 219
 BLS (Basic Life Support) bei verlegtem oberem Atemweg ... 219
 ALS (Advanced Life Support) bei verlegtem oberem Atemweg 223
15.1.2 B: Belüftung 224
 BLS (Basic Life Support) bei Hypoxie und Atemstillstand 224
 ALS (Advanced Life Support) bei Hypoxie und Atemstillstand 226
15.1.3 C: Kreislauf 228
 BLS (Basic Life Support) bei Herz-Kreislauf-Stillstand 228

	ALS (Advanced Life Support) bei Herz-Kreislauf-Stillstand ... 229	
	Spezielle Fertigkeit: Periphere Venenkanülierung 230	
15.1.4	D: Defibrillation (BLS), Disability bzw. Differenzialdiagnosen (ALS) 232	
	BLS (Basic Life Support) bei defibrillierbarem Rhythmus ... 232	
	ALS (Advanced Life Support) bei verändertem Bewusstsein mit Komplikationen 233	
15.1.5	E: Environment (BLS) und Exposure (ALS) 235	
	BLS und ALS bei umgebungsabhängigen Bedrohungen, Blutungen und Verletzungen 235	
15.2	Persönliches Training und Weiterbildung 236	
Literatur 236		

Teil V: Anhang

16 Medikamentenverzeichnis (Auswahl) 239
Ulrich von Bardeleben

17 Vergiftungsinformationszentralen 245

18 Beratungsstellen und Selbsthilfegruppen Suchtkrankenhilfe 248

Sachverzeichnis 255

Teil I
Grundlagen

1 Begriffsbestimmung Drogen

Michael Soyka

Als Droge gilt nach der Definition der WHO jeder Wirkstoff, der in einem lebenden Organismus Funktionen zu verändern vermag. Gesellschaftlich wird der Begriff Droge jedoch ganz anders und enger aufgefasst: Drogen sind Stoffe und Zubereitungen, die primär zur Erzeugung eines Rauschzustandes oder zur Befriedigung einer Sucht verwendet werden (siehe Wikipedia!). Dabei können Drogen das Bewusstsein und die Wahrnehmung des Betreffenden in ihrer Wirkung und darüber hinaus verändern. Im Englischen steht der Begriff „drugs" für alle Medikamente und ist kein Synonym für den deutschen Begriff „Drogen".

Etymologisch leitet sich der Begriff „Drogen" vom althochdeutschen Wort „drög" (trocken) ab. Im Mittelalter verstand man darunter getrocknete Pflanzenteile, die als Arzneien gegeben wurden. Schon immer wurden „Drogen" angewandt, sei es im weitesten Sinne im medizinischen Bereich, sei es bei religiösen Ritualen oder gebunden an bestimmte Feste.

Moderne psychiatrische Klassifikationssysteme wie die ICD-10 führen eine Reihe von psychischen Verhaltensstörungen durch „psychotrope Substanzen" auf, geben aber keine umfassende Definition des Begriffes „Drogen". Im allgemeinen Sprachgebrauch werden Drogen häufig mit illegalen Drogen gleichgesetzt oder es wird zwischen „legalen" und „illegalen" Drogen unterschieden.

Nicht alle Substanzen, die psychotrope Effekte haben oder auf psychopathologische Phänomene oder Störungen wirken, haben Suchtpotenzial und sollten unter dem Begriff Drogen subsumiert werden. Dies gilt z. B. für die große Gruppe der Antidepressiva, ganz sicher auch für Antipsychotika.

Im übrigen haben nicht alle Drogen, die missbräuchlich eingenommen werden, klare oder vorwiegend psychotrope Effekte – man denke nur an Anabolika, die aus ganz anderen Gründen (Doping) konsumiert werden. Das Jahrbuch Sucht (Deutsche Hauptstelle für Suchtfragen 2007) gliedert die eingenommen Suchtstoffe in Alkohol, Tabak, psychotrope und andere Arzneimittel mit Missbrauchs- und Abhängigkeitspotenzial, schließlich wird die „Rauschgiftlage" bei sogenannten illegalen Drogen dargestellt. Welche legal verschreibbaren Substanzen ein Missbrauchspotenzial haben und wie hoch die Zahl der Medikamentenabhängigen ist, wird dabei durchaus kontrovers diskutiert (Übersicht in Soyka et al. 2005). Gesichert ist ein Missbrauchspotenzial für viele Analgetika und Psychopharmaka, aber längst nicht für alle.

Der Versuch einer Definition von Drogen ist also nicht einfach. Am einfachsten wäre es, Drogen als Substanzen zu definieren, die berauschende Wirkung haben, also psychotrope Effekte, wobei diese Definition aus den oben genannten Gründen nicht ganz umfassend wäre. Das Missbrauchspotenzial einer Droge wird im Übrigen durch verschiedene Faktoren beeinflusst, dazu gehören neben individuellen, physiologischen und psychologischen sowie genetischen Faktoren die sozialen Rahmenbeziehungen, insbesondere aber auch die Verfügbarkeit der jeweiligen Drogen und schließlich das aus dem spezifischen pharmakologischen Profil resultierende Missbrauchspotenzial (Übersicht in Soyka u. Küfner 2008). So haben z. B. Drogen, die sehr schnell anfluten, sei es durch intravenösen Konsum oder durch Rauchen, in der Regel ein höheres Missbrauchspotenzial als oral und damit langsamer konsumierte und resorbierte Drogen. Des Weiteren hängt das Missbrauchspotenzial auch vom Wirkungsspektrum ab, also den erlebten positiven Effekten und den potenziellen Nebenwirkungen, die individuell sehr unterschiedlich ausfallen können.

Generell kommt es bei längerfristiger Einnahme einer Droge zu spezifischen Anpassungen, die je nach Substanz unterschiedlich sein können. Dazu gehören:

- Toleranzentwicklung und Dosissteigerung,
- Anpassung des Organismus,
- Sensitivierung: immer kleinere Mengen einer Droge und drogenassoziierter Reize führen bei wiederholtem Konsum zu spezifischen Reaktionen, vor allem des Gehirns, namentlich einer Dopaminausschüttung im Belohnungssystem, und
- Hemmung der Entwicklung alternativer Problemlösefähigkeiten ohne die Substanz, z. B. in Stresssituationen.

Toleranzsteigerung ist kein suchtspezifisches Phänomen, sondern findet sich auch bei der Einnahme von anderen Medikamenten, hat aber für die Wirkung von Drogen eine erhebliche Bedeutung. Nicht alle Drogen, die Sucht erzeugen können, bewirken eine Toleranzsteigerung, aber doch die meisten. Ausnahmen bilden manche Halluzinogene, vor allem aber Benzodiazepine, wo es auch ohne Dosissteigerung zu Langzeitgewöhnung und Sucht kommen kann (Low dose dependence). Dieses Konzept ist aber nicht ganz unumstritten.

1.1 Diagnostik

Die ICD-10 und in ähnlicher Form auch das DSM-IV kennen eine Reihe von Folgeschäden durch psychotrope Substanzen, wobei hier sinnvollerweise nicht zwischen legalen und illegalen Drogen unterschieden wird.

1.2 Akute Intoxikation

Wie bereits ausgeführt haben die meisten Drogen eine berauschende Wirkung oder führen zu Intoxikationen. **Leitsymptome einer Intoxikation nach ICD-10** sind:

- deutlicher Nachweis der Aufnahme einer oder mehrerer Substanzen in einer hohen Dosis
- Symptome oder Anzeichen einer Intoxikation und Störungen von klinischer Relevanz des Bewusstseins, der Kognition, der Wahrnehmung, der Affekte oder des Verhaltens
- Ausschluss anderer Erkrankungen, die die Symptome einer Intoxikation erklären können

Näheres dazu wird in Kapitel 2.2 (S. 8) ausgeführt.

1.3 Schädlicher Gebrauch oder Missbrauch

Die ICD-10 definiert schädlichen Gebrauch anhand folgender klassischer Kriterien:
- Der Substanzgebrauch ist nachweisbar verantwortlich für körperliche oder psychische Probleme.
- Die Art der Schädigung sollte klar bezeichnet werden können.
- Das Gebrauchsmuster besteht mindestens seit einem Monat oder trat wiederholt in den letzten zwölf Monaten auf.

Das amerikanische DSM-IV zählt im Gegensatz zur ICD-10 nicht nur körperliche und psychische, sondern auch soziale Probleme oder Folgeschäden zu den diagnostischen Kriterien des schädlichen Gebrauchs (Missbrauchs).

- Einengung auf den Substanzgebrauch, die an der Aufgabe oder Vernachlässigung anderer wichtiger Vergnügen oder Interessensbereiche wegen des Substanzgebrauchs deutlich wird; es wird viel Zeit darauf verwendet, die Substanz zu bekommen, zu konsumieren oder sich von ihrem Konsum zu erholen.
- anhaltender Substanzgebrauch trotz eindeutiger schädlicher Folgen

Es ist evident, dass sich um ein Cluster von psychologischen, biologischen und sozialen Faktoren handelt, das nicht bei allen Drogen gleich anwendbar ist. Keineswegs alle Drogen führen zu körperlichen Entzugssymptomen. So sind diese z. B. bei Halluzinogenen oft nur schwach ausgeprägt oder fehlen ganz (s. Kap. 8, S. 138).

1.4 Abhängigkeitssyndrom

Nach ICD-10 müssen drei oder mehr der folgenden Kriterien zumindest einen Monat bestanden haben:
- ein starkes Verlangen oder eine Art Zwang, die Substanz zu konsumieren
- verminderte Kontrolle über den Substanzgebrauch (Kontrollminderung oder Kontrollverlust)
- ein körperliches Entzugssyndrom bei Reduktion oder Absetzen der Droge
- Toleranzentwicklung gegenüber den Substanzeffekten

Literatur

Deutsche Hauptstelle für Suchtfragen (Hrsg). Jahrbuch Sucht 2007. Geesthacht: Neuland 2007.
Soyka M, Küfner H. Alkoholismus – Missbrauch und Abhängigkeit. 6. Aufl. Stuttgart: Thieme 2008.
Soyka M, Queri S, Küfner H, Rösner S. Wo verstecken sich 1,9 Millionen Medikamentenabhängige? Nervenarzt 2005; 76: 72–7.
Weltgesundheitsorganisation (WHO). Internationale Klassifikation psychischer Störungen: ICD-10. Bern, Göttingen, Toronto, Seattle: Huber 1994.

2 Allgemeine Aspekte des Drogennotfalls

Andreas Ammann[†] und Wolfgang Ummenhofer

2.1 Begriffsbestimmung Drogennotfall

2.1.1 Definition des Drogennotfalls

Eine Notfallsituation im engeren Sinn schließt immer die tatsächlich vorhandene oder mögliche **Bedrohung der Vitalparameter** eines Patienten ein. Sie bedeutet eine aktuelle Bedrohung des Lebens und ist gerade bei Drogenkonsumenten eine immer gegenwärtige Gefahr.

Der Konsum jeder Droge, mag er auch noch so banal erscheinen und mit oder ohne initial erkennbare Wirkung und Klinik einhergehen, hat eine eigene Dynamik und kann sich potenziell zu einer lebensbedrohlichen Situation mit Veränderung der lebenswichtigen Funktionen entwickeln (Intoxikation). Drogennotfälle sind aufgrund der möglichen anhaltenden Resorption der Droge in noch höherem Maße als andere internistische Notfälle von einer Dynamik mit wechselnder Klinik und oft überraschenden kritischen Ereignissen gekennzeichnet. Dem Notfallteam muss bewusst sein, dass sich das Zustandsbild des Patienten schlagartig verschlechtern kann. Deshalb ist die regelmäßige Reevaluation des Patienten und seiner Vitalparameter äußerst wichtig, um mögliche bedrohliche Entwicklungen frühzeitig zu erkennen und gegebenenfalls die notwendigen Maßnahmen einzuleiten.

Drogennotfälle imponieren häufig als psychiatrische, neurologische, respiratorische oder kardiale Notfälle. Dies ist in der Phase der Erstbehandlung aber nicht problematisch, da sich die notfallmedizinische Intervention initial nur an der führenden Symptomatik und nicht an möglichen Differenzialdiagnosen orientiert. Wie die Diagnostik sind auch die ersten therapeutischen Schritte streng symptomorientiert, was die lebensrettenden Sofortmaßnahmen unmittelbar verfügbar macht (s. Kap. 15, S. 217).

Neben einer professionellen somatischen Betreuung bedarf ein Drogennotfall auch immer einer intensiven „zwischenmenschlichen" Zuwendung, was oft nicht einfach ist, da Psyche, Wahrnehmung und Handeln des Drogenpatienten meist inadäquat und gestört sind. Häufig kann ein Drogennotfall-Patient, falls er noch kommunikationsfähig ist, jedoch schon durch ein intensives Gespräch und durch eine rein verbale Betreuung „therapiert" werden („Talk-down"-Technik).

> **Drogennotfälle**
> - gefährden häufig Vitalparameter des Patienten,
> - bewirken eine starke Dynamik im Zustandsbild,
> - erfordern deshalb eine regelmäßige Abfolge von „assess" und „re-assess".

2 Allgemeine Aspekte des Drogennotfalls

- sollen sensibilisieren für Begleiterscheinungen (psychische, körperliche und umgebungstechnische) und
- machen einen sogenannten „Talk down" zu einem wichtigen Interventionsinstrument.

2.1.2 Alarmierung bei Drogennotfällen

Die alarmierende Person muss zusammen mit der Einsatzzentrale eine möglichst genaue Beurteilung der Situation vornehmen und eine Triage durchführen, damit die Einsatzzentrale die Dringlichkeit des Einsatzes, die nötigen Transportmittel sowie die personellen Ressourcen (eventuell Notarzt) abschätzen und einsetzen kann. Bei längerfristigem Drogenabusus muss stets auch an psychische sowie an somatische Komorbiditäten (z. B. HIV, Hepatitis, Endokarditis) gedacht werden.

> **Die Alarmmeldung sollte folgende Informationen enthalten:**
> - **Wer** alarmiert? (Name der alarmierenden Person, Erreichbarkeit: Mobiltelefon?)
> - **Wo** ist es passiert? (genaue Angabe des Ortes und der Adresse)
> - **Was** ist passiert? (Zustand des Patienten?, benötigte Mittel?, Notarzt?, Feuerwehr zur Dekontamination?, Polizei bei Verbrechen oder Bedrohung?)
> - **Wann** ist es passiert?
> - **Warum**? (akzidentiell?, suizidal?)
> - **Wie viele**? (Anzahl der Patienten bedeutsam für Umfang der eingesetzten personellen und materiellen Ressourcen/Transportmittel)

2.1.3 Entstehung eines Drogennotfalls

Drogennotfälle können unter verschiedenen Rahmenbedingungen entstehen. Nicht immer ist der Drogenzusammenhang unmittelbar ersichtlich. Auch bei Patienten außerhalb des typischen „Milieus" können Drogen ihre unmittelbare oder latente Wirkung entfalten; entsprechend schwierig ist dann allerdings die kausale Zuordnung der eingetretenen Komplikationen – ein Grund mehr, auch bei Drogennotfällen die Symptome und ihre prioritätengerechte Behandlung und nicht differenzialdiagnostische Überlegungen in den Vordergrund zu stellen.

Die **typischen Konstellationen eines Drogennotfalls** sind folgende:
- Probiersituation
  - Erstkontakt mit Droge
  - unerfahrener Patient
  - Art und Wirkung der Droge unbekannt, eventuell falsch dosiert bzw. vom Dealer falsch „konfektioniert"
- Sucht und Abhängigkeit
  - süchtiger Patient
  - veränderte Reinheit der Droge (z. B. durch bewusste Verunreinigung/Streckung), dadurch eventuell falsche Dosierung
  - suizidale Absicht
- Transport-„Unfälle"
  - Unfälle mit geschmuggelten Drogenpaketen (häufig Kokain): geschluckt („Bodypacker") oder eingeschoben („Bodystuffer")
  - eventuell auch bei Flucht vor Polizei/Zollbeamten

2.1.4 Spezielle Gesichtspunkte beim Drogennotfall

Drogennotfälle weisen charakteristische Eigenarten auf, deren Kenntnis die Verdachtsdiagnose, die typische Symptomatik, mögliche Begleitphänomene und das Gefahrenpotenzial besser abschätzen lassen:

- milieuabhängige Begleiterkrankungen (z. B. HIV, Hepatitiden, Abszesse mit Sepsis oder Endokarditis bei i. v. Drogenabusus)
- kriminelles Umfeld (Beschaffungskriminalität)
- Prostitution
- soziale Isolation und Verwahrlosung
- Angst vor Polizei
- Hospitalisation; Entzug während Hospitalisation
- Suizidalität
- Entzugssyndrome beim Absetzen der Droge
- Potenzierung und Interaktion mehrerer Substanzen (Polytoxikomanie)
- Toleranzverlust nach längerem Absetzen der Droge
- Traumata unter Drogeneinfluss (Verkehrsunfall, Sturz/Fall, Verletzungen aufgrund gewaltsamer Auseinandersetzungen)

2.1.5 Verkehrsunfälle unter Drogeneinfluss

Auch im Straßenverkehr stellen Drogen eine ernst zu nehmende Gefahr dar. Eine Datenerhebung durch die Deutsche Hochschule der Polizei zeigte zwischen 1999 und 2007 einen Anstieg der Verkehrsunfälle unter Drogeneinfluss um 110 %, während die Gesamtunfallzahl nur um 3,3 % anstieg. Diese starke Zunahme der drogenassoziierten Unfälle ist allerdings nicht alleine auf vermehrten Drogenkonsum im Straßenverkehr zurückzuführen, sondern ist maßgeblich auch durch verbesserte polizeiliche Erkennung von Drogenbeeinflussung bei Verkehrsunfällen bedingt.

2.1.6 Differenzialdiagnostische Überlegungen beim Drogennotfall

Auch bei naheliegender Verdachtsdiagnose sollten die wichtigsten **Differenzialdiagnosen** eine zu schnelle und damit einseitige Festlegung vermeiden helfen:

- hirnorganische Syndrome: Hirntumore, zerebrale Infekte, Hirnblutungen (z. B. chronisches Subduralhämatom mit Wesensveränderung)
- epileptische Anfälle
- endogene Psychosen
- Schilddrüsenerkrankungen (insbesondere Hyperthyreose)
- Hypo- und Hyperglykämie mit vegetativen Zeichen (z. B. beim Diabetiker)
- Schockzustände anderer somatischer Genese

2.2 Intoxikationssyndrome allgemein – Toxidrome

Die zentralen Punkte bei Intoxikationen sind die Identifikation der verursachenden Substanz sowie die adäquate Therapie von lebensbedrohlichen Störungen. Um bei einem Drogennotfall diese beiden wichtigen Punkte strukturiert und geordnet anzugehen, hat sich die Orientierung

2 Allgemeine Aspekte des Drogennotfalls

an Intoxikationssyndromen, sogenannten **Toxidromen**, bewährt. Die Zuordnung des beim Patienten vorliegenden Intoxikationsmusters zu bekannten und definierten Toxidrommustern (Intoxikationssyndromen) mit typischen klinischen Erscheinungsbildern ist das Vorgehen der Wahl bei Drogennotfällen und dient als Basis für den Prozess der Substanzidentifikation und die Akuttherapie.

Obwohl initial die sichere Identifikation der verursachenden Substanz noch nicht möglich ist, liegen häufig beeinträchtigte Vitalparameter vor, welche eine umgehende Notfalltherapie erfordern. Der präklinische wie auch der klinische Notfalldienst müssen also in den meisten Fällen mit der Initialbehandlung beginnen, bevor die Diagnose gestellt werden kann. Deswegen konzentriert sich die Erstbehandlung auf die Erhaltung der lebenswichtigen Funktionen wie Atmung, Kreislauf und Hirnfunktion und ist zunächst ausschließlich symptomorientiert. Die Zuordnung des Patienten zu einem Toxidrom hilft, diese symptomorientierte Akuttherapie zu strukturieren und zu vereinfachen, ist also eine entscheidende Orientierungshilfe.

Auch für die Differenzialdiagnostik hinsichtlich der möglichen verursachenden Substanzen können aus dieser Zuordnung wertvolle Informationen abgeleitet werden. Das Sammeln von Informationen und Daten beim Auffinden des Patienten ist aus diesem Grund von äußerster Wichtigkeit. Was hier versäumt wird, kann später nur noch schwer rekonstruiert werden. Die einzelnen Informationselemente wie Anamnese, Symptome, Beschwerden und klinisch chemische Laborbefunde ergeben als Mosaiksteine zusammen die klinische Verdachtsdiagnose, die dann durch zusätzliche toxikologische Analysen gesichert werden muss. Die eindeutige Identifikation der verursachenden Substanz ist also ein länger andauernder Prozess mit zahlreichen Schritten, der präklinisch mit dem Auffinden des Patienten beginnt und sich durch das Zusammentragen weiterer Informationen während des klinischen Aufenthalts weiterentwickelt und vervollständigt.

2.2.1 Die vier Toxidromgruppen

Der Begriff **Toxidrom** setzt sich aus den beiden Begriffen „toxic" und „Syndrom" zusammen. Die Toxidrome lassen sich in vier Gruppen mit typischem klinischem Erscheinungsbild einteilen: erregt, deprimiert, unklar und normal (Abb. 2-1). Zunächst erfolgt anhand des ersten Eindruckes vom Patienten und seiner Klinik eine „diagnostische" Erstbeurteilung. Hier soll versucht werden, jeden Patienten einer dieser vier Toxidromgruppen zuzuordnen.

Als nächstes wird in einem zweiten Schritt versucht, den Patienten innerhalb dieser Toxidromgruppe einem spezifischen Toxidrom (z. B. sympathomimetisches Toxidrom/Sympathomimetika) zuzuordnen. Hierbei kann das Sammeln und Festlegen von Leitsymptomen (Tab. 2-1, S. 14) hilfreich sein. Wir sprechen zum Beispiel vom sympathomimetischen Toxidrom und beschreiben damit einen Symptomkomplex, welcher die Klinik einer Sympathikusaktivierung zeigt.

Durch Zusammentragen weiterer Informationen über Anamnese, körperliche Untersuchung und Klinik des Patienten soll schließlich in einem dritten und letzten Schritt geprüft werden, ob innerhalb des

Erregt		Deprimiert	
Sympathomimetika/ Serotonergika: • Amphetamine/ Ecstasy • Kokain • Nikotin (niedrig dosiert) • MAO-Hemmer (früh auftretend) • Khat • Ephedrin • PCP	**Anticholinergika:** • v. a. trizyklische Antidepressiva, aber auch SSRI • Antihistaminika • Pflanzen (z. B. Tollkirsche), Pilze (z. B. Fliegen-, Pantherpilz, Engelstrompete) • Atropin • selten Neuroleptika	**Sympathikolytika:** • Antidepressiva (Lithiumsalze, dosisabhängig aber auch trizyklische und SSRI) • häufig Neuroleptika • Digitalis	**Opioide:** • Antitussiva (Codein) • Opiate (Morphin, Heroin, Methadon, Fentanyl, Pethidin) • Opioide (Tramadol, Pentazocin, Nalbuphin)
Halluzinogene: • LSD, Ketamin • Pilze (v. a. psilocybin-haltige) • Lachgas • THC • Poppers • Lösungsmittel, Schnüffelstoffe • Aga-Kröte • Tollkirsche • PCP	**Entzugssyndrome:** • Antidepressiva • Betablocker • Tranquilizer • Alkohol • Barbiturate • selten Benzodiazepine	**Cholinergika:** • Nikotin (hoch dosiert) • Pilze (Knollenblätter) • Cholinesterasehemmer (z. B. Organophosphate in Insektiziden)	**Sedativa, Hypnotika, Alkohol, GHB:** • Barbiturate • Benzodiazepine • Antiepileptika • Alkohol, GHB, GBL und ihre Analoga

Unklar		Normal	
Asphyxanzien: • Kohlenmonoxid (CO) • Methämoglobin-Bildner • Zyanide	**Membranstabilisierende Substanzen:** • Antiarrhythmika	**Keine Intoxikation**	**Psychosen**
Metabolische Azidosen auslösende Substanzen: • Alkohol • Salicylate	**ZNS-Syndrome:** • Disulfiram (z. B. Antabus)	**Toxische Zeitbomben 1:** • Paracetamol • Salicylate • Organophosphate • Giftpilze • Digitalis	**Toxische Zeitbomben 2:** • Drogen konsumiert, (noch) keine Wirkung

Abb. 2-1 Die vier Toxidromgruppen. Alkohole = Ethanol, Ethylglykenol, Isopropanol, Methanol; GHB = Gamma-Hydroxybuttersäure; GBL = Gamma-Butyrolacton („Liquid Ecstasy"); LSD = Lysergsäurediethylamid; MAO = Monoaminooxidase; PCP = Phencyclidin; THC = Tetrahydrocannabinol.

festgelegten Toxidroms bereits eine einzelne Substanzgruppe oder Substanz als mögliche verursachende Substanz differenzialdiagnostisch in Frage kommt.

Erregt

Charakteristisch für diese Gruppe von Toxidromen ist eine allgemeine (Über-)Stimulation der Organsysteme und -funktionen. Der Bewusstseinszustand des Patienten kann von agitiert über delirant bis zu halluzinierend reichen. Als zentrale Komplikationen kommen Krampfanfälle oder intrazerebrale Blutungen hinzu, weswegen in Ausnahmefällen auch bei einem erregten Toxidrom aufgrund eines postiktalen Zustands oder einer intrazerebralen Blutung ein Koma vorliegen kann. Die Pupillen sind meist dilatiert. Atemtiefe und Atemfrequenz sind gesteigert, Bronchospasmen bis hin zu Asthmaanfällen sind möglich. Das Kreislaufsystem ist hyperaktiv und Puls und Blutdruck sind erhöht, was oft eine Gefahr für den gesamten Organismus darstellt, intrazerebrale Blutungen, Rhythmusstörungen aber auch Myokardischämien sind keine Seltenheit. Die Körpertemperatur ist hoch. Desweiteren können Rhabdomyolysen auftreten und zu Nierenversagen führen.
Zu dieser Toxidromgruppe zählen:
- **Sympathomimetika und Serotoninergika:**
  - Typischer Patient: „hyperaktiv, heiß und feucht"/„heiß, nass, agitiert und verwirrt"
  - Typische Vertreter: Kokain, Amphetamine, Ecstasy (sympathomimetisch-serotoninerg), Nikotin (niedrig dosiert), MAO-Hemmer (früh auftretend), Khat, Ephedrin, PCP (Phencyclidin)
- **Anticholinergika:**
  - Typischer Patient: „feuerrot, glühend heiß, strohtrocken und total verrückt"
  - Typische Vertreter: vor allem trizyklische Antidepressiva, Antihistaminika, Pflanzen (z. B. Tollkirsche), Pilze (z. B. Fliegen-, Pantherpilz), Atropin, selten Neuroleptika
- **Halluzinogene:**
  - Typischer Patient: „delirant, kardiopulmonal aktiviert und hat Farbfantasien"
  - Typische Vertreter: LSD, Ketamin, Pilze (psilocybinhaltige), Lachgas, THC, Poppers, Lösungsmittel und Schnüffelstoffe, Aga-Kröte, Tollkirsche, PCP (Phencyclidin)
- **Entzugssyndrome:**
  - Typischer Patient: „agitiert, unruhig und Medikamenteneinnahme aus der Anamnese bekannt"
  - Typische Vertreter: Antidepressiva, Tranquilizer, Betablocker, Alkohol, Barbiturate, Benzodiazepine

Deprimiert

Typisch für diese Gruppe von Toxidromen ist eine generalisierte Dämpfung und Depression der Organfunktionen und -leistungen. Gemeinsames zerebrales Leitsymptom ist ein vermindertes Bewusstsein bis hin zu einem möglichen komatösen Zustandsbild. Atmung und Kreislauf sind ebenfalls deprimiert und die Patienten zeigen klinisch Zeichen von Atem- und Kreislaufinsuffizienz bis hin zum Atem- oder Kreislaufstillstand. Metabolische Störungen wie z. B. eine Hypoglykämie sind keine Seltenheit, oft liegt eine zusätzliche Unterkühlung vor. Rasche Wechsel von tief komatös zu hellwach sind möglich und typisch für Intoxikationen durch GHB (Gamma-Hydroxybuttersäure) oder GBL (Gamma-Butyrolacton), sogenanntes „Liquid Ecstasy" (s. Kap. 6.2, S. 117). Gastrointestinale Symptome wie Krämpfe, Übelkeit und Erbrechen sowie ein generalisiert „feuchter" Patient (schweißnass, speichelnd und tränend) treten typischerweise beim cholinergen Toxidrom auf. Klassisch bei Alkoholintoxikationen ist der Foetor aethylicus.

Zu dieser Toxidromgruppe zählen:
- **Sympathikolytika:**
  - Typischer Patient: „langsam, kalt und trocken"
  - Typische Vertreter: Antidepressiva, häufig Neuroleptika, Digitalis
- **Opioide:**
  - Typischer Patient: „zerebral und kardiopulmonal deprimiert, Stecknadelpupillen"
  - Typische Vertreter: Antitussiva (Codein), Opiate (Morphin, Heroin, Methadon, Fentanyl, Pethidin) und Opioide (Tramadol, Pentazocin, Nalbuphin)
- **Cholinergika:**
  - Typischer Patient: „tränend, feucht und abdominelle Beschwerden", Vagusintoxikation
  - Typische Vertreter: Pilze (Knollenblätter), Cholinesterasehemmer (z. B. Organophosphate in Insektiziden), Nikotin (hoch dosiert)
- **Sedativa, Hypnotika, Alkohol, Gamma-Hydroxybuttersäure (GHB) und Analoga:**
  - Typischer Patient: „generalisiert deprimiert, aber nicht opioidisiert"
  - Typische Vertreter: Barbiturate, Benzodiazepine, Antiepileptika, Alkohol, Gamma-Hydroxybuttersäure (GHB), „Liquid Ecstasy" (Gamma-Butyrolacton; GBL) und ihre Analoga

Unklar

Gemeinsamkeit dieser Toxidromgruppe ist, dass die Patienten zwar eine Klinik und Symptome zeigen, diese aber nicht deutlich auf eine bestimmte Substanzgruppe oder eine Substanz hinweisen. Die Behandlung muss symptomatisch erfolgen; ein einheitliches Intoxikationsmuster fehlt.

Zu dieser Toxidromgruppe zählen:
- **Asphyxanzien:**
  - Typischer Patient: „dyspnoisch, aber ‚gute' Sättigung"
  - Typische Vertreter: Kohlenmonoxid (CO), Methämoglobin-Bildner (z. B. Paracetamol, Phenacetin, Sulfonamide, Primaquin), Zyanide (Blausäure)
- **Membranstabilisierende Substanzen:**
  - Typischer Patient: „Herzprobleme bei unauffälliger Psyche"
  - Typische Vertreter: Antiarrhythmika
- **Metabolische Azidosen auslösende Substanzen:**
  - Typischer Patient: „schnelle Atmung bei ‚normaler' Sättigung, metabolisch nicht normal"
  - Typische Vertreter: Alkohol, Salicylate
- **ZNS-Syndrome:**
  - Typischer Patient: „Im Zentrum steht das Zentrum (ZNS), aber die Peripherie (Herzkreislauf und Atmung) macht mit"
  - Typischer Vertreter: Disulfiram (z. B. Antabus)

2 Allgemeine Aspekte des Drogennotfalls

Normal

Die Erstbeurteilung ergibt keine eindeutigen Hinweise auf einen Drogenkonsum oder eine Intoxikation; primär sind auch keine lebensbedrohlichen Störungen zu erkennen. Nebst einer möglichen psychischen Dekompensation muss an die sogenannten „toxischen Zeitbomben" gedacht werden: Dass heißt, die Wirkung einer Substanz kann noch eintreten oder es handelt sich um einen chronischen Substanzabusus mit möglicher verspäteter Intoxikation.
Zu dieser Toxidromgruppe zählen:
- keine Intoxikation
- **Psychosen:**
  - Typischer Patient: „psychotisch, eventuell bekannte Anamnese und Medikation"
- **Toxische Zeitbomben 1:**
  - Typischer Patient: „klinisch möglicherweise asymptomatisch, laborchemische Zeichen"
  - Typische Vertreter: Paracetamol, Salicylate, Organophosphate (z. B. Insektizide), Giftpilze, Digitalis
- **Toxische Zeitbomben 2:**
  - Typischer Patient: „Fremd- oder Patientenanamnese, eventuell suizidal, Blister"
  - Typische Vertreter: alle Drogen möglich, offensichtlicher Konsum bewiesen

2.2.2 Leitsymptome

Grundbausteine der Intoxikationssyndrome (Toxidrome) sind die Leitsymptome. Unter Leitsymptomen verstehen wir Einzelsymptome, die für eine Substanz oder eine Substanzgruppe charakteristisch sind. Das Sammeln von Leitsymptomen führt nicht direkt zur Diagnose der verursachenden Substanz, es liefert aber wichtige Parameter für die Diagnostik und Identifikation der ursächlichen Noxe. Des Weiteren sind Leitsymptome entscheidende Trigger für die Akuttherapie (lebensrettende Sofortmaßnahmen). Tabelle 2-1 zeigt mögliche Leitsymptome nach Organsystemen gegliedert und ordnet sie möglichen Substanzen oder Toxidromen zu.
Der zeitliche Ablauf der Substanzaufnahme (Pharmakokinetik) und die Schwere der Intoxikation prägen den klinischen Verlauf und das Auftreten von Symptomen und Befunden. Das klinische Erscheinungsbild ist somit ein dynamischer Prozess und die Leitsymptome können sich stetig verändern. Darum müssen Klinik und Symptome im Sinne einer Mehrfachbeurteilung (Re-Assessment) wiederkehrend beurteilt, neu bewertet und die aktuelle Therapie kritisch hinterfragt und wenn nötig angepasst werden.

2.2.3 Weitere Schritte der Substanzidentifikation

Das Sammeln von Daten und Erstellen eines Patienten-Toxidroms, welches dann einer der vier Gruppen (s. Abb. 2-1, S. 10) zugeordnet und mit den Toxidromvertretern dieser Gruppe querverglichen wird, sind entscheidende Elemente bei der Substanzidentifikation und wegweisend für die initiale Therapie.
Im Rahmen der Weiterentwicklung und Spezifizierung des Intoxikationssyndroms kommen weitere diagnostische Abklärungen hinzu. Neben der speziellen Substanzanamnese; sind hier auch die individuellen Rahmenbedingungen der Drogenein-

Teil I: Grundlagen

Tab. 2-1 Leitsymptome bei Intoxikationssyndromen (mod. nach: Sieber 2001). Alkohole = Ethanol, Ethylglykenol, Isopropanol, Methanol; Antidiabetika = Insuline, orale Antidiabetika; CO = Kohlenmonoxid; GHB = Gamma-Hydroxybuttersäure; LSD = Lysergsäurediethylamid; MAO = Monoaminooxidase; (S) = potenzielle Spätttoxizität; Pilze: (1) Fliegenpilz (Amanita muscarinia), (2) Spitzkegeliger Kahlkopf (Psilocybe semilanceata), (3) Knollenblätterpilz (Amanita phalloides), (4) Feldtrichterling (Clitocybe dealbata), (5) Karbolegerling (Agaricus xanthoderma), (6) Frühjahrslorchel (Gyromitra esculenta).

Organsystem	Leitsymptome	Hinweis auf:
Atemweg	Substanzreste: Erbrochenes	mögliches Fehlen von Schutzreflexen mit Aspirationsgefahr; Schutzintubation nötig?
	Kokainreste	Kokainabusus, mögliche Kokainintoxikation
	defekte Nasenscheidewand	möglicher Kokainabusus/-intoxikation
	trockene Mundschleimhaut und viel Speichel	Sympathomimetika, Anticholinergika
	feuchte Mundschleimhaut und viel Speichel	Cholinergika, Ketamin
	inspiratorischer Stridor	extrathorakale Obstruktion (verlegter oberer Atemweg)
	expiratorischer Stridor	intrathorakale Obstruktion
Atemgeruch	Alkohol	Ethanol, Isopropanol
	faule Eier	Hydrogen-Sulfide
	fruchtig	Azeton (Ketoazidose)
	gebrannte Mandeln	Zyanide
	Knoblauch	Organophosphate, Carbamate (Pestizide), Arsen
Atemfrequenz	Hyperventilation	Anticholinergika, Sympathomimetika, CO, Salicylate
	Hypoventilation	Anticholinergika, siehe auch Koma
	Lungenödem	Kokain, Opiate, Ecstasy, Cholinergika, Betablocker, Calciumantagonisten, CO, Petrole
Pulsfrequenz	Tachykardie	Sympathomimetika, Anticholinergika, LSD, Alkohol

2 Allgemeine Aspekte des Drogennotfalls

Tab. 2-1 (Fortsetzung)

Organsystem	Leitsymptome	Hinweis auf:
Pulsfrequenz	Bradykardie	Antiarrhythmika (Betablocker, Calciumantagonisten), Cholinergika, Alkohol (ab hypnotischem Stadium), siehe auch Koma
	Arrhythmien	trizyklische Antidepressiva, Neuroleptika, Digoxin, Theophyllin, Alkohol, Sympathomimetika, Antiarrhythmika
Blutdruck	Hypertonie	Sympathomimetika, Anticholinergika, Halluzinogene, Entzugserscheinungen
	Hypotonie	Antihypertensiva, Anticholinergika, Eisen, siehe Koma
Vigilanz	Agitation/Halluzination	Sympathomimetika, Anticholinergika, Halluzinogene, Alkohol
	Koma (schwere Intoxikation)	Cholinergika, Sympathikolytika, Sedativa/Hypnotika/Alkohol/GHB, CO, Lithium, MAO-Hemmer, Salicylate, Opioide
Pupillengröße	Miosis	Opiate, Clonidin, Methyldopa, Organophosphate, Pestizide
	Mydriase	Anticholinergika, LSD, MAO-Hemmer, Pilze (1/2/3), Sympathomimetika; sekundär: Hypoxämie, Hypoglykämie, Hypothermie
	variabel	Cholinergika, Neuroleptika, Sedativa/Hypnotika
Wahrnehmung	Sehstörungen	Anticholinergika, Cholinergika, CO, Halluzinogene
	Hörstörungen	LSD, Mescalin, Pilze (4), Salicylate
Motorik	Krampfanfälle	Sympathomimetika, Cholinergika, Anticholinergika, GHB, CO, Pilze (1/2), Eisen, Lithium, Entzugssyndrome; sekundär: Hypoxämie, Hypoglykämie
	Dystonie	Neuroleptika, Metoclopramid
	Tremor	Sympathomimetika, Neuroleptika, Lithium (S)

Tab. 2-1 (Fortsetzung)

Organsystem	Leitsymptome	Hinweis auf:
Reflexe	Hyperreflexie	Sympathomimetika
	Hyporeflexie	siehe Koma
Temperatur	Hyperthermie	Sympathomimetika, Anticholinergika, Halluzinogene, Salicylate, Lithium (S)
	Hypothermie	Cholinergika, Neuroleptika, Sedativa/ Narkotika, Antidiabetika, CO, GHB
Haut	heiß + nass	Sympathomimetika, Sympatho-Serotoninergika (Ecstasy)
	rot + heiß + trocken	Anticholinergika
	feucht	Cholinergika
	Einstichstellen	Opiate, Kokain, Insulin
	Blasenbildung	Barbiturate, CO, siehe Koma
	Diaphorese	Sympathomimetika, Cholinergika
	rot/Flush rosig	Sympathomimetika, Anticholinergika CO
	grau	Methämoglobin-Bildner
	Zyanose	siehe Koma
Abdomen	Schmerzen	Sympathomimetika, Cholinergika, Paracetamol (S), Eisen (S), Heroinentzug
	Diarrhoe	Cholinergika, Eisen, Lithium, Pilze (4/5), Pilz (6) (S)

nahme besonders wichtig. Sechs anamnestische sogenannte W-Fragen bieten hierfür die Grundlage (s. S. 17).

Bei Intoxikationen durch Drogen spielen der Zeitpunkt der Aufnahme, die Applikationsart und die Menge eine zentrale Rolle bei der Dynamik der Vergiftung. Die Applikationsart beeinflusst zum Beispiel die Resorptionsgeschwindigkeit und damit das zeitliche Auftreten von Symptomen. Oral aufgenommene Stoffe zeigen einen verzögerten Wirkungseintritt, da sie anhaltend über die Darmschleimhaut weiter resorbiert werden können. Informationen zu den sechs W-Fragen sind deshalb ein wichtiger Punkt zur Antizipation von möglichen Verläufen und Komplikationen.

2 Allgemeine Aspekte des Drogennotfalls

Sechs anamnestische W-Fragen
- **Was?** (Was wurde konsumiert?, Substanzname/Szenen-Name?)
- **Wo?** (Wo wurde es konsumiert?)
- **Wie viel?** (Wie viel wurde konsumiert?; Anzahl Tabletten?, Milligramm oder Gramm-Angaben?)
- **Wie?** (Welches war der Aufnahmeweg?, peroral, intravenös, nasal, Schleimhäute?)
- **Wann?** (Zeitpunkt?)
- **Warum?** (bestimmte Absicht (z. B. Bodypacking)?, Sucht, freiwillig?, suizidal?, forcierte Applikation durch Fremde?)

2.2.4 Indikationen für die Abklärung von akuten Vergiftungen

Oft ist aufgrund des Ersteindruckes und des Erscheinungsbildes eines Patienten nicht sofort auf eine mögliche Intoxikation zu schließen. Intoxikationen und Drogennotfälle imponieren häufig als psychiatrische, neurologische oder kardiale Notfälle. Bei folgenden Situationen ist grundsätzlich differenzialdiagnostisch an eine Intoxikation zu denken:

- allen bewusstlosen Patienten, insbesondere bei Bewusstlosen unter 50 Jahren
- Krankheitsformen, deren Symptome Ähnlichkeiten mit denen einer bekannten Vergiftung zeigen (z. B. Miosis bei Opiaten)
- auffälligem Foetor der Atemluft (z. B. Äthylalkohol)
- allen Erkrankten mit plötzlichem Erbrechen und/oder Durchfällen
- mit Kreislaufschwäche beginnenden Erkrankungen
- unerwartet auftretenden Arrhythmien ohne Hinweis auf kardiale Erkrankung
- auffälligen Hautveränderungen an bestimmten Stellen (z. B. bei schweren Schlafmittelvergiftungen)
- gleichzeitiger akuter Erkrankung mehrerer Personen oder Miterkrankung von Haustieren
- Hinweisen aus der Eigenanamnese auf die Einnahme oder Verabreichung eines Giftes
- fehlendem Hinweis auf ein vorausgegangenes Trauma
- plötzlich erkrankten Kleinkindern
- Arbeiten mit oder Herstellung von toxischen Produkten oder Produkten mit möglichem Suchtpotenzial
- Rauchgasentwicklung oder bei Bränden
- verstörten Patienten, die keine Anamnese zulassen
- Äußerungen über Lebensunlust oder Suizidabsichten
- Auffinden leerer Arzneimittelpackungen, Flaschen oder Gläsern mit suspektem Inhalt in der Umgebung des Patienten
- jeder unklaren Situation, speziell bei Kindern

2.3 Entzugssyndrome allgemein

Werden Drogen über einen längeren Zeitraum regelmäßig konsumiert, kommt es zu einer Abhängigkeit mit körperlicher und psychischer Gewöhnung an die spezifische(n) Substanz(en). Zunehmend höhere Substanzmengen und kürzere Aufnahmeintervalle werden nötig, um vergleichbare Effekte zu erzielen (Toleranzentwicklung). Wird in einem solchen Stadium die Substanz akut vorenthalten bzw.

bleibt die nächste Dosis aus, treten Entzugssymptome auf. Wir unterscheiden eine körperliche und psychische Abhängigkeit und damit verbunden eine körperliche und eine psychische Entzugssymptomatik.
- Bei der **körperlichen Abhängigkeit** entwickeln sich bei Abstinenz rasch körperliche Entzugssymptome. Hierbei können, wie bei einer Intoxikation, verschiedene Organsysteme einzeln oder in Kombination und in unterschiedlicher Intensität gestört sein. Entzugssyndrome können sich auf verschiedenste Weise manifestieren: Ausgeprägte vegetative Symptome, zerebrale Krampfanfälle bis hin zum Status epilepticus, Herz-Kreislauf-Komplikationen, gastrointestinale Störungen und schwere Elektrolytentgleisungen sind möglich.
- Bei der **psychischen Abhängigkeit** äußert sich die Entzugssymptomatik vor allem durch körperliche und psychische Unruhe, kombiniert mit Gefühls- und Affektstörungen bis hin zu psychotischen Zustandsbildern und möglichem aggressivem Verhalten. Im Vordergrund steht das zwanghafte Verlangen nach der nächsten Dosisbeschaffung.

2.3.1 Definition

Die ICD-10 (F1x.3) definiert ein Entzugssyndrom als die Summe der psychischen und physischen Symptome, die durch das Weglassen einer vorher regelmäßig verwendeten Substanz entstehen. Zu diesen Symptomen zählen:
- Häufig Schlafstörungen, Gespanntheit, Unruhe, vegetative Symptome (Schweißausbrüche, Kreislaufbeschwerden), eventuell Krampfanfälle und depressive Stimmung bis hin zur Suizidalität.

- Variabler Beginn und Verlauf mit zeitlicher Begrenzung der Entzugssymptomatik, je nach Substanzart und vorgängiger Dosis.
- Komplikationen durch zerebrale Krampfanfälle sind möglich.
- Die Entzugssymptomatik kann gelegentlich bis zu drei bis vier Monaten fortbestehen, z. B. als innere Unruhe, Schlafstörungen und Appetenz nach der Substanz.

Die körperliche Abhängigkeit und die damit verbundene Intensität von Entzugserscheinungen sind bei verschiedenen Drogentypen unterschiedlich. Beim Entzug von Opiaten und Alkohol kommt es meist zu einer sehr starken Ausprägung der Entzugssyndrome, wohingegen diese bei Cannabis und anderen Halluzinogenen (LSD, psilocybinhaltige Pilze etc.) eher mild ausgeprägt sind. Kokain und Amphetamine nehmen eine Mittelstellung ein. Da bei jedem weiteren Entzug die Wahrnehmungsintensität für Schmerzen zunimmt, treten häufig zunehmend stärkere entzugsbedingte Angstzustände und Panikanfälle (Entzugsangst) auf. Bei älteren Personen ist die Entzugssymptomatik wegen der länger andauernden Sucht in der Regel ausgeprägter als bei Jugendlichen.

2.3.2 Auftreten und Auslösen von Entzugssyndromen

Entzugssyndrome können einerseits durch akutes Absetzen oder Vorenthalten von Substanzen, andererseits aber auch durch eine iatrogene Intervention ausgelöst werden. Notfallmediziner müssen daher wissen, dass ein akutes Entzugssyndrom auch durch die Verabreichung von Antagonisten (z. B. Naloxon bei Opiatintoxikationen und/oder Flumazenil bei Benzodiazepinintoxikationen) ausgelöst werden kann. Eine Antagonisierung muss deshalb stets sehr vorsichtig, langsam und fraktioniert erfolgen; Dosis und Applikationsintervall müssen sich dabei nach der Klinik richten. Hier gilt das Therapieprinzip „Weniger ist mehr"; das heißt, Ziel sollte nicht ein völlig wacher Patient, sondern eine minimal nötige Verbesserung und Stabilisierung der Vitalparameter (Bewusstsein und Reflexe, Atemweg, Atmung und Kreislauf) sein. „So wenig wie möglich, so viel wie gerade nötig" ist in diesen Situationen ein sicherer Behandlungspfad. Denn die Gefahr besteht einerseits darin, von einer Intoxikationssituation mit akut bedrohten Vitalparametern in ein akutes Entzugssyndrom mit ebenso möglicher akuter Bedrohung von Vitalfunktionen zu gelangen und andererseits darin, dass der Patient völlig wach und in der Folge unkooperativ und aggressiv wird. Beide Extreme sind nicht erwünscht und sollten durch sorgfältiges Beurteilen der aktuellen Klinik des Patienten und strukturiertes Handeln (u. a. langsames Eintitrieren des Antagonisten) vermieden werden.

2.3.3 Übersicht möglicher Entzugssyndrome

Tab. 2-2 Übersicht über mögliche Entzugssyndome, gegliedert nach Organsystemen.

Organsystem	Entzugsyndrome
Zentrales Nervensystem	• zerebrale Krämpfe/Status epilepticus, Bewusstseinsstörungen, Koma • vegetative Symptome: Schwitzen, Hitze- oder Kältegefühl, Fieber, starke Schmerzen (v. a. Extremitäten, Rumpf und Rücken), Schwindel, Zittern, tränende Augen, Schnupfen, Gänsehaut • psychische Begleitsymptome: Schlaflosigkeit, Unruhe (z. B. „Drogenhunger/Schussgeilheit"), Gereiztheit, Nervosität, Entzugsdelir, Wahrnehmungsstörungen (Halluzinationen), Psychosen, Angstzustände (v. a. bei Kokain), Depression, Appetitlosigkeit, Agitation
Herzkreislauf	• Tachykardien • Hyper-/Hypotension • Rhythmusstörungen
Respirationstrakt	• akutes Hyperventilationssyndrom • Atemdepression und Apnoe
Gastrointestinaltrakt	• Übelkeit und Erbrechen • Bauchkrämpfe (v. a. bei Heroin) • Durchfälle
Metabolismus	• Hypoglykämie

2.3.4 Therapie

Notfallmedizinisch von Bedeutung werden die auftretenden körperlichen und psychischen Entzugssyndrome dann, wenn sie vital bedrohlichen Charakter annehmen, das heißt, wenn Organfunktionen entgleisen und es ohne akute Gegenmaßnahmen zum entsprechenden Organversagen kommen würde. Hierbei stehen die körperlichen und organischen Manifestationen im Vordergrund. Der Zeitpunkt des Auftretens von Entzugssymptomen ist substanzabhängig (z. B. 8–12 Stunden nach letzter Heroinapplikation). Die Intensität der Beschwerden wird sehr unterschiedlich wahrgenommen und bewertet; hier muss dem subjektiven Erleben des Betroffenen Rechnung getragen werden. Konkret bedeutet das auch bei Drogenabhängigen: Der Patient hat Schmerzen, wenn er Schmerzen angibt. Solche Situationen, wie auch postoperative Schmerzexazerbationen werden von Suchtpatienten allerdings häufig auch zur „Substanzbeschaffung" benutzt.

Ob die vorliegende Klinik und die Beschwerden des Patienten durch ein akutes Entzugssyndrom oder durch eine akute Intoxikation bedingt sind, ist bei der Initialbeurteilung der Situation selten bekannt und oft auch nur schwer zu unterscheiden. Beides ist möglich. Die vorgenannten möglichen Entzugssyndrome können einzeln oder kombiniert zur vitalen Bedrohung für den Patienten werden. Erste Priorität hat auch hier die Stabilisierung und Sicherung der Vitalfunktionen, ungeachtet der Ursache. Substanzspezifische Entzugssymptome werden in Teil II unter der jeweiligen Substanz abgehandelt. Lebensbedrohliche Zustände wie Koma, zerebrale Krämpfe, fehlende Schutzreflexe, Atemdepression, Apnoe, Kreislaufinstabilität und metabolische Veränderungen werden, vor allem präklinisch, beim akuten Entzugssyndrom wie auch beim akuten Intoxikationssyndrom grundsätzlich gleich behandelt. Aus diesem Grund wird hier nicht auf die Therapie der einzelnen Begleiterscheinungen eingegangen, dies erfolgt in Kapitel 2.5 (S. 36).

2.4 Notfalldiagnostik

Der diagnostische Prozess bei einem Drogennotfall beginnt mit dem Auffinden des Patienten und entwickelt sich entlang der gesamten Rettungskette bis in die klinisch stationäre Behandlung. Neu einfließende Informationen entwickeln und verstärken das initiale toxidromorientierte Konzept, können aber auch inkongruent sein und verlangen dann nach einer veränderten Perspektive. Die Therapie beginnt mit der Einleitung von lebensrettenden Sofortmaßnahmen zur Sicherung der Vitalfunktionen und muss fortlaufend den neuesten Erkenntnissen der Notfalldiagnostik angepasst werden. An die Erstmaßnahmen des **BLS (Basic Life Support)**, die im Rahmen der Rettungskette optimalerweise schon durch Laienretter begonnen und durch professionelle Retter weitergeführt werden, schließen sich am Notfallort lückenlos die erweiterten Maßnahmen des **ALS (Advanced Life Support)** an. Auch diese Interventionen müssen sich einer wechselnden Klinik, neuen Symptomen und der fortlaufenden Diagnostik anpassen und entsprechend modifiziert werden.

2.4.1 Strukturierte Notfalldiagnostik

Die strukturierte Notfalldiagnostik orientiert sich an dem in der Notfallmedizin etablierten **ABCDE-Schema** (s. u.), das als Grundgerüst für BLS und ALS dient. Letztes Glied der Rettungskette ist die Klinik, wo der Prozess der diagnostisch-therapeutischen Interventionen mithilfe labormedizinischer Untersuchungen, toxikologischer Analytik, Bildgebung und spezieller Therapien auf der Notfall- und schließlich der Intensivstation weitergeführt und ausgebaut wird. Auch hier bleibt die Behandlung solange symptomatisch, bis durch entsprechende labormedizinische Untersuchungen, Resultate aus der toxikologischen Analytik und Interpretation durch den klinischen Toxikologen eine definitive Therapie eingeleitet werden kann. Laboruntersuchungen und Toxikologie sind deshalb zentrale Elemente der klinischen Abklärung.

Während der gesamten Rettungskette müssen der Patient und seine Vitalfunktionen zu jedem Zeitpunkt lückenlos überwacht werden. Da sich bei Drogenintoxikationen schnelle Veränderungen im Zustandsbild einstellen können, ist die regelmäßige Re-Evaluation der lebenswichtigen Funktionen eine zwingende Voraussetzung.

Orientiert an der angelsächsischen Literatur werden präklinische und klinische Notfallsituationen nach dem sogenannten „ABCDE" angegangen. Die international anerkannten und etablierten Kurse in **Basic (BLS)** und **Advanced Cardiac Life Support (ACLS®)**, **Prehospital Trauma Life Support (PHTLS®)** und **Advanced Trauma Life Support (ATLS®)**, welche präklinisches und klinisches Notfallmanagement vermitteln, basieren auf eben diesen ABCDE-Algorithmen. Diagnostik und Therapie in einer Notfallsituation, unter eingeschränkten äußeren Bedingungen und unter Zeitdruck sind schwierig zu organisieren und können, wenn nicht strukturiert und nach Prioritäten geordnet vorgegangen wird, rasch in ein unübersichtliches Chaos und unlogische Einzelaktionen abgleiten. Der alphabetische Aufbau nach dem ABCDE gibt eine strukturierte Anleitung zur systematischen und prioritätengerechten Notfalldiagnostik mit Überprüfung und Beurteilung der lebenswichtigen Organsysteme und Funktionen und ist gleichzeitig Leitfaden zur symptom- und prioritätenorientierten Notfalltherapie.

Der diagnostisch-therapeutische Stufenplan

Der diagnostisch-therapeutische Stufenplan (Abb. 2-2) dient als Leitfaden für das Management von Intoxikationen. Er ist auf einem miteinander verknüpften primären und sekundären ABCDE aufgebaut. Parallel dazu erfolgt eine systematische Substanz-Diagnostik unter Berücksichtigung der vier Toxidromgruppen mit den einzelnen Toxidromen (s. Abb. 2-1, S. 10) und den Leitsymptomen (s. Tab. 2-1, S. 14), die in Kapitel 2.2 bereits ausführlich besprochen wurden.

Primäres und sekundäres Notfall-ABCDE

Das diagnostisch-therapeutische Vorgehen ist in ein primäres und in ein sekundäres ABCDE gegliedert (Abb. 2-2).
Im **primären ABCDE** interessiert, ob Vitalfunktionen vorhanden oder beeinträchtigt sind. Werden gestörte Vitalfunktionen

erkannt, müssen sofort lebensrettende Basismaßnahmen durch **BLS** (Basic Life Support, z. B. Herz-Lungen-Wiederbelebung) eingeleitet werden.

Im **sekundären ABCDE** geht es darum, mittels erweiterter Maßnahmen durch **ALS** (Advanced Life Support, z. B. endotracheale Intubation) gestörte Funktionen weiter zu stabilisieren, Therapien auszubauen und durch differenzialdiagnostische Überlegungen anzupassen. Wir beginnen dazu erneut mit dem Atemweg und rekapitulieren jeden Buchstaben. Weiterhin sollten jetzt wahrscheinliche Verläufe antizipiert und mögliche Komplikationen verhindert oder zumindest erkannt und behandelt werden.

BLS-Maßnahmen werden durch Laien (Passanten, Samariter) und professionelle Rettungskräfte durchgeführt, während die ALS-Maßnahmen ganz in den Kompetenzbereich professioneller Retter (Rettungssanitäter, Dienstarzt/Notfallarzt, Notarzt) fallen.

Während das primäre ABCDE nur 30–60 Sekunden dauert – es sei denn, Wiederbelebungsmaßnahmen müssen eingeleitet werden –, wird das sekundäre ABCDE zur Identifikation neu aufgetretener Störungen und zur Optimierung der laufenden Therapie in regelmässigen Re-Assessments mehrmals durchlaufen. Bei Verlust der Orientierung im Ablauf der Patientenbetreuung oder allgemeinem Orientierungsverlust innerhalb der Gesamtsituation hat sich ein Wiederbeginn des Algorithmus mit „A" und eine Re-Evaluation nach dem ABCDE bewährt. Dies gilt auch beim Auftreten von Veränderungen der Vitalparameter. Solche Änderungen im Zustandsbild von Notfallpatienten sind häufig und erfordern angepasste Behandlungsstrategien; prinzipiell sind Änderungen im Sin-

Primäres ABCDE Basis-/Sofortmaßnahmen (BLS)

	System	Leitsymptome	Maßnahmen
A	Atemweg Ansprechen	verlegt	Freilegen (Absaugen)
	HWS	mögliches Trauma/ verletzt	Stabilisieren
B	„Belüftung" (Atmung)	Atemstillstand	Beatmung
C	Kreislauf	Kreislaufstillstand	Herzmassage
D	Defibrillator (Quick-Look)	schockierbarer Rhythmus? (KAFli, pKT)	AED
E	Environment (Umgebung)	Umgebung, Körpertemperatur	Patienten aus gefährlicher Umgebung bergen Wärmen/ Kühlen

Abb. 2-2 (Legende s. S. 23).

2 Allgemeine Aspekte des Drogennotfalls

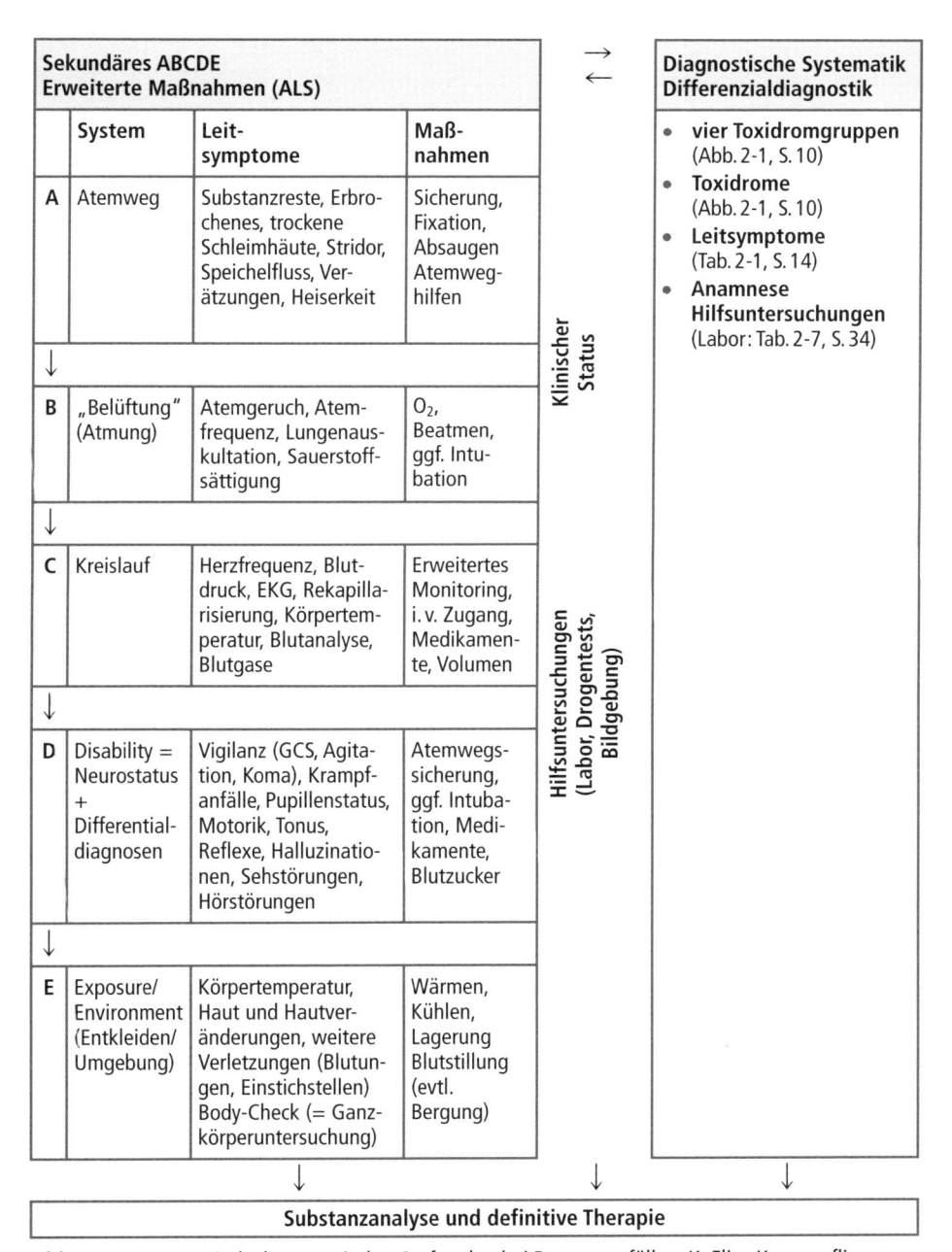

Sekundäres ABCDE Erweiterte Maßnahmen (ALS)					Diagnostische Systematik Differenzialdiagnostik
	System	Leitsymptome	Maßnahmen		• vier Toxidromgruppen (Abb. 2-1, S. 10)
A	Atemweg	Substanzreste, Erbrochenes, trockene Schleimhäute, Stridor, Speichelfluss, Verätzungen, Heiserkeit	Sicherung, Fixation, Absaugen Atemweghilfen	Klinischer Status	• Toxidrome (Abb. 2-1, S. 10) • Leitsymptome (Tab. 2-1, S. 14) • Anamnese Hilfsuntersuchungen (Labor: Tab. 2-7, S. 34)
↓					
B	„Belüftung" (Atmung)	Atemgeruch, Atemfrequenz, Lungenauskultation, Sauerstoffsättigung	O₂, Beatmen, ggf. Intubation		
↓					
C	Kreislauf	Herzfrequenz, Blutdruck, EKG, Rekapillarisierung, Körpertemperatur, Blutanalyse, Blutgase	Erweitertes Monitoring, i.v. Zugang, Medikamente, Volumen	Hilfsuntersuchungen (Labor, Drogentests, Bildgebung)	
↓					
D	Disability = Neurostatus + Differentialdiagnosen	Vigilanz (GCS, Agitation, Koma), Krampfanfälle, Pupillenstatus, Motorik, Tonus, Reflexe, Halluzinationen, Sehstörungen, Hörstörungen	Atemwegssicherung, ggf. Intubation, Medikamente, Blutzucker		
↓					
E	Exposure/ Environment (Entkleiden/ Umgebung)	Körpertemperatur, Haut und Hautveränderungen, weitere Verletzungen (Blutungen, Einstichstellen) Body-Check (= Ganzkörperuntersuchung)	Wärmen, Kühlen, Lagerung Blutstillung (evtl. Bergung)		
		↓		↓	↓
		Substanzanalyse und definitive Therapie			

Abb. 2-2 Diagnostisch-therapeutischer Stufenplan bei Drogennotfällen. KaFli = Kammerflimmern; pKT = pulslose Kammertachykardie; AED = Automatisierter externer Defibrillator; GCS = Glasgow Coma Skala; BZ = Blutzucker.

ne von Verbesserungen (selten) und Verschlechterungen (häufig) möglich. Typische Beispiele sind:
- Ein bewusstloser Patient mit Atem- und Kreislaufstillstand hustet oder bewegt sich plötzlich unter Beatmung und Herzmassage (Verbesserung).
- Eine respiratorische Insuffizienz geht schleichend in einen Atemstillstand über (Verschlechterung).
- Plötzlich tritt ein Krampfanfall auf.

Die Buchstaben des ABCD(E) sind entsprechend der jeweiligen Zielgruppe der Patienten mit spezifischen Bedeutungen belegt. ACLS führt A–D, ATLS zusätzlich auch E auf. Beim Traumapatienten (ATLS) steht A stets für „Atemweg und Halswirbelsäulen-Kontrolle", D beim Patienten mit Kreislaufstillstand für „Defibrillation" (BLS) bzw. „Drugs/Differenzialdiagnosen" (ACLS). Im ATLS beschreibt D mit „Disability" den orientierenden Neurostatus des Patienten. E steht für „Environment" (Umgebungsfaktoren) im BLS und für „Exposure" (Entkleiden) im ALS.

Primäres ABCDE und Sofortmaßnahmen (BLS)

Das initiale Assessment beginnt immer, indem man die Ansprechbarkeit des Patienten überprüft. Dies geschieht durch steigende Reizintensität (Ansprechen – Berühren – Schmerzreiz). Aus der Reaktion hierauf resultiert der erste Eindruck von der Bewusstseinslage des Patienten (erregt, deprimiert, unklar oder normal). Spezifische Maßnahmen der beiden ABCDEs und die dafür benötigten Fähigkeiten und Fertigkeiten (Skills) werden in Kapitel 15 (S. 217) detailliert besprochen.

A: Atemweg (Airway) und Halswirbelsäule (HWS)

Atemweg: Als erstes wird der Atemweg überprüft. Ein ungehindert sprechender Patient hat einen freien Atemweg. Ist dies nicht der Fall, wird in erster Linie nach einer Atemwegsverlegung durch Erbrochenes oder Fremdkörper gesucht. Sichtbare Fremdkörper wie Essensreste oder Zahnprothesen müssen vorsichtig entfernt und der Atemweg freigemacht und freigehalten werden.

Halswirbelsäule: Ist ein vorausgegangenes Trauma vorhanden oder wahrscheinlich, so muss bei A für alle Manipulationen und Interventionen am Atemweg die Halswirbelsäule immobilisiert werden. Bei unklarer Bewusstlosigkeit oder inadäquatem Patienten muss in diesen Fällen die Fixation der Halswirbelsäule durch Stabilisation von Kopf, Hals und Rumpf in einer Linie, entweder mittels Halskragen oder durch Arme und Hände eines Helfers, erfolgen. Im weiteren Verlauf, spätestens aber für den Abtransport, muss der Patient an der ganzen Wirbelsäule immobilisiert werden.

B: Belüftung (Breathing)

Im Primary Survey (primären ABCDE) interessiert uns bei „B", ob der Patient atmet und ob die Lungen belüftet sind. Wir prüfen dies bei geöffnetem Atemweg. Die Atmung wird mittels Sehen, Hören und Fühlen überprüft.
Bei fehlender Atmung muss der Patient mit zwei initialen Beatmungsstößen beatmet werden. Dies kann durch Mund-zu-Nase-, Mund-zu-Mund- oder Maskenbeatmung bzw. Masken-Beatmungsbeutel-Beatmung geschehen. Bei nicht tief bewusstlosen Patienten kann dies Husten, Würgen, Erbrechen und Aspiration pro-

vozieren! Husten und/oder Bewegen als Reaktion auf Beatmung ist eines der indirekten Kreislaufzeichen!

C: Kreislauf (Circulation)
Hier muss geprüft werden, ob ein intakter Kreislauf vorliegt. Eine wichtige Änderung seit den Reanimationsguidelines 2000 der American Heart Association (AHA) ist das Wegfallen der Pulskontrolle durch Laien. Alle Personen, welche keine spezielle Zusatzausbildung in Notfallmedizin besitzen, gelten als „Reanimationslaien" und sollten darum keine Pulskontrolle durchführen. Stattdessen wird auf indirekte Kreislaufzeichen wie Spontanatmung, Husten auf Beatmung und Spontanbewegungen des Körpers geachtet. Professionelle Ersthelfer führen einen Puls-Check an der Arteria carotis von maximal 10 Sekunden durch. Ist kein Puls vorhanden und fehlen indirekte Kreislaufzeichen, muss umgehend mit Herzmassage entsprechend den aktuellen Guidelines begonnen werden.

D: Defibrillation („Quick Look")
Unter dem Begriff „Quick Look" versteht man die Schnellanalyse des Herzrhythmus über die Defibrillationselektroden am entblößten Brustkorb des Patienten. Obwohl heute fast alle Defibrillatoren mit sogenannten Multifunktions-Klebeelektroden ausgestattet sind, die die Möglichkeit von EKG-Analyse, Defibrillation und Schrittmacherfunktion bieten, wird die Methode des „Quick Look" nach wie vor benutzt, da das Auge des geübten Notarztes Kammerflimmern schneller detektiert als die Analysesoftware des Gerätes. Weit verbreitet sind heutzutage sogenannte AEDs (Automatisierte externe Defibrillatoren), bei denen eine Stimme die genaue Anleitung zum algorithmenkonformen Gebrauch und Vorgehen gibt. AEDs sind in der Lage, zuverlässig Herzrhythmen zu identifizieren, die umgehend defibrilliert werden müssen.

E: Environment (Umgebung)
Das Bergen aus einer gefährlichen Umgebung, das (Um-)Lagern und Positionieren für eine optimale Versorgung sowie der Schutz vor äußeren Umwelteinflüssen (z. B. Nässe und Kälte) schließen die Erstsicherung und Behandlung lebensbedrohlicher Zustände vorerst ab.

Sekundäres ABCDE und erweiterte Maßnahmen (ALS)

A: Atemweg (Airway) und Halswirbelsäule (HWS)
Atemweg: Im sekundären ABCDE muss der Atemweg optimiert und definitiv gesichert werden. Hierzu können verschiedene Techniken und Manöver angewendet und verschiedene Hilfsmittel unterschiedlicher Invasivität eingesetzt werden (vgl. Kap. 15, S. 217).
Bei tiefer Bewusstlosigkeit mit fehlenden Schutzreflexen und Aspirationsgefahr muss der Atemweg freigehalten und gesichert werden, was in der Regel nur durch eine endotracheale Intubation erreicht werden kann. Fehlende oder ungenügende Atmung muss durch Beatmung und gegebenenfalls durch Intubation sichergestellt werden.
Halswirbelsäule: Falls unter den BLS-Maßnahmen bei Bewusstlosen mit möglichem Trauma noch kein steifer Halskragen angelegt wurde, ist dies hier nachzuholen. Bis der Halskragen fixiert ist, muss die Halswirbelsäule manuell durch einen zusätzlichen Helfer stabilisiert werden.

B: Belüftung (Breathing)

Bei vorhandener Spontanatmung wird deren Qualität und Effizienz überprüft; eventuell muss dazu der Atemweg optimiert werden. Bedarf es längerfristiger assistierter oder kontrollierter Beatmung mittels Maske und Beutel, muss in der Regel der Atemweg instrumentiert werden, in Einzelfällen durch eine supraglottische Atemwegshilfe, meist aber durch eine endotracheale Intubation. Ziel beim sekundären „B" ist die Optimierung und Sicherstellung von Belüftung und Oxygenation. Diagnostisch muss an dieser Stelle die Inspektion, Perkussion, Palpation und Auskultation des Thorax und der Lungen erfolgen. Als Zusatzdiagnostik und erweitertes Monitoring müssen die Pulsoxymetrie (Sauerstoffsättigung) sowie die Kapnographie (CO_2-Messung) eingesetzt werden.

C: Kreislauf (Circulation)

Spontanatmung und ein intakter Bewusstseinszustand sind gute klinische Indikatoren eines vorhandenen Spontankreislaufes. Ein hilfreicher klinisch-diagnostischer Parameter zur Erfassung eines möglichen Schockzustands ist – neben der Hautfarbe, -temperatur und -feuchtigkeit – die Rekapillarisierungszeit an den Händen.

Unter Reanimationsbedingungen wird die Qualität der Herzdruckmassage hinsichtlich Kompressionsfrequenz (100/min) und Eindrücktiefe (4–5 cm) überprüft und versucht, diese zu verbessern bzw. sie durch regelmäßiges Ablösen auf qualitativ hohem Niveau zu halten. Ziel beim sekundären „C" ist die Optimierung und Sicherstellung von Zirkulation und Perfusion der lebenswichtigen Organe, v. a. des Gehirns.

Zu den erweiterten Massnahmen beim sekundären „C" gehört das spezifische Monitoring (EKG, Blutdruck, Pulsoxymetrie und Kapnographie), ein bzw. zwei i. v. Zugänge, die Medikamentenapplikation und die Volumengabe, falls indiziert.

D: Disability (Neurologie) und Differenzialdiagnosen

Unter Disability (Neurologie) sollten kurz die wichtigsten neurologischen Befunde des Patienten erfasst werden (vgl. Kap. 15.1.4, S. 232). Bei jeder unklaren Bewusstlosigkeit gehört auch die Messung des Blutzuckers durch einen Schnellmesstest dazu. Bei Bewusstlosigkeit mit intakter Atmung und Kreislauf kann der Patient zur Aspirationsprophylaxe und zum Offenhalten des Atemweges in eine stabile Seitenlage gebracht werden, wobei nach möglichem Trauma das Umlagern achsenkonform unter Stabilisierung der Halswirbelsäule („en bloc") durchgeführt werden muss. Krampfanfälle und Hypoglykämie müssen medikamentös, psychische Agitation, Aggressivität und fehlende Kooperativität medikamentös oder durch geeignete verbale Interventionstechniken behandelt werden. Als mnemotechnische Hilfe findet unter dem Buchstaben D auch die **Diffenzialdiagnostik** ihren festen Platz. Der differenzialdiagnostische Prozess muss jetzt zu einer vorläufigen Arbeitshypothese führen: Unter Berücksichtigung aller bis jetzt vorhandener Informationen wird versucht, das vorgefundene Erscheinungsbild einer Toxidromgruppe oder speziellen Toxidromen zuzuordnen (vgl. Kap. 2.2, S. 8). Sind zu diesem Zeitpunkt der Behandlung noch grobe Unklarheiten oder inkongruente Symptome und Phänomene vorhanden, lohnt es sich, kurz ein spezielles Augenmerk auf diese irritierenden Punkte zu richten und eventuell fehlende wichtige Informationen noch einzuholen, wenn dies vor Ort ohne zu großen Zeitverzug möglich erscheint.

E: Entkleiden (Exposure) und Ganzkörperuntersuchung

Sind Atemweg, Atmung, Kreislauf und Neurologie des Patienten untersucht, behandelt und stabilisiert, wird der diagnostisch-therapeutische Prozess basierend auf den ABCDEs mit einer Ganzkörperuntersuchung vervollständigt und das sekundäre ABCDE ein erstes Mal abgeschlossen. Dieses Exposure wird zeit- und umgebungsbedingt unter präklinischen Bedingungen nur grobkursorisch im Sinne eines sogenannten Bodychecks durchgeführt. In der Klinik schließt sich dann nach erneutem „Primary Survey" die ausführliche strukturierte anatomisch umfassende „Secondary Survey"-Evaluation an. Hierbei wird der Patient, den Umständen angemessen, entblößt und der Körper von Kopf bis Fuß untersucht.

2.4.2 Selbstschutz

Die wichtigste Erstmaßnahme bei Eintreffen am Notfallort ist der Selbstschutz. Dieser umfasst die Beurteilung der Umgebungssituation, hier v. a. mögliche anhaltende Gefahren für Opfer und Retter. Mindestanforderung an den Selbstschutz des versorgenden Notfallteams ist das Tragen von Plastikhandschuhen oder erweiterter Schutzkleidung. Falls nötig müssen Spezialdienste wie Polizei (Schutzpolizei, Kriminalpolizei, Polizeitechnischer Dienst), Gerichtsmedizin, Feuerwehr etc. hinzugezogen werden.
Zum Selbstschutz gehören auch das Beurteilen des Fundortes und Erkennen möglicher Gefahren wie

- Gefährdung der Retter und des Opfers durch:
  - einen gefährlichen Notfallort (Absturz-, Brand-, Intoxikationsgefahr etc.),
  - umherliegende Gegenstände (Spritzen, giftige Substanzen etc.),
  - aggressive Drittpersonen oder ein aggressives Opfer z. B. nach Antagonisierung gewisser Drogen (z. B. Naloxon bei Opiatintoxikation mit Heroin, Drogenrausch) sowie
- zusätzlich Selbst- und Fremdgefährdung des Opfers durch Suizidalität oder Selbstaggression.

Dem Selbstschutz muss immer oberste Priorität eingeräumt werden! Das Risiko der Retter kann zwar nie auf Null reduziert werden; umso wichtiger ist es daher, durch ein kurzes Innehalten beim Betreten der Notfallszene mögliche Risiken und Gefahren aktiv zu suchen und entsprechende Bedenken auch aktiv zu äußern. Als Konsequenz daraus kann sich unter Umständen eine zeitliche Verzögerung der Patientenversorgung ergeben, wenn z. B. zuerst Spezialisten (Feuerwehr zur Dekontamination der Unfallstelle, Polizei zur Sicherung der Situation bei möglicher gewaltsamer Auseinandersetzung) aufgeboten werden müssen. Diese Verzögerungen müssen jedoch unbedingt in Kauf genommen werden, um das höherwertige Rechtsgut des Selbstschutzes umzusetzen, was ja auch einer Schutzfunktion für das gesamte Notfallteam entspricht.

2.4.3 Laborabklärung

Eine Vergiftungsdiagnose ist Resultat einer sich vernetzenden Informationskette aus Eigen- und Fremdanamnese, Leitsymptomen und labormedizinischen Untersuchungen. Neben den Basis- und organspezifischen Laborparametern kommt der toxikologischen Analytik ein entscheidender Stellenwert zu: Sie ist die eigentlich beweisende Instanz für das zuvor nur mit einer Verdachtsdiagnose operierende Behandlungsteam. Erst nach der toxikologischen Analyse und nach deren Interpretation durch den klinischen Toxikologen kann die definitive Therapie in die Wege geleitet werden. Diese definitive Behandlung findet in enger Abstimmung mit dem weiteren Behandlungsteam in der Regel auf der Notfall- oder Intensivstation statt.

Wichtig ist, das Tox-Labor bzw. den klinischen Toxikologen nicht nur anonym mit dem Probenmaterial zu beliefern, sondern ihr spezifisches Wissen und Abklärungspotenzial auch konstruktiv in das Diagnose- und Behandlungskonzept einzubinden, d. h. sie müssen möglichst direkt in das Betreuungsteam integriert werden. Damit das Labor einen Vergiftungsfall adäquat bearbeiten kann, muss es zwingend über die folgenden Angaben verfügen:

- Angaben zum Patienten
- Angaben zu den Asservaten (Art der Proben)
- Ansprechpartner mit Telefonnummern
- Dringlichkeit festlegen
- Art und Zeitpunkt der vermuteten Vergiftung (wann und wie?), anamnestische Angaben und klinische Symptomatik
- Zeitpunkt der Probennahme
- Fragestellung des Klinikers
- vor der Probenasservierung verabreichte Medikamente
- gewünschte Untersuchung

Um bei hoher Dringlichkeit jeden Zeitverlust zu vermeiden, sollte die Probe telefonisch angekündigt werden.

In einem ersten Schritt wird ein Screening durchgeführt, das sich eng an die vorgegebene Fragestellung anlehnt. Erste Ergebnisse dieses Screenings sind ca. eine Stunde nach Probeneingang zu erwarten, während die weitere qualitative Diagnostik dann mit einer Reaktionszeit von drei bis vier Stunden abgeschlossen werden kann.

Tab. 2-3 Probenmaterial für die Drogenanalyse (nach: Laborärztliche Arbeitsgemeinschaft für Diagnostik und Rationalisierung. Drogen- und Medikamentenscreening. Themenheft). ↑ = hoch; ↑↑ = sehr hoch; ↑↑↑ = besonders hoch; ↓ = niedrig.

Material	Vorteil	Nachteil	Anmerkung
Urin Spontanurin	• Konzentration der Analyten ↑↑ • Nachweiszeitraum ↑↑ • nicht invasiv	• Rückschluss auf pharmakologische Wechselwirkung schwierig • Probenmanipulation möglich	• Cave: codeinhaltige Medikamente, Mohn in Nahrungsmitteln • ggf. kühl und dunkel lagern • Probe muss zeitnah zum Missbrauchszeitpunkt genommen werden

Tab. 2-3 (Fortsetzung)

Material	Vorteil	Nachteil	Anmerkung
Vollblut, Serum	• keine Probenmanipulation möglich • ohnehin weitere Untersuchungen aus gleichem Probenmaterial • quantitative Bestimmung der Analyten möglich	• Konzentrationen der Analyten ↓ (vgl. Urin) • Nachweiszeiten ↓ (vgl. Urin)	• Cave: codeinhaltige Medikamente, Mohn in Nahrungsmitteln • Probe muss zeitnah zum Missbrauchszeitpunkt genommen werden
Magensaft, Erbrochenes	• Konzentration der Analyten ↑↑	• Nachweis nur bei oraler Einnahme	
Schweiß	• Nachweiszeitraum ↑↑	• Probenmanipulation möglich	• Sammeln in sog. „sweatpad"
Speichel	• nicht invasiv • quantitative Bestimmung der Analyten möglich	• nicht für alle Substanzen geeignet	• Probennahme: „Salivette"
Haar	• Nachweiszeitraum ↑↑↑	• nicht für alle Substanzen geeignet • niederschwelliger seltener Konsum u. U. nicht nachweisbar	• Probennahme: bleistiftdicke Strähne (ca. 80 Haare) am Hinterkopf kopfhautnah abschneiden • Fixation: Alufolie, Tesafilm • mind. 100 mg pro Analyse
Stoffproben	• Nachweismöglichkeit in diversen Materialien • Tabletten • Pulver • Spritzen • Tabakreste		

Probenmaterial

Letztlich ist die Art des Probenmaterials für toxikologische Fragestellungen natürlich von den Umständen des Einzelfalles abhängig. In der Regel werden jedoch Urin oder Vollblut eingesandt. Tabelle 2-3 zeigt die geeigneten Probenmaterialien.

Tab. 2-4 Klinisch-chemische Abklärung durch labormedizinische Basisanalyse (nach: Scholer 2008, S. 2).

Parameter	Funktion	Pathophysiologie
pCO_2, pH	Säure-Basenhaushalt	Azidosen, Alkalosen
HbO_2, pO_2 (O_2ct, p50)	Sauerstoffangebot, Sauerstofftransport, Sauerstoffaffinität	Atemdepression, Atemstillstand Hypoxie, O_2-Angebot
Hämoglobinvarianten (COHb, MetHb, SulfHb)	Entgiftung	CN-, CO-, S^{2-} und weitere Schwefelverbindungen
Lactat	Endprodukt der Glykolyse	metabolische Azidose
Äthanol	exogene Aufnahme	Leberinsuffizienz
Na, Cl, K, Ca	Membranpotenziale, Reizleitung, osmotischer Druck, Wasserhaushalt, Knochenstoffwechsel, Gerinnung	Herzrhythmusstörungen, Entgleisung des Flüssigkeitshaushalts
Kreatinin	Abbauprodukt Eiweiß, Muskelstoffwechsel	Muskelnekrosen, Niereninsuffizienz
Ammoniak	Protein-Abbauprodukt	Leberinsuffizienz
CK	Muskelstoffwechselenzym	Muskelnekrosen, Rhabdomyolyse
Myoglobin	Muskelprotein	Muskelnekrosen, Rhabdomyolyse
Glukose	Energiestoffwechsel	Hypo- und Hyperglykämien
ASAT, ALAT, γ-GT	Leber, andere Zellstoffwechselenzyme (Herz)	Leber, Herz, Blut
Pseudo-Cholinesterase	Synthese in der Leber, Wirkort Serum	Leberinsuffizienz, Organophosphatvergiftungen
Anionenlücke	(berechnete Größe)	metabolische Azidosen
Osmolalität	Gesamtkonzentration aller gelösten Teile (berechnet: osmotische Lücke)	Entgleisung des Wasser-/ Elektrolythaushaltes

Labormedizinische Basisanalyse

Das übliche labormedizinische Basisprogramm entspricht auch bei Vergiftungsverdacht bzw. Drogen-Notfällen dem Abklärungsprozedere für unklare Notfallsituationen und kann in einen klinisch-chemischen (Tab. 2-4) und einen hämatologisch-hämostaseologischen Abklärungszweig (Tab. 2-5) unterteilt werden.

Tab. 2-5 Hämatologische und hämostaseologische Abklärung durch labormedizinische Basisanalyse (nach: Scholer 2008, S. 2).

Parameter	Funktion	Pathophysiologie
Blutbild	Morphologie, Zellzahlen	Anämien, hämatologische Erkrankungen (Leukämien), Infekte, Störungen des Immunsystems, Allergien
Hämoglobin	Sauerstofftransport, Pufferprotein	Anämien, Blutverlust, Sauerstoffmangel, Störung Hämsynthese (Porphyrien)
Hämatokrit	Anteil Erythrozyten im Vollblut (in %)	Anämien, Blutverlust, Sauerstoffmangel, Störungen des Wasserhaushaltes
Thromboplastinzeit	Globalprüfung des exogenen zusammen mit der Endstufe des endogenen Gerinnungssystems	Lebererkrankungen, Gerinnungsfaktorenmangel
Aktivierte partielle Thromboplastinzeit (APTT)	Prüfung *nur* des endogenen Gerinnungssystems	Hämophilie, Verbrauchskoagulopathie
Thrombozyten	Blutgerinnung	Blutung (Verbrauch), Blutungsneigung, Knochenmarkserkrankungen, Medikamentenwirkung (Heparin), Sepsis

Neben dem chemischen, hämatologischen und hämostaseologischen Basisprogramm findet bei unklaren Intoxikationen bzw. bei Verdacht auf mögliche Interaktion mit toxischen Substanzen in der Regel ein sog. **Tox-Screen** statt.

Tox- und Drogenscreening

Der Ablauf eines Drogenscreenings ist üblicherweise in drei Schritte unterteilt:
1. Untersuchung auf mögliche Probenmanipulation,
2. eigentliches Screening: Enzymimmunoassay oder/und Chromatographie und
3. Bestätigungsanalyse, falls Screening positiv: Mit einer zweiten, vom Screeningtest unabhängigen Methode wird das Erstergebnis überprüft und die Gefahr falsch positiver Befunde eliminiert.

Enzymimmunoassays (EIAs) können die wichtigsten Drogen und Medikamente schnell und mit hoher Sensitivität nachweisen. Ein EIA ist dabei um den Faktor 2–6 empfindlicher als ein Schnelltest mit Teststreifen (Stix). Darüber hinaus werden bei der automatisierten photometrischen Messung die typischen Ablesefehler nahezu ausgeschlossen, die bei schwach positiven Befunden eine häufige Fehlerquelle von Teststreifen darstellen. Die Ergebnisse des EIA sind darüber hinaus quantitativ und durch die regelmäßige Qualitätskontrolle der Labors auch validiert. Parallel zum Drogenscreening können im EIA auch weitere Tests durchgeführt werden, die v. a. zum Ausschluss einer Probenmanipulation bedeutsam sein können (pH-Wert, Kreatinin, Nitrit, diverse Enzymreaktionen für ggf. beigefügte exogene Substanzen). Da Kreuzreaktionen zu falsch positiven Befunden führen können, sollen positive Ergebnisse im EIA spezifisch mit einer anderen unabhängigen Methode (Chromatographie oder Massenspektroskopie) bestätigt werden.

Chromatographisches Screening mittels Dünnschichtchromatographie ist eine gute Ergänzung zu den EIAs, die nur ein definiertes Substanzspektrum abdecken. Mehrere hundert Drogen, Medikamente und andere relevante Substanzen in therapeutischer oder toxischer Konzentration können mit dieser Technik schnell und kostengünstig nachgewiesen werden.

Gruppentests können als Suchmethode für Opiate, Benzodiazepine oder Amphetamine eingesetzt werden. Mit einer zweiten, unabhängigen Methode muss dann beispielsweise differenziert werden, ob der positive Opiatbefund auf einen Heroinmissbrauch oder Codeineinnahme zurückzuführen ist. Bei einem positiven Kokainbefund kann die Bestätigungsanalyse sogar verschiedene Konsumformen unterscheiden: nasal als Kokain oder inhalativ als Crack.

Ist der Verdacht auf eine Suchtmittelintoxikation gegeben, so kann entweder ein schnelles **Drogenscreening** oder die spezifische Anfrage für eine bestimmte Noxe durchgeführt werden. Das qualitative Drogenscreening umfasst Substanzen wie Paracetamol, Amphetamine, Barbiturate, Benzodiazepine, Cannabis, Kokain, LSD, Methadon, Methaqualon, Opiate und 6AM (Heroin-Metabolit, beweisend für Heroinkonsum), Salicylate und trizyklische Antidepressiva. Die Alkoholbestimmung muss in einer getrennten Probe angefordert werden; der Spiegel wird quantitativ nachgewiesen.

Das übliche **Medikamentenscreening** umfasst Benzodiazepine, Barbiturate, Antidiabetika, Betablocker, Diuretika, Laxanzien, Antidepressiva (SSRI), Neuroleptika und Cumarine.

Kupfer, Zink und die Schwermetalle Arsen (As), Quecksilber (Hg), Cadmium (Cd) und Blei (Pb) können flammenphotometrisch nachgewiesen werden. Laxanzien und Diuretika sind bei Anorexie-Patienten häufige Medikamente mit Missbrauchspotenzial.

Pharmakokinetik

Der Zeitraum, über den eine Substanz in einer Patientenprobe noch nachgewiesen werden kann, ist sehr unterschiedlich. Er hängt einerseits von der Menge, dem Applikationsweg, der Art des Konsums (akut einmalige oder chronische Zufuhr) und natürlich von der Eliminationskinetik des Stoffes im Organismus ab. Für den klassischen Drogennotfall spielen diese zeitlichen Grenzen der Nachweisbarkeit vielleicht nicht die entscheidende Rolle, weil im akuten Intoxikationsstadium die betreffende Substanz immer nachweisbar sein wird. Im Einzelfall sind die kinetischen Angaben aber doch von potenziel-

Tab. 2-6 Nachweisbarkeitsdauer der wichtigsten Drogen (nach: Laborärztliche Arbeitsgemeinschaft für Diagnostik und Rationalisierung, www.ladr.de). min = Minuten; h = Stunden; d = Tage; w = Wochen.

Substanz	Halbwertszeit ($t_{1/2elim}$)	Nachweisbarkeit im Serum	Nachweisbarkeit im Urin
Amphetamine Designerdrogen	4–15 h	einige h	48 h
Barbiturate • kurz wirksame • lang wirksame	14–150 h	einige d	24 h 2–3 w
Benzodiazepine • kurz wirksame • lang wirksame	1–100 h	einige h – d	einige h – wenige d einige d – wenige w
Kokain, Crack	0,4–0,9 h	< 6 h	6–12 h (Metabolit viel länger)
Opiate Heroin (Diacetylmorphin) Methadon	2–5 h 2–3 min 4–91 h	einige h – wenige d	2–3 d 3 d
Cannabis	3–5 h	max. 24 h	24–96 h
Alkohol		Abbau 0,1–0,2‰ pro h_0	48 h

lem Interesse, weil die quantitativen Ergebnisse des EIAs zusammen mit der Halbwertszeit der Substanz ($t_{1/2elim}$) und der Ausscheidungsrate (Kreatinin-Clearance) ein sehr exaktes Bild der initialen Dosis rückrechnen lassen. Tabelle 2-6 zeigt Näherungswerte für die Nachweisbarkeit der wichtigsten Drogen.

Labor und Diagnose

Sind toxische Substanzen laborchemisch identifiziert, können sie prinzipiell den Toxidromen (Tab. 2-7, S. 34) bzw. den führenden klinischen Symptomen (Tab. 2-8, S. 35) zugeordnet werden. In der Zusammenarbeit zwischen Labormedizin einerseits und Notfallmedizin bzw. Intensivmedizin andererseits ergeben sich so kongruente Zustandsbilder für Pathophysiologie und klinische Präsentation. Bei speziellen Fragestellungen sollte zusätzlich der klinische Toxikologe einbezogen werden.

Wie aus den Tabellen 2-7 und 2-8 ersichtlich ist, sind die meisten Vergiftungen nicht monosymptomatisch, was auch für Drogenintoxikationen zutrifft. Abhängig von Verlauf und Dosis können erregte oder deprimierte Zustandsbilder im Vordergrund stehen. Da ganze physiologische Systeme und komplexe Stoffwechselprozesse betroffen sind, kommt dem Sam-

2.5 Typische somatische Begleiterscheinungen und ihre Therapie

Der (chronische) Konsum von „Drogen" führt zu pathophysiologischen Veränderungen zahlreicher Organsysteme. Für die präklinische Notfallmedizin sind vor allem Beeinträchtigungen des zentralen Nervensystems, des Herz-Kreislauf-Systems und der Atmung von Bedeutung. Während des klinischen Verlaufs treten bei Drogenpatienten zusätzlich auch Störungen des Nieren- und Leberstoffwechsels sowie Entgleisungen im Säure-Basen- und Elektrolythaushalt in den Vordergrund.

Das Ausmaß dieser pathophysiologischen Veränderungen der Organsysteme und die damit verbundenen somatischen Begleiterscheinungen sind in ihrer Ausprägung und dem Zeitpunkt ihres Auftretens stark dosisabhängig. Parallel zum schnell wechselnden Zustandsbild des Drogennotfalls können sich auch die somatischen Begleiterscheinungen kontinuierlich verändern. Neben den gestörten Vitalparametern stel-

Tab. 2-9 Typische somatische Begleiterscheinungen bei erregten und deprimierten Toxidromen.

Erregte Toxidrome	
Vertreter	typische somatische Begleiterscheinungen

• Sympathomimetika
• Anticholinergika
• Halluzinogene
• Entzugssyndrome
	A: verlegter Atemweg mit Sekret (s. Kap. 15.1.1, S. 219)
	B: Hyperventilationssyndrom
	  – Bronchospasmus und Asthmaanfall
	  – Lungenödem
	C: Tachykardie
	  – Hypertension
	  – kokainassoziiertes akutes Koronarsyndrom
	D: zerebrale Krampfanfälle
	E: Hyperthermie

Deprimierte Toxidrome	
Vertreter	typische somatische Begleiterscheinungen

• Sympathikolytika
• Cholinergika
• Opioide
• Sedativa/Hypnotika/Alkohol/GHB
	A: verlegter Atemweg (s. Kap. 15.1.1, S. 219)
	B: Atemdepression und Apnoe
	  – Dyspnoe
	  – Bronchospasmus und Asthmaanfall
	C: Bradykardie
	  – Hypotension/Schock
	D: Bewusstseinsminderung und Koma
	E: Hypothermie

2 Allgemeine Aspekte des Drogennotfalls

len diese somatischen Begleiterscheinungen und veränderten Organfunktionen weitere lebensbedrohliche Probleme für den Patienten dar.

Entsprechend der Einteilung der Toxidrome in vier Gruppen mit erregtem, deprimiertem, unklarem oder normalem Erscheinungsbild (s. Abb. 2-1, S. 10) lassen sich auch die somatischen Begleiterscheinungen in erregt, deprimiert, unklar oder normal einteilen. Von Bedeutung sind dabei nur jene mit erregtem oder deprimiertem Erscheinungsbild. Alle lebenswichtigen Organsysteme können betroffen sein (Tab. 2-9).

Auch die Notfallbehandlung der somatischen Begleiterscheinungen muss prioritätengerecht und strukturiert erfolgen (BLS und ALS). Aus diesem Grunde folgen wir auch hier dem Notfall-ABCDE-Algorithmus (Atemweg, Belüftung, Circulation, Disability und Exposition/Environment). Die Notfalltherapie der typischen somatischen Begleiterscheinungen baut auf den Notfallmaßnahmen des primären und sekundären ABCDE zur Behandlung von akut lebensbedrohlichen Zuständen auf und schließt sich ihnen nahtlos an (s. Kap. 2.4, S. 20; s. Kap. 15, S. 217).

> Bei der Behandlung aller somatischen Begleiterscheinungen müssen stets das primäre und sekundäre ABCDE mit der Sicherung der Vitalfunktionen durchgeführt werden!

2.5.1 Typische „erregte" somatische Begleiterscheinungen

„B"-Begleiterscheinungen: Hyperventilationssyndrom

Grundlagen

Durch Hyperventilation kommt es zu einer Abnahme des Kohlendioxids (CO_2) im Blut und zu einem Anstieg des Blut-pHs und damit zu einer respiratorischen Alkalose. Als Folge der pH-Verschiebung entwickelt sich eine (relative) Hypokalzämie, die zu einer Übererregbarkeit des Nervensystems und den typischen neuromuskulären Symptomen wie Parästhesien („Ameisenlaufen") sowie Spasmen der Hände („Pfötchenstellung") und Lippen („Karpfenmaul") führt. Weitere Symptome sind Zittern, Muskelschmerzen und gelegentlich Lähmungen der Extremitäten. Begleitend sind oft Kopfschmerz, Schwindel, Sehstörungen und Benommenheit, teilweise bis zur Synkope. Die Patienten sind dys- und tachypnoisch und haben regelrecht Todesangst, was die Symptomatik weiter akzentuiert. Ohne fremde Hilfe können die Patienten diesen Zyklus meist nicht durchbrechen.

Vorkommen und Auslöser

Das Hyperventilationssyndrom kann durch Affekt, Panik, Erregung, Angst, Schmerz und Depression ausgelöst werden. Differenzialdiagnostisch muss an eine Herzinsuffizienz oder ein Schädelhirntrauma gedacht werden. Es tritt gehäuft auf bei Entzugssyndromen, bei Agitation unter serotoninerger Intoxikation (z. B. Ecstasy), bei sympathomimetischer Intoxikation (Kokain, Amphetamin und THC) und bei anticholinerger Überstimulation (z. B. Intoxikation durch trizyklische Antidepressiva und Neuroleptika).

Notfallmanagement

Die wichtigste Maßnahme bei einem Hyperventilationssyndrom besteht darin, den Patienten zu beruhigen („Talk down") und ihn anzuleiten, langsam zu atmen. Eventuell sollte ein Rückatmungsversuch mit einer Plastiktüte o. Ä. durchgeführt werden (Anstieg von CO_2 bzw. Verhinderung eines weiteren Abfalls des CO_2 im Blut), hierbei muss aber an die Gefahr einer Hypoxie gedacht werden. Der Patient darf bzw. soll dabei die Tüte selbst halten (mögliche Platzangst/Dyspnoe). Gegebenenfalls können Benzodiazepine zur Sedation gegeben werden (z. B. Midazolam oder Lorazepam 1 mg-weise i. v. bis zur gewünschten Wirkung; CAVE: Atemdepression!). Bei Synkopen müssen die Vitalparameter überprüft und gegebenenfalls behandelt werden.

„B"-Begleiterscheinungen: Bronchospasmus und Asthma-Anfall

Grundlagen

Durch verschiedene Trigger kommt es zu einer meist akuten aber prinzipiell reversiblen Obstruktion der unteren Atemwege. Pathophysiologisch stehen eine bronchiale Hyperreagibilität der Atemwege mit Bronchokonstriktion, eine akute Entzündungsreaktion der Bronchialschleimhaut mit Ödem sowie eine Hypersekretion mit Schleimretention im Vordergrund. Diese Faktoren prägen das klinische Erscheinungsbild und sind gleichzeitig therapeutische Ansatzpunkte. Zu den typischen Krankheitszeichen gehören eine Tachypnoe (> 30/min) mit verlängertem Expirium, exspiratorischem Stridor, Lippenbremse, Atemnot, Einsatz der Atemhilfsmuskulatur, Zyanose und Husten mit glasigem Sekret. Auskultatorisch zeigen sich meist exspiratorisches Giemen und Pfeifen, aber bei massiver Obstruktion ist auch eine sogenannte „silent chest" mit fehlenden Atemgeräuschen möglich. Begleitend kommen Unruhe, Angst und Agitation hinzu. Weicht die initiale Tachykardie und Hypertension einer Bradykardie mit Hypotension und stellen sich eine Abnahme der Atemfrequenz sowie Somnolenz ein, so ist dies ein Alarmzeichen für ein unmittelbar drohendes respiratorisches Versagen. Die Asphyxie mit konsekutivem Herz-Kreislauf-Stillstand ist die häufigste Todesursache beim Asthma-Anfall.

Vorkommen und Trigger

Intoxikationen mit Sympathomimetika, aber auch Cholinergika, die der Gruppe mit „deprimiertem" Erscheinungsbild angehören, können eine Bronchokonstriktion bis hin zu schwersten Asthma-Anfällen auslösen. Differenzialdiagnostisch muss auch an ein vorbestehendes Asthma bronchiale gedacht werden, welches durch verschiedene Faktoren (emotionaler Stress, Infekt der Atemwege, Inhalation von Stoffen, körperliche Anstrengung und spezifische Medikamente und Drogen) ausgelöst werden kann. Weiter kommen Stenosen der oberen Atemwege (Fremdkörper, Laryngospasmus oder Aspiration), eine Lungenembolie, ein kardiogenes Lungenödem (mit Asthma cardiale) oder ein Spannungspneumothorax in Frage.

Notfallmanagement

Therapeutisch steht die Behandlung der Hypoxie und die Reversion der Bronchialobstruktion im Vordergrund. Ein schwerer Asthma-Anfall stellt immer eine Notarztindikation dar.

- **Sauerstoff/Belüftung:** Dem Patienten muss mit einer Maske mit Reservoir in maximaler Konzentration (100%) Sauerstoff zugeführt werden. Respiratorische Erschöpfung mit Zeichen von Ateminsuffizienz (s. Kap. 15.1.2, S. 224) und/oder persistierenden Sauerstoffsättigungen unter 75–80% sowie instabilen Vitalparametern (Bradykardie, Hypotension und Somnolenz) stellen Indikationen für eine Intubation dar. Bei der künstlichen Beatmung sollten hohe CO_2-Werte akzeptiert werden (permissive Hyperkapnie) um hohe Beatmungsspitzendrücke zu vermeiden. In letzter Zeit haben sich auch nicht-invasive Beatmungstechniken mit CPAP-Maskensystemen (kontinuierlicher positiver Atemwegsdruck) etablieren können.

- Die **Lagerung** mit erhöhtem Oberkörper erleichtert die Atmung.
- **Bronchodilatantien:** Zur Bronchodilatation sollten pulmonal wirksame β_2-Sympathomimetika inhalativ oder intravenös eingesetzt werden. (z.B. Salbutamol Dosieraerosol: 2–4 Hübe oder Vernebler 0,25 mg in 3 ml NaCl 0,9% mit 8 l Sauerstoff oder 250 µg i.v.). In hoher Dosierung kommt es zur unerwünschten β_1-Wirkung mit Tachykardie. Zur weiteren Bronchodilatation bei therapierefraktärem Verlauf können 3 mg Adrenalin, verdünnt oder unverdünnt vernebelt inhaliert werden (CAVE: nicht i.v. spritzen!). Bei Anaphylaxie kann Adrenalin 0,3–0,5 mg s.c. oder auch 10–100 µg-weise i.v. appliziert werden. Unter Reanimationsbedingungen muss Adrenalin 1 mg-weise gespritzt werden.
- **Steroide**, wenn auch oft kontrovers diskutiert, z.B. 125 mg Methylprednisolon, gehören gemäß den GINA-Guidelines 2005 (Global Initiative for Asthma) nach wie vor zur Basistherapie des akuten Asthma-Anfalls.
- **Ketamin** kann wegen seiner bronchodilatierenden Wirkung bolusweise (z.B. 0,75 mg/kg i.v.) eingesetzt oder als Mittel der Wahl für eine Intubation angewendet werden (z.B. 1–2 mg/kg i.v. bzw. 5–10 mg/kg i.m.). Da Ketamin die Bronchialsekretion zusätzlich stimuliert, sollte Atropin (0,5–1 mg i.v.) eingesetzt werden.
- **Anticholinergika** sind hilfreich zur Verminderung der parasympathisch bedingten Hyperbronchialsekretion (z.B. Inhalation von 0,5 mg Ipratropiumbromid).
- Die **Volumentherapie** ist bei anaphylaktischen Reaktionen wichtig zur Therapie der Schocksymptomatik.
- Falls nötig, kann eine Sedation mittels Benzodiazepinen oder Morphin durchgeführt werden (CAVE: Atemdepression!).

„B"-Begleiterscheinungen: Lungenödem

Grundlagen

Die häufigsten Ursachen eines Lungenödems sind eine Linksherzinsuffizienz durch Pumpversagen (Myokardinfarkt, hypertensiver Notfall, stenotische Herzvitien, Perikarderguss, Papillarmuskelabriss), Rhythmusstörungen oder Überwässerung bei Niereninsuffizienz. Differenzialdiagnostisch muss an ein nicht kardiogenes Lungenödem (urämisch, toxisch, allergisch oder anaphylaktisch), an ein Asthma bronchiale, eine Lungenembolie und an eine dekompensierte chronisch obstruktive Lungenkrankheit (COPD) gedacht werden. Typische pulmonale Krankheitszeichen sind Dyspnoe, Zyanose (Sättigung meist < 90 %), Tachypnoe und Orthopnoe mit auskultatorischen Rasselgeräuschen und möglichem schaumig-blutigem Auswurf. Tachykardie mit hohem oder tiefem Blutdruck ist möglich. Weitere zentrale Symptome sind Angst und Thoraxschmerz.

Vorkommen
Bei Drogennotfällen tritt ein Lungenödem vor allem bei Intoxikationen durch die erregenden Sympathomimetika Ecstasy und Kokain (z. B. im Rahmen eines kokainassoziierten akuten Koronarsyndroms, s. S. 43), aber auch durch die deprimierenden Opiate und Cholinergika auf.

Notfallmanagement
Therapieziel ist die Verbesserung der Oxygenierung, die Arbeitsentlastung des Herzens, die Verbesserung der myokardialen Pumpleistung und die Korrektur von möglichen verursachenden Rhythmusstörungen.
- **Sauerstoffgabe** über Maske mit Reservoir (10 l/min); falls möglich nichtinvasive Atemtherapie mittels CPAP-Maske mit PEEP (positivem endexpiratorischem Druck). Gegebenenfalls muss der Patient intubiert und mit PEEP beatmet werden.
- Die **Lagerung** mit erhöhtem Oberkörper vermindert die Atemarbeit; aus Schwäche wird aber oft eine sitzende Position nicht akzeptiert.
- hoch dosierte **Diuretika** (z. B. Furosemid 1 mg/kg oder mehr i. v.)
- **Nitroglycerin** zur Senkung der Vor- und Nachlast des Herzens. Wegen der Gefahr weiterer Hypotension sollte Nitroglycerin nur eingesetzt werden, falls der systolische Blutdruck > 80 mmHg beträgt (z. B. 1–2 Nitrokapseln à 0,8 mg oder Nitrospray-Hübe à 0,4 mg, nach 5 Minuten wiederholen oder Nitroglycerin-Boli i. v. 50 µg-weise).
- **Morphium** zur Anxiolyse und Senkung der Herzarbeit (z. B. 2,5 mg-weise i. v.). CAVE: Atemdepression!
- Bei **Bronchospastik** können zudem β_2-Sympathomimetika eingesetzt werden (z. B. Salbutamol Dosieraerosol: 2–4 Hübe oder Vernebler 0,25 mg in 3 ml NaCl 0,9 % mit 8 l Sauerstoff oder 250 µg i. v.). In hoher Dosierung kommt es zur unerwünschten β_1-Wirkung mit Tachykardie.
- Bei zunehmender **Kreislaufinstabilität** müssen zur Inotropiesteigerung des Herzens Katecholamine eingesetzt werden (z. B. Adrenalin 50–100 µg-weise i. v.).
- Bei **Tachyarrhythmien** ist die Therapie der Wahl die elektrische Kardioversion (bei hämodynamischer Instabilität); falls zeitlich noch möglich (stabile Verhältnisse) kann der Einsatz von Antiarrhythmika erwogen werden (s. u. Tachykardien).

„C"-Begleiterscheinungen: Tachykardie

Grundlagen
Tachykardien zählen zu den häufigsten somatischen Begleiterscheinungen im Rahmen von Drogennotfällen. Bei einer Herzfrequenz > 100/min spricht man von tachykard (schnell); liegen klinische Zeichen der Kreislaufinstabilität vor, muss eine entsprechende Therapie erfolgen. Die Einteilung und Differenzierung der Tachykardien erfolgt anhand der Breite der QRS-Komplexe, der Frequenz, der P-Wellen-Form und der Rhythmik. Zu den Schmalkomplex-Tachykardien (QRS < 0,12 sec) zählen Vorhofflimmern, Vorhofflattern und

paroxysmale supraventrikuläre Tachykardien. Zu den Breitkomplex-Tachykardien (QRS > 0,12 sec) zählen mono- und polymorphe Kammertachykardien, Torsades de pointes, Kammerflattern, Kammerflimmern, supraventrikuläre Tachykardien mit Reizleitungsstörungen und AV-Reentry-Tachykardien über akzessorische Bündel. Die Unterscheidung zwischen stabilen und instabilen Tachykardien ist ein wichtiger Entscheidungsschritt, welcher das therapeutische Vorgehen maßgeblich beeinflusst. Liegen Dyspnoe, Tachypnoe, Hypotonie oder andere Zeichen des Schocks, Thoraxschmerzen/Angina pectoris, Schwindel, Bewusstseinsminderung oder Bewusstlosigkeit vor, handelt es sich um eine instabile Tachykardie. Frequenzbedingte Symptome sind bei einer Herzfrequenz < 150/min selten. Differenzialdiagnostisch muss abgeklärt werden, ob die Tachykardie die hämodynamische Instabilität, die Klinik und die Symptome hervorruft oder ob die Symptome (Schmerz, Stress) die Tachykardie verursachen.

Vorkommen
Tachykarde Rhythmusstörungen bei Drogennotfällen sind durch eine gesteigerte oder ungehemmte Sympathikusaktivität bedingt. Sie werden durch die „erregenden" Sympathomimetika (Amphetamine, Kokain, Nikotin), Anticholinergika, Halluzinogene (LSD, Ketamin, psilocybinhaltige Pilze, THC) und im Rahmen von Entzugssyndromen (Antidepressiva, Tranquilizer, Betablocker) ausgelöst.

Notfallmanagement
Tachykardien umfassen eine große und heterogene Gruppe von Rhythmusstörungen, entsprechend unterschiedlich ist auch ihre Therapie. Die Vitalfunktionen müssen stets untersucht und unterstützt werden. Sauerstoffgabe und EKG-Analyse sind die zentralen Punkte der Initialbehandlung.

- **Behandlung von instabilen Tachykardien:** Allgemein gilt, dass instabile Rhythmusstörungen unverzüglich elektrisch therapiert werden müssen. Tachykardien werden R-Zacken-synchronisiert *kardiovertiert*, Bradykardien werden mit einem externen Schrittmacher *stimuliert (Pacing)*. Eine Kardioversion sollte unter Sedation (z. B. Midazolam 1 mg-weise i. v. oder Etomidate 2 mg-weise i. v. bis zur gewünschten Sedation) erfolgen und stellt eine Notarztindikation dar. Eine Kardioversion muss stets unter Kontrolle der Vitalparameter sowie unter Bereitschaft für weitere Therapien (Absaugung, Beatmung, Herzmassage) erfolgen. Zur genauen Durchführung der Kardioversion wird die Konsultation entsprechender Fachbücher empfohlen (z. B. American Heart Association®, Handbook of Emergency Cardiovascular Care, 2006).

- **Behandlung von stabilen Tachykardien:** Bei stabilen Patienten ist primär keine Therapie erforderlich. Versuchsweise kann ein Vagus-Manöver, entweder durch starkes Pressen gegen die verschlossene Glottis (Valsalva-Manöver) oder durch einseitige Massage der Arteria carotis versucht werden. Bessert sich der Zustand, muss der Patient nicht unbedingt hospitalisiert werden. Bei stabilen Tachykardien im Rahmen von Drogenintoxikationen steht die versuchsweise Therapie mit Benzodiazepinen an oberster Stelle (z. B. Lorazepam expidet 1 mg sublingual oder 2–4 mg i. v.; Midazolam 1 mg-weise

i. v.; Diazepam 2,5–5 mg i. v., evtl. wiederholen).
- Bei **paroxysmalen supraventrikulären Tachykardien** (Schmalkomplex) kann die Gabe von 6 mg Adenosin als rascher i. v.-Bolus versucht werden. Wenn keine Konversion erfolgt, kann die Dosis auf 12 mg verdoppelt werden.
- Bei **Schmalkomplex-Tachykardien** (regelmäßig und unregelmäßig) können zur Frequenzkontrolle Betablocker (z. B. Esmolol 5–10 mg-weise i. v. oder Metoprolol 1 mg-weise i. v. oder der Calciumantagonist Diltiazem 0,1–0,3 mg/kg über 2–3 Minuten i. v.) gegeben werden.
- Regelmäßige und unregelmäßige **Breitkomplex-Tachykardien** können mit Amiodaron 150 mg i. v. über 10 Minuten therapiert werden, eine Wiederholung bei Bedarf bis zu maximal 2,2 g/24 Stunden ist möglich.
- Standardtherapie bei **Torsades de pointes** (sog. Spitzenumkehrtachykardie) ist die Aufsättigung mit Magnesium 1–2 g i. v. über 5–60 Minuten.

„C"-Begleiterscheinungen: Hypertension

Grundlagen
Bei Blutdruckwerten von > 200 mmHg systolisch und/oder 120 mmHg diastolisch sprechen wir von hypertensiven Krisen. Unbehandelte hypertensive Krisen können zu schwerwiegenden Komplikationen wie intrazerebralen Blutungen, akutem Myokardinfarkt, Herzinsuffizienz, Papillenödem und Niereninsuffizienz (bei sog. maligner Hypertonie) führen. Pathophysiologisch steht eine Sympathikusaktivierung durch verschiedene Stoffe im Zentrum. Klinische Zeichen umfassen Hypertonie, Tachykardie, Rhythmusstörungen, Angina pectoris, Dyspnoe, Tachypnoe, Kopfschmerzen, Sehstörungen, Schwindel, Flush, Übelkeit und Erbrechen, Bewusstseinsminderung, Epistaxis, zerebrale Krämpfe und Parästhesien. Differenzialdiagnostisch muss an ein Phäochromozytom, einen vorbestehenden entgleisten Hypertonus, eine Präeklampsie (bei Schwangeren), ein primäres intrakranielles Ereignis oder eine vorbestehende Niereninsuffizienz gedacht werden.

Vorkommen
Hypertensive Entgleisungen sind bei Drogennotfällen mit „erregtem" Erscheinungsbild häufig. Ursache ist meist ein erhöhter sympathikotoner Zustand, bedingt durch Intoxikationen mit Sympathomimetika, Halluzinogenen, Anticholinergika oder im Rahmen von Entzugserscheinungen.

Notfallmanagement
Nach Stabilisierung der Vitalparameter und Oberkörperhochlagerung muss der Blutdruck anhand der klinischen Symptome und Begleiterkrankungen gesenkt werden. Dies darf wegen der Gefahr eines Steal-Phänomens mit möglichem Myokardinfarkt und/oder eines Schlaganfalls (in 85% ischämisch bedingt) nicht zu schnell geschehen. Folgende Medikamente können eingesetzt werden:
- **Benzodiazepine:** z. B. Lorazepam expidet 1 mg sublingual, 2–4 mg i. v.; Midazolam 1 mg-weise i. v.; Diazepam 2,5–5 mg i. v., evtl. wiederholen (CAVE: Atmung!).
- **Nifedipin (Calciumantagonist):** 5–10 mg oder 20 mg retard p. o.; Perfusor 5 mg über 4–8 Stunden.
- **Captopril (ACE-Hemmer):** Start mit 12,5 mg p. o., bis max. 100 mg/Tag.

2 Allgemeine Aspekte des Drogennotfalls

- **Enalapril (ACE-Hemmer):** Start mit 0,5–1 mg i.v. über 5 Minuten, dann 6-stündlich bis 5 mg i.v.
- **Labetalol (α–β-Blocker):** 5–20 mg-weise i.v. titrieren, bis maximal 200 mg (rasche Wirkung).
- **Urapidil (Ebrantil) (Sympathikolytikum):** 5–20 mg-weise i.v. titrieren, bis maximal 100 mg; Perfusor: 2–10 µg/kg/min (rasche Wirkung).
- **Phentolamin (α-Blocker):** Start mit 1 mg-weise i.v. (z.B. ideal bei Kokainintoxikation, da hier keine Betablocker empfohlen).
- **Clonidin (selektiver $α_2$-Agonist):** 15–30 µg-weise i.v.; Perfusor bis 900 µ/h (z.B. bei Alkoholintoxikation).
- **Nitropräparate:** Nitrokapsel 0,8 mg p.o.; Nitroderm® TTS Pflaster 5 oder 10; 50–100 µg-weise i.v. titrieren; Perfusor 25–300 µg/min i.v.
- **Betablocker:** Esmolol 5–20 mg-weise i.v. titrieren; Perfusor 1–15 mg/min.

„C"-Begleiterscheinungen: Kokainassoziiertes akutes Koronarsyndrom (ACS)

Grundlagen

Über eine periphere und zentrale Hemmung der Wiederaufnahme von biogenen Aminen wie Dopamin, Noradrenalin und Serotonin löst Kokain ein sympathomimetisches Toxidrom aus. Zudem induziert Kokain direkt eine koronare Vasokonstriktion und führt über eine Beeinflussung von Natrium und Kaliumkanälen des Herzmuskels und der Nervenzellen zu Rhythmusstörungen und verlängerten QT-Intervallen. Diese Faktoren begünstigen das Auftreten eines kokainassoziierten akuten Koronarsyndroms. Das Risiko eines Myokardinfarktes ist innerhalb der ersten Stunde nach Kokainkonsum um das 24-Fache erhöht. Die meisten ST-Hebungsinfarkte (STEMI) ereignen sich dabei innerhalb der ersten 24 Stunden. Im Zentrum der kardialen Klinik stehen Hypertension, Tachykardie und Hypoxie, begleitet von den Leitsymptomen Thoraxschmerz und Dyspnoe. Weitere potenziell letale Komplikationen der Kokainintoxikation sind Delir, Hyperthermie, intrazerebrale Blutungen (Insult) oder Nierenversagen bei Rhabdomyolyse.

Notfallmanagement

Das Notfallmanagement erfolgt nach den Guidelines des akuten Koronarsyndroms. Primär müssen die Vitalparameter untersucht, monitorisiert und stabilisiert werden. Das mnemotechnische Kürzel für die Therapie des ACS „MONA" (Morphium, Oxygen, Nitrate, Aspirin) kann auch hier angewendet werden. Betablocker sind bei der Behandlung des kokainassoziierten ACS kontraindiziert! Propranolol als unselektiver Betablocker führt zu koronarer Vasokonstriktion und Esmolol, ein kurzwirksamer selektiver $β_1$-Antagonist, führt nicht selten zu einem weiteren Blutdruckanstieg. Folgende Medikamente können eingesetzt werden:

- **Benzodiazepine** bewirken über ihre zentralnervös dämpfenden Eigenschaften eine Reduktion der kardiovaskulären Toxizität von Kokain und gelten darum als Erstlinienpräparate (z.B. Lorazepam expidet 1 mg sublingual, 2–4 mg i.v.; Midazolam 1 mg-weise i.v.; Diazepam 2,5–5 mg i.v., evtl. wiederholen, CAVE: Atmung!).
- **Nitrate:** Nitrokapseln 0,8 mg, falls nötig repetitiv oder Nitrate i.v. (z.B. Nitroglycerin 25–300 µg/min) sollten zur Dilatation der Koronarien, zur Verrin-

gerung der Herzarbeit und zur Senkung des Blutdrucks eingesetzt werden.
- **Acetylsalicylate** 250–500 mg p.o. oder i.v. gehören zur Basistherapie.
- **Morphin** 2–4 mg i.v., alle 5 Minuten.
- **Unfraktioniertes Heparin:** Bolus 5000 E i.v., anschließend Dauerinfusion.
- **Phentolamin (α_1-Blocker):** Für Phentolamin wurde gezeigt, dass es die durch Kokain indizierte Vasokonstriktion revertieren kann. Weiter kann es für hypertensive Entgleisungen, welche unter Benzodiazepintherapie nicht beherschbar sind, eingesetzt werden (z.B. 1 mg i.v. alle 5 Minuten oder als Dauerinfusion 1–10 mg/h i.v.).

„D"-Begleiterscheinungen: Zerebrale Krämpfe

Grundlagen
Zerebrale Krämpfe sind häufige Begleiterscheinungen von Drogenintoxikationen. Gleichzeitig können sie aber auch in Entzugssituationen auftreten. Über den Mechanismus einer akuten Störung im Neurotransmitterhaushalt kommt es zu einer Veränderung der Krampfschwelle und dadurch zu Epilepsien. Epileptische Anfälle können in fokale und generalisierte Anfälle unterteilt werden. Fokale Anfälle verlaufen meist ohne Bewusstseinsverlust und zeichnen sich durch motorische, sensible, sensorische, autonome oder psychische Symptome aus. Grand-mal-Anfälle nennt man generalisierte tonisch-klonische Anfälle mit Bewusstlosigkeit, intermittierendem Atemstillstand sowie Versteifungen und Zuckungen am ganzen Körper. Neben den intoxikationsbedingten zerebralen Krämpfen muss auch an primär zerebrale (Blutungen, Ischämien, Tumoren, Meningitiden und Traumen) und extrazerebrale Erkrankungen (Urämie, Hypoglykämie, Fieber und psychogene Ursachen) gedacht werden.

Vorkommen und Auslöser
Mögliche Auslöser sind Intoxikationen mit erregenden (Amphetamine, Kokain, zyklische Antidepressiva, Antihistaminika, Entzugssituationen etc.), aber auch mit deprimierenden Substanzen (Alkohol, Neuroleptika, Cholinesterasehemmer, Lithium) oder mit Substanzen mit unklarem (variablem) Erscheinungsbild (Alkohol, Antiarrhythmika, Salicylate).

Notfallmanagement
Die Überprüfung und Unterstützung der Vitalparameter hat oberste Priorität. Beim spontan atmenden Patienten muss die **Oxygenation** mittels Sauerstoff (z.B. 10 l/min über eine Maske mit Reservoir) unterstützt werden. Gegebenenfalls muss der Atemweg mittels Seitenlagerung, Atemwegshilfen oder manuell offengehalten werden. Falls nötig muss die Atmung (kurzzeitig) mittels Masken- und Beutelbeatmung oder bei gefährdetem Atemweg mit Aspirationsgefahr durch eine endotracheale Intubation (z.B. beim Status epilepticus mit mehreren aufeinander folgenden Anfällen ohne Wiedererlangen des Bewusstseins) gesichert werden. Pathologische Kreislaufveränderungen sind zu therapieren. Medikamente zur Krampftherapie sind:
- **Benzodiazepine:** z.B. Lorazepam 1 mg-weise i.v. bis zur gewünschten Wirkung; Diazepam 3–5 mg-weise i.v., bis max. 20 mg für Erwachsene (auch rektal möglich bei schwierigen venösen Verhältnissen); Midazolam 1–2 mg-weise i.v.
- **Barbiturate:** z.B. Thiopenthal 5 mg-weise i.v.

Sämtliche Medikamente sollten langsam gespritzt und bis zur gewünschten Wirkung titriert werden. Beim epileptischen Anfall liegt schon per se eine Beeinträchtigung von Atmung und Atemwegen vor; wegen möglicher zusätzlicher Atemdepression und Apnoe muss eine solche i. v.-Therapie darum stets unter Beatmungsbereitschaft mit Beatmungsbeutel und Maske sowie Sauerstoff erfolgen!

„E"-Begleiterscheinungen: Hyperthermie

Grundlagen
Hyperthermien mit bedrohlichem Temperaturanstieg (> 40 °C) können als Begleiterscheinungen bei sämtlichen erregenden Toxidromen auftreten. Pathophysiologisch kommt es zu einer direkten sympathikusbedingten Stimulation des gesamten Organismus mit einer massiven Stoffwechselsteigerung, meist begleitet oder gefolgt von einem Volumendefizit. Komplikationen einer Hyperthermie sind eine Rhabdomyolyse mit möglicher Niereninsuffizienz, eine disseminierte intravasale Gerinnung, Leberversagen sowie irreversible zerebrale Schädigungen. Unbehandelt können Hyperthermien zum Tode führen. Aus diesen Gründen sind das Messen der Körpertemperatur und das Erkennen einer Hyperthermie bei Verdacht auf ein erregendes Toxidrombild sowie die rasche Behandlung sehr wichtig.

Vorkommen
Eine Hyperthermie kann bei sämtlichen erregenden Toxidrombildern, insbesondere bei Sypathomimetika, auftreten. Speziell bei der Einnahme von Ecstasy und gesteigerter körperlicher Aktivität ist das Risiko einer schweren Hyperthermie groß.

Notfallmanagement
Ziel ist eine aggressive Bekämpfung der Hyperthermie durch physikalische und medikamentöse Maßnahmen:
- Patient an einen kühlen Ort bringen, entkleiden, eventuell die Kleidung befeuchten,
- kühlen mit Wasser und Ventilator, Eispackungen in Achselhöhlen und Leiste.
- Benzodiazepine gegen Schüttelfrost und Agitation,
- Dantrolen bei refraktären Fällen (1–2 mg/kg bis max. 10 mg/kg i. v.),
- Volumensubstitution: Kristalloide i. v. (z. B. NaCl 0,9 %; Ringerlactat),
- bei drohender Rhabdomyolyse: Urinalkalinisierung mittels Natriumbicarbonat i. v.,
- Hämodialyse bei Nierenversagen.

2.5.2 Typische „deprimierte" somatische Begleiterscheinungen

„B"-Begleiterscheinungen: Atemdepression und Atemstillstand

Grundlagen
Bei Intoxikationen mit praktisch allen dämpfenden Substanzen kommt es im Rahmen der generalisierten Depression des Organismus auch zu einer Atemdepression und/oder zu einem Atemstillstand. Ursache ist die dämpfende Wirkung auf das zentrale Nervensystem oder eine direkte Hemmung des Atemzentrums im Hirnstamm, z. B. durch Opiate. Die Ursache von Atemdepression und/oder Atemstillstand kann aber auch durch einen verlegten Atemweg oder einen Herz-Kreis-

lauf-Stillstand bedingt sein. Die genaue Beurteilung und das Erkennen von Störungen des Atemwegs und der Belüftung (Atmung) sind daher kritische und wichtige Punkte.

Vorkommen
Tritt bei sämtlichen Vertretern mit deprimiertem Erscheinungsbild (Sympatholytika, Cholinergika, Opioide, Sedativa/Hypnotika/Alkohol, GHB und Analoga) auf.

Notfallmanagement
Im Rahmen der lebensrettenden Basismaßnahmen (BLS) muss der Atemweg freigemacht und der Patient bei insuffizienter Atmung oder Atemstillstand beatmet werden (s. Kap. 15.1.2, S. 224). Medikamentöse Reversion:
- **Naloxon:** 40 µg-weise (= 0,04 mg) i. v. vorsichtig titrieren, initial 0,4–2 mg i. v., i. m. oder s. c., alle 2–3 Minuten. Falls der Patient nach 10 Minuten keine Reaktion zeigt, liegt wahrscheinlich keine Opiatintoxikation vor. Bei erwiesener oder auch vermuteter Intoxikation durch Opiate oder bei unklarer Bewusstlosigkeit besteht nach Antagonisierung die Gefahr eines plötzlich wachen und agitierten Patienten oder des Auslösens eines Entzugssyndroms. Vorsicht wegen der kurzen Wirkdauer von Naloxon von 1–4 Stunden und der Re-Morphinisierung (Rebound) mit erneuter Atemdepression (falls möglich, zusätzlich zur i. v.-Dosis noch 0,4 mg als i. m.- oder s. c.-Depot geben). Vorsicht auch vor überschießenden Reaktionen (Schwindel, Schwitzen, Krämpfe, Tachykardie und Hypertension) wegen schlagartiger Aufhebung einer zentralnervösen Dämpfung.
- **Flumazenil:** bei erwiesener oder vermuteter Intoxikation durch Benzodiazepine oder unklarer Bewusstlosigkeit 0,1 mg-weise i. v. vorsichtig titrieren, initial bis 0,5 mg. Auch hier besteht die Gefahr der Re-Sedierung (Rebound) wegen der kurzen Wirkdauer, eines plötzlich wachen und agitierten Patienten oder des Auslösens eines Entzugssyndroms. Auch das Auslösen von epileptischen Anfällen ist möglich.

„B"-Begleiterscheinungen: Dyspnoe (Luftnot)

Grundlagen
Luftnot ist ein individuell empfundenes Gefühl und von außen nicht immer objektivierbar. Oft ist sie mit Todesangst verbunden.

Vorkommen und Auslöser
Die Ursachen von Dyspnoe sind mannigfaltig, sie kann psychisch oder körperlich bedingt sein. Psychische Dyspnoe tritt bei Hyperventilationssyndrom, Angststörungen, Delir und Depressionen auf. Körperlich bedingte Dyspnoe kann atemwegs- (Glottisödem, Trachealstenose), pleuropulmonal (Lungenkrankheiten, Pneumothorax, Asthma), durch Thorax- und Zwerchfellerkrankungen (Rippenfrakturen), kardial (Linksherzinsuffizienz mit Lungenstauung oder Lungenödem, Lungenembolie, ACS), zentral (Enzephalitis, ZNS-Störungen), durch körperliche Anstrengung oder höhenbedingt sein.

Notfallmanagement
Zur Objektivierung der Luftnot sind klinische Untersuchung von Herz, Lunge, Blutdruck und Puls erforderlich. Weiter gehören die Inspektion des Nasen-Rachen-

Raumes und die Beurteilung der Atmung dazu. Zur präklinischen Diagnostik gehört die Pulsoxymetrie, die Lungenauskultation und ein EKG, in der Klinik sollten ein Lungenröntgenbild, eine Blutgasanalyse, Blutuntersuchungen und evtl. ein Herzultraschall und eine Lungenfunktionsprüfung durchgeführt werden. Der Patient sollte beruhigt werden und Sauerstoff muss verabreicht werden. Bei klar psychogen bedingter Luftnot können vorsichtig Benzodiazepine eingesetzt werden.

„C"-Begleiterscheinungen: Bradykardie

Grundlagen

Bradykardien als somatische Begleiterscheinung bei Drogenintoxikationen treten als Ausdruck einer Dämpfung des Herz-Kreislauf-Systems durch Sympathikusunterfunktion oder parasympathische Überstimulation auf, meist gemeinsam mit einer Hypotension. Differenzialdiagnostisch ist stets auch an eine organische Herzerkrankung mit Erregungsbildungs- oder Erregungsleitungsstörungen zu denken. Bei einer Herzfrequenz < 60/min spricht man von absoluter Bradykardie, beim Vorliegen von klinischen Zeichen der Kreislaufinstabilität (Thoraxschmerz, Dyspnoe, Bewusstseinsminderung, Hypotonie und Zeichen von Schock) spricht man von relativer Bradykardie; in diesem Fall muss eine Therapie erfolgen. Die Bradykardien werden entsprechend ihrer Lokalisation eingeteilt. Wir unterscheiden Sinusbradykardie, langsame Knotenrhythmen und AV-Blockierungen (I°–III°).

Notfallmanagement

Behandlung von **stabilen, asymptomatischen Bradykardien**:

- keine Therapie nötig, überwachen
- evtl. **Atropin** 0,5 mg-weise i. v.

Behandlung von **instabilen Bradykardien**:

- **Atropin:** 0,5 mg-weise i. v., max. 3 mg. Bei cholinergem Toxidrom gelegentlich bis mehr als 10 mg nötig.
- **Ephedrin:** 5–10 mg-weise i. v. (α+β-Wirkung)
- **Adrenalin:** 10–50–100 µg-weise i. v. oder 2–10 µg/min (β-Wirkung!); niedrig dosiert vor allem α-Wirkung, bei höherer Dosierung vermehrte β-Wirkung. CAVE: 1 mg Adrenalin i. v. ist die Dosis für eine Reanimation bei Kreislaufstillstand!
  - **Adrenalinverdünnung:** 1 Ampulle à 1 mg Adrenalin in 100 ml NaCl 0,9 % aufgelöst ergibt eine Verdünnung von 10 µg/ml; aufgezogen auf eine 10 ml-Spritze bietet dies eine gute Möglichkeit der niedrigen Dosierung „aus der Hand".
- Eventuell kann eine **transkutane Schrittmacherstimulation** in Betracht gezogen werden (v. a. bei AV-Block II° [Typ Mobitz] und AV-Block III°), falls nötig unter Sedation. Instabile Bradykardien müssen, analog instabilen Tachykardien, grundsätzlich elektrisch therapiert werden.

„C"-Begleiterscheinungen: Hypotension/Schock

Grundlagen

Hypotensionen mit oder ohne Schocksymptomatik treten wie auch Bradykardien bei Drogenintoxikationen als Ausdruck einer Dämpfung des Herz-Kreislauf-Systems durch Sympathikusunterfunktion oder bei parasympathischer Überstimula-

tion auf. Der Begriff Schock definiert den Zustand einer ungenügenden systemischen Durchblutung, welcher zu einer mangelhaften Sauerstoffversorgung der Gewebe und Organe führt. Typische **klinische Zeichen bei Schock** sind:
- Bewusstseinsveränderungen (je nach Stadium sind zunächst Unruhe, später Koma möglich),
- Tachykardie (sekundär oder intoxikationsbedingt sind auch Bradykardien möglich),
- verminderte Rekapillarisierung (nach Komprimieren und Wegdrücken des Blutes aus den Kapillaren des Nagelbetts und der Handflächen dauert es länger als 2–3 Sekunden, bis sich das Kapillarbett wieder füllt und rosig wird),
- Tachypnoe und
- verminderte oder fehlende Diurese.

Der Schockzustand ist ein lebensgefährlicher Zustand, da er einerseits Vorstufe eines Kreislaufstillstandes ist und andererseits die Gefahr einer Minderperfusion von Organen mit Folgeschäden birgt. Deshalb ist eine sofortige und aggressive Therapie indiziert.

Vorkommen
Hypotensionen mit Schockzustände treten vor allem bei Intoxikationen durch Substanzen auf, welche zu einem deprimierten Erscheinungsbild führen. Dazu gehören die Gruppen der Opioide, der Sedativa/Hypnotika/Alkohol/GHB, der Sympatholytika und der Cholinergika.

Notfallmanagement
Nach Stabilisierung der Vitalparameter sollte der Schockzustand, ungeachtet der Schockform, mit folgenden Maßnahmen symptomatisch therapiert werden:
- Volumenbolus 250–500 ml Kristalloide (z. B. NaCl 0,9 %) oder Kolloide (z. B. HAES)
- ein, falls möglich zwei, großlumige (d. h. > 18G) venöse Zugänge
- Beine anheben (CAVE: Atmung!)
- Medikamente:
  - **Ephedrin:** 5–10 mg-weise i. v. ($\alpha+\beta$-Wirkung)
  - **Phenylephrin:** 50–100 µg-weise i. v. (CAVE: reflektorische Bradykardie möglich, da v. a. µ-Wirkung)
  - **Adrenalin:** 10–50–100 µg-weise i. v., niedrig dosiert vor allem α-Wirkung, bei höherer Dosierung vermehrte β-Wirkung. CAVE: 1 mg Adrenalin i. v. ist die Dosis für eine Reanimation bei Kreislaufstillstand!
- Die **spezielle Therapie** der einzelnen Schockformen in der Klinik umfasst:
  - kardiogener Schock:
    → Dobutamin/Adrenalin
  - septischer Schock:
    → Volumen/Noradrenalin/Dopamin
  - hypovolämer Schock:
    → Volumen/Volumen/Volumen
  - anaphylaktischer Schock:
    → Adrenalin/Volumen
  - neurogener Schock:
    → Volumen/Noradrenalin

„D"-Begleiterscheinungen: Bewusstseinsminderung und Koma

Grundlagen
Bewusstsein ist das Resultat der interaktiven Wahrnehmung eines Menschen von sich Selbst und seiner Umwelt. Ist das Bewusstsein quantitativ beeinträchtigt, sprechen wir von Bewusstseinsminderung beziehungsweise von Koma. Die Komatiefe kann durch den entsprechenden Wert auf

der Glasgow Coma Scale (GCS) graduiert werden(s. Tab. 15-2, S. 234). Der GCS ist überdies ein guter Parameter zur Verlaufsbeurteilung. Ursachen von Bewusstseinsminderung und Koma sind strukturelle Erkrankungen oder funktionelle Störungen des Gehirns entweder durch eine bilaterale Dysfunktion des Kortex oder durch eine Läsion der Formatio reticularis. Bilaterale Kortexläsionen haben fast immer eine toxisch-metabolische Ursache. Die Bewusstseinsminderungen können durch folgende verschiedene pathophysiologische Ursachen bedingt sein:
- diffuse metabolische oder toxische Schädigungen des Kortex,
- diffuse entzündliche oder funktionelle Erkrankungen des Gehirns,
- supratentorielle Massenläsionen,
- infratentorielle Massenläsionen,
- Trauma und
- hysteriforme Bewusstseinstrübung.

Bei Drogenintoxikationen ist die Bewusstseinsminderung durch eine metabolisch-toxische Störung des Kortex bedingt, welche in den meisten Fällen reversibel ist. Trotzdem sind alternative Ursachen stets in Betracht zu ziehen, um nicht eine traumatische Schädelbegleitverletzung mit möglicher Hirnblutung zu übersehen.

Vorkommen
Als verursachende Substanzen kommen sämtliche Vertreter aus der Gruppe mit deprimierenden Toxidromen in Frage (Opioide, Sedativa, Hypnotika, Alkohol, Cholinergika und Sympathikolytika). Aber auch Substanzen, welche ein erregendes Toxidrom hervorrufen (Sympathomimetika, Anticholinergika), können zu Bewusstseinsminderung und Koma führen. Typisch für eine Intoxikation mit GHB und deren Analoga ist eine rasch wechselnde Vigilanz zwischen hellwach und tiefkomatös.

Notfallmanagement
Oberste Priorität hat auch hier die Sicherung der Vitalfunktionen. Bei Bewusstseinsminderung und Koma ist die Gefahr eines verlegten Atemweges und fehlenden Schutzreflexen mit erhöhter Aspirationsgefahr besonders groß. Die Sicherung des Atemweges sowie die Stabilisierung der Halswirbelsäule bei möglichem Trauma haben deshalb zentrale Bedeutung. Bei vorhandener Spontanatmung kann der Patient bis zum Eintreffen des Rettungsteams unter Sauerstoffgabe in eine Seitenlage gebracht werden. Tief komatöse Patienten (GCS < 8) müssen in der Regel endotracheal intubiert werden, da neben der erhöhten Aspirationsgefahr zudem eine insuffiziente Atmung vorliegt. Die kontinuierliche Dokumentation des GCS-Verlaufs lässt eine Verschlechterung des Zustandsbildes frühzeitig erkennen. Bei unklarer Bewusstlosigkeit muss stets ein Blutzucker bestimmt und der Einsatz von Antidota (Naloxon und/oder Flumazenil, siehe Atemdepression) erwogen werden.

Literatur

American Heart Association®, Handbook of Emergency Cardiovascular Care. Dallas, TX: American Heart Association 2006.
International Liaison Committee on Resuscitation (ILCOR) and American Heart Association (AHA). Guidelines for Cardiopulmonary Resuscitation and Emergency Cardiovascular Care. Circulation 2005; 112 Supplement. www.circulationaha.org

Laborärztliche Arbeitsgemeinschaft für Diagnostik und Rationalisierung. Drogen- und Medikamentenscreening. Themenheft. www.ladr.de (letzter Download: 30. 11. 2009).

Bastigkeit M. Rauschdrogen, Drogenrausch. Wien: Stumpf und Kossendey 2003.

Bodmer M, Nemec M, Scholer A, Bingisser R. Kokainabusus: Bedeutung für die Notfallmedizin. Schweiz Med Forum 2008; 8 (28–29): 512–6.

Bodmer M, Nemec M, Scholer A, Bingisser R. Intoxikationen mit Amphetaminen: Bedeutung für die Notfallmedizin. Schweiz Med Forum 2008; 8 (30–31): 534–8.

Brendebach L. Schweizerischer Notarzt-Leitfaden. Basel: EMH Schweizerischer Ärzteverlag 2008.

Karow T, Lang-Roth R. Allgemeine und spezielle Pharmakologie und Toxikologie. Köln: Thomas Karow 2004.

Osterwalder JJ. Intoxikationen durch „Designerdrogen". Schweiz Med Forum 2006; 6: 620–5.

Osterwalder JJ. Management und Massnahmen der ersten 30 Minuten bei akuten Intoxikationen. Schweiz Med Forum 2001; 16: 410–4.

Scholer A. Laborbefunde bei Vergiftungen. Arbeitsmaterial Labormedizin/Chemielabor. Universitätsspital Basel 2008.

Schoenenberger RA, Haefeli WE, Schifferli J. Internistische Notfälle. Stuttgart, New York: Thieme 2009.

Sieber RS. Leitsymptome und Toxidrome als diagnostische Hilfe bei Intoxikationen. Schweiz Med Forum 2001; 16: 406–9.

Templeton AJ, Vonesch H–J. Intoxikationen mit GBL („Liquid ecstasy"). Schweiz Med Forum 2005; 5: 115–6.

von Ow D. Akute Intoxikationen. Fallbeispiele. Schweiz Med Forum 2001; 16: 415–8.

Wirtz S. Der Drogennotfall. Notfallmedizin up2date 2008; 3: 53–72.

Teil II
Substanzen

3 Alkohol

Michael Soyka

Alkohol ist eine, zumindest in der westlichen Welt, in vielen Getränken enthaltene Substanz, die verschiedene Eigenschaften hat. Alkohol (gemeint ist Aethylalkohol) ist:
- ein Nahrungsmittel mit hohem Energiegehalt,
- ein Genussmittel,
- eine psychoaktive Substanz, die Gefühle und Bewusstsein verändern kann,
- ein Rauschmittel,
- ein Pharmakon, das (früher) auch als Heilmittel eingesetzt wurde, sowie
- ein kulturelles Konsumgut (Übersicht in Soyka u. Küfner 2008).

Der **Pro-Kopf-Konsum** von Alkohol ist nach dem Zweiten Weltkrieg sprunghaft angestiegen, in den letzten Jahren ist dieser Anstieg allerdings etwas rückläufig auf aktuell 10,0 l (Meyer u. John 2007). Der Pro-Kopf-Konsum alkoholischer Getränke betrug dabei rund 144 l (Bier 115 l, Spirituosen 5,7 l, Wein 19,9 l). Modellrechnungen zu alkoholbezogenen Gesundheitsstörungen und Todesfällen gehen von jährlich rund 73 700 Todesfällen alleine in Deutschland aus, die durch riskanten Alkoholkonsum oder Konsum von Alkohol und Tabak verursacht werden. Die durch **alkoholassoziierte Erkrankungen** bedingten volkswirtschaftlichen Kosten wurden für Deutschland auf 20,2 Milliarden Euro geschätzt, für die EU auf 125 Milliarden Euro. Der Anteil Alkoholkranker in psychiatrischen und Rehabilitationskliniken ist hoch. Rund 28 000 Patienten werden jährlich zu Lasten der Rentenversicherungen in stationären Rehabilitationseinrichtungen behandelt. Der Anteil von Patienten, die insgesamt wegen psychischen Verhaltensstörungen durch Alkohol behandelt werden, ist allerdings erheblich höher: Nach Angaben des Statistischen Bundesamtes werden jährlich ca. 290 000 Patienten mit einer Alkoholdiagnose in Kliniken behandelt (Hüllinghorst 2007).

3.1 Pharmakologie

Alkohol ist pharmakologisch eine „dirty drug", die zahlreiche Neurotransmittersysteme im Gehirn beeinflusst, außerdem ein starkes Zellgift. Alkohol wird nach Einnahme rasch über die Schleimhaut des Dünndarms und etwas langsamer aus der Magenschleimhaut resorbiert, verteilt sich rasch im Körper und passiert u. a. die Bluthirnschranke. Es gibt ein Resorptionsdefizit, das zwischen 10 und 30 % liegt. Die im Körper erreichte Alkoholkonzentration hängt von der Alkoholmenge, der Resorptionsgeschwindigkeit, vom Körpergewicht und der Geschwindigkeit der Alkoholelimination ab. Alkohol wird im Körper über verschiedene Stoffwechselwege metabolisiert, wobei der Alkoholdehydrogenase (ADH) die mit Abstand größte Bedeutung zukommt. Eine kleinere

Rolle kommt dem mikrosomalen Ethanol-oxidierenden System (MEOS) zu, die weiteren Stoffwechselwege über die Katalase und die Bindung an Glukuronsäure haben physiologisch kaum eine Relevanz. Alkohol wird beim Mann mit ca. 0,15 Promille pro Stunde abgebaut, bei Frauen etwas langsamer. Bei chronischen Alkoholikern kann insbesondere durch die Induktion der MEOS eine etwas höhere Eliminationsrate angenommen werden. Die Elimination ist pharmakologisch *nicht* beschleunigbar. Hauptmetabolit des Alkohol ist das Acetaldehyd, der seinerseits durch die Acetaldehyd-Dehydrogenase (ALDH) rasch metabolisiert wird. Verschiedene Rassen, insbesondere Asiaten, haben eine verminderte Alkoholverträglichkeit aufgrund einer geringeren Aktivität der ADH und speziell ALDH, die sich im übrigen auch pharmakologisch etwa durch Disulfiram blockieren lässt.

Unter Verweis auf weiterführende Literatur (Soyka u. Küfner 2008) seien die **wesentlichen toxischen Wirkungen des Alkohols** nur stichwortartig angesprochen. Zum einen wirkt Alkohol direkt toxisch auf Zellen und ihre Übertragungssysteme, insbesondere Neuronen. Darüber hinaus kann es durch Alkoholkonsum zu lokalen Gewebsschädigungen kommen, außerdem zu Veränderungen des Stoffwechsels (Energiezufuhr bzw. Malnutrition, Eiweiss-, Vitamin- und Mineralstoffwechsel). Dies geschieht z. B. durch die Interaktion seiner Metaboliten, insbesondere Acetaldehyd und toxischen Substanzen. Von Bedeutung ist auch die toxische Wirkung auf das ZNS. Durch verschiedene Mechanismen entfaltet Alkohol also seine akute und chronische toxische Wirkung.

3.2 Alkoholintoxikation

Das klinische Bild der Alkoholintoxikation (Alkoholrausch) ist jedem bekannt und in seinen milden Ausprägungen nicht als Notfall einzuordnen. Typischerweise können schon bei einer Blutalkoholkonzentration von ca. 0,4 Promille in vielen Fällen körperliche oder psychische Ausfallserscheinungen gefunden werden. Der Alkohol selber hat dabei einen biphasischen Effekt. Geringe Konzentrationen werden von den meisten als eher erregend empfunden, höhere Konzentrationen wirken dagegen zunehmend hemmend auf das Nervensystem. Bei höherem Blutalkoholspiegel von ca. 3 Promille zeigen die meisten Menschen, die keine spezifische Toleranz gegenüber der Wirkung von Alkohol haben, schwere Vergiftungserscheinungen. Die Mortalität bei einer Blutalkoholkonzentration von über 5 Promille liegt bei ca. 90 %. Generell gilt, das jugendliche, vorgeschädigte oder alternde Gehirne anfälliger gegenüber den schädlichen Wirkungen des Alkohols sind und auch die Erholungsphasen nach akuter Wirkung verlängert sind.

3.2.1 Einteilung von Rauschstadien

Es gibt keine ganz allgemein akzeptierte, befriedigende Einteilung von Rauschzuständen. Die diagnostischen Kriterien der Alkoholintoxikation nach ICD-10 sind in Tabelle 3-1 zusammenfassend dargestellt. In der Regel erfolgt eine Differenzierung der Rauschstadien nach der Blutalkoholkonzentration.

Tab. 3-1 Diagnostische Kriterien der Alkoholintoxikation nach ICD-10 (nach: Dilling et al. 1993).

Definition	Ein vorübergehendes Zustandsbild nach Aufnahme von Alkohol mit Störungen oder Veränderungen der körperlichen, psychischen oder Verhaltensfunktionen und -reaktionen.
Diagnostische Leitlinien	• Zusammenhang zwischen Schwere der Intoxikation und aufgenommener Dosis (Ausnahme: Personen mit organischen Erkrankungen) • Ausmaß der Vergiftung wird nach und nach geringer • Vergiftungssymptome müssen nicht immer in der typischen Substanzwirkung bestehen
Klassifizierung	• F 10.00 Unkomplizierte Intoxikation • F 10.01 Mit Verletzung oder anderer körperlicher Schädigung • F 10.02 Mit anderen medizinischen Komplikationen • F 10.03 Mit Delir • F 10.04 Mit Wahrnehmungsstörungen • F 10.05 Mit Koma • F 10.06 Mit Krampfanfällen • F 10.07 Pathologischer Rausch

Leichte Rauschzustände

Von einem leichten Rauschzustand spricht man bei Blutalkoholkonzentrationen zwischen 0,5 und 1 Promille, evtl. auch noch im Bereich bis 1,5 Promille. Gekennzeichnet ist der leichte Rauschzustand durch folgende Merkmale (nach Soyka u. Küfner 2008):
- **neurologische Auffälligkeiten**
  - typische Gesichtsrötung
  - Gang- und Standunsicherheit, verwaschene Sprache
  - Beeinträchtigung komplexer und motorischer Funktionen
  - Störungen der Koordination und der Augenbewegungen, eventuell auch ein Nystagmus
- **psychischer Bereich**
  - allgemeine Enthemmung, Verminderung der Kritikfähigkeit und hemmender psychischer Funktionen bzw. der Selbstkontrolle
  - häufig Antriebssteigerung

- umgekehrt aber auch zunehmende Müdigkeit oder Schläfrigkeit, Beeinträchtigung von Konzentration und Gedächtnis möglich
- allgemein vermehrter Rede- und Tatendrang, Beeinträchtigung der Fähigkeit zur kritischen Selbstkontrolle, erhöhte Bereitschaft zu sozialen Kontakten und häufig ein subjektives Gefühl der erhöhten Leistungsfähigkeit
- in der Regel sind die höheren psychischen Funktionen bei leichten Rauschzuständen aber nicht gravierend beeinträchtigt

Mittelgradige Rauschzustände

Bei Blutalkoholkonzentrationen zwischen 1,5 und 2,5 Promille spricht man von mittelgradigen Rauschzuständen. Diese sind gekennzeichnet durch:
- **neurologische Auffälligkeiten**
  - neurologische und motorische Störungen in häufig verstärkter Form
- **psychischer Bereich**
  - höhere psychische Funktionen können beeinträchtigt sein, wobei das Denken aber meist noch geordnet und die Orientierung erhalten ist
  - Umweltkonstellationen und ihre soziale Bedeutung werden meist richtig erkannt
  - Verminderung der Selbstkritik, insbesondere gegenüber der eigenen Rolle in der gegenwärtigen Situation
  - affektive Enthemmung und häufig auch eine gehobene Stimmungslage bis hin zur Euphorie
  - andererseits aber auch Benommenheit und psychomotorische Unruhe
  - leichte Ablenkbarkeit, Orientierung nach außen; das Erleben ist auf die unmittelbare, unreflektierte Bestrebung, triebhafte Bedürfnisse zu befriedigen, eingeengt
  - das Verhalten ist im besonderen Maße abhängig von der jeweiligen äußeren Situation; schneller Wechsel der Intentionen, Fehlen zielgerichteter Konstanz und Bereitschaft

Schwere Rauschzustände

Rauschzustände mit Blutalkoholkonzentrationen über 2,5 Promille gelten als schwere Rauschzustände.
- **neurologische Auffälligkeiten**
  - neurologische Symptome in verstärkter Form
  - Gleichgewichtsstörungen
  - Dysarthrie, Schwindel, Ataxie und andere Symptome des zerebellovestibulären Systems

---

Differenzialdiagnosen

Schwere Rauschzustände sind differenzialdiagnostisch von einer ganzen Reihe anderer Erkrankungen und Intoxikationen abzugrenzen (nach Soyka 1995):
- Polyintoxikationen
- Hypoglykämie
- schwere Leberfunktionsstörungen
- andere Stoffwechselstörungen
- Störungen des Wasser- und Elektrolythaushalts
- Schädel-Hirn-Trauma
- intra- und extrazerebrale Blutungen
- Meningitis, Enzephalitis
- Insult
- Herz-Kreislauf-Erkrankungen
- Epilepsie
- Hitzschlag
- demenzielle Verwirrtheitssyndrome
- Psychosen

- psychischer Bereich
  - zunehmende Bewusstseins- und Orientierungsstörungen
  - Benommenheit
  - aber auch illusionäre Verkennungen, Angst oder Erregung

Alkoholisches Koma

Blutalkoholkonzentrationen von über 4 Promille sind in der Regel letal bedrohlich. Bei Werten über 5 Promille liegt die Mortalität deutlich über 90 %.
Besonders gefährlich ist in diesem Zustand einerseits die alkoholbedingte Dämpfung der Atmung und des Atemzentrums, andererseits die Aspiration von Erbrochenem.

3.2.2 Diagnostik

Der Bestimmung der Atem- oder Blutalkoholkonzentration sowie dem Ausschluss einer Polyintoxikation etwa mit anderen Drogen oder Medikamenten, kommt eine entscheidende Rolle zu. Wichtig ist in jedem Fall der Ausschluss von Bewusstseinsstörungen, die eine stationäre Aufnahme notwendig machen. Nicht übersehen werden dürfen neurologische oder somatische Begleiterkrankungen (Hypoglykämie, Frakturen, neurologische Herdsymptome). Insbesondere bei Bewusstseins- und Orientierungsstörungen sind eine Reihe anderer Erkrankungen oder Komplikationen in Betracht zu ziehen, speziell Schädel-Hirn-Traumata, intrakranielle Blutungen, Pneumonien, Meningitiden, hepathische Dysfunktionen oder metabolische Entgleisungen sowie auch Unterkühlung.

3.2.3 Therapie

Eine stationäre Aufnahme und Überwachung ist nur bei schweren Intoxikationen indiziert.
Eine spezifische medikamentöse Therapie der Alkoholintoxikation gibt es nicht. Der Alkoholmetabolismus ist pharmakologisch nicht steigerbar, schwere Intoxikationen müssen stationär behandelt und überwacht werden. Dies gilt insbesondere für Kinder und Jugendliche, die nach sogenannten Binge-drinking-Exzessen in offensichtlich zunehmenden Ausmaß auffällig werden (sogenanntes Komasaufen, s. Kap. 13.2.1, S. 195).
Der pathologische Rausch wird in Kapitel 3.5.5 (S. 75) besprochen.

3.3 Alkoholmissbrauch und Alkoholabhängigkeit

Diagnostisch kann man riskanten, also potenziell gesundheitsgefährdenden, überhöhten Alkoholkonsum von Alkoholmissbrauch (oder schädlichen Gebrauch laut ICD-10) und Abhängigkeit unterscheiden. Dazu kommen die einzelnen, in Kapitel 3.4 und 3.5 dargestellten neuropsychiatrischen Folgeschäden des Alkoholismus.
Schädlicher Gebrauch ist definiert durch ein Konsummuster von Alkohol, das zu einer Gesundheitsschädigung führt. Das kann eine körperliche Störung oder eine psychische Störung, z. B. eine depressive Episode nach massivem Alkoholkonsum, sein. Soziale Folgeschäden werden in der ICD-10 bei der Klassifikation des schädlichen Gebrauchs von Alkohol *nicht* berücksichtigt, ganz im Gegensatz zum DSM-IV (Übersicht in Soyka u. Küfner 2008).

Breiter ist in beiden psychiatrischen Diagnosesystemen die Übereinstimmung für die Diagnose **Alkoholabhängigkeit**. Nach der ICD-10 handelt es sich bei dem Abhängigkeitssyndrom um eine Gruppe körperlicher, verhaltens- und kognitiv-emotionaler Phänomene, bei denen der Konsum einer Substanz oder einer Substanzklasse (Alkohol) für die betroffene Person Vorrang hat gegenüber anderen Verhaltensweisen, die von ihr früher höher bewertet wurden. Ein entscheidendes Charakteristikum ist der oft starke, gelegentlich übermächtige Wunsch, Alkohol zu konsumieren. Weiter heißt es „der innere Zwang, Alkohol zu konsumieren, wird meist dann bewusst, wenn versucht wird, den Konsum zu beenden oder zu kontrollieren".

Diagnostische Kriterien der Alkoholabhängigkeit nach ICD-10

- starker Wunsch oder eine Art Zwang, Alkohol zu konsumieren
- verminderte Kontrollfähigkeit bezüglich des Beginns, der Beendigung und der Menge des Konsums
- körperliches Entzugssyndrom bei Beendigung oder Reduktion des Konsums, nachgewiesen durch alkoholspezifische Entzugssyndrome oder durch die Aufnahme der gleichen oder einer nahe verwandten Substanz, um Entzugssyndrome zu mildern oder zu vermeiden
- Nachweis einer Toleranz: Erforderlichkeit von zunehmend höheren Dosen, um die ursprünglich durch niedrigere Dosen erreichte Wirkung von Alkohol hervorzurufen
- fortschreitende Vernachlässigung anderer Vergnügen oder Interessen zugunsten des Substanzkonsums; erhöhter Zeitaufwand, um die Substanz zu beschaffen, zu konsumieren und sich von den Folgen zu erholen
- anhaltender Alkoholkonsum trotz Nachweis eindeutiger schädlicher Folgen, wie z. B. Leberschädigung durch exzessives Trinken, depressive Verstimmungen infolge starken Substanzkonsums oder Verschlechterung kognitiver Funktionen

Die Diagnose Alkoholabhängigkeit sollte nur gestellt werden, wenn irgendwann innerhalb des letzten Jahres drei oder mehr der sechs genannten Kriterien erfüllt waren.

3.4 Neurologische Notfälle bei Alkoholabhängigkeit

3.4.1 Wernicke-Korsakow-Syndrom

Unter der Bezeichnung Wernicke-Korsakow-Syndrom werden die beiden Krankheitsbilder Wernicke-Enzephalopathie und Korsakow-Psychose zusammengefasst. Das Wernicke-Korsakow-Syndrom gilt als besonders gefährliche Komplikation des Alkoholismus mit hoher Mortalität. Bis zu 90 % der Fälle von Wernicke-Enzephalopathie sind alkoholassoziiert.

Epidemiologie

Bis zu 80 % der Fälle mit Wernicke-Enzephalopathie werden überhaupt erst durch eine Autopsie gesichert (Harper et al. 1995), die Mortalität ist also sehr hoch. Klinisch sollen bis zu 3 bis 5 % der alkoholkranken Patienten betroffen sein. Typischerweise handelt es sich um ältere Alkoholkranke in schlechtem Allgemeinzustand, insbesondere mit Mangelernährung und Magen-Darm-Erkrankungen, wobei Männer häufiger betroffen sind als Frauen.

Ätiologie und Pathogenese

Für die Wernicke-Enzephalopathie ist ein Vitamin-B1-(Thiamin)-Mangel gesichert. Darüber hinaus spielen auch genetisch bedingte Variationen des Thiamin-Stoffwechsels (unterschiedliche Aktivität der Transketolase und anderer Enzyme) eine große Rolle. Dazu kommen eine alkoholische Hepatopathie sowie neurotoxische Effekte von Alkohol. Besondere Bedeutung dürfte auf molekularbiologischer Ebene einer Dysfunktion des glutamatergen Systems, speziell des NMDA-Rezeptors, zukommen.

Klinik

Die Wernicke-Enzephalopathie ist durch die drei Leitsymptome
- Ophtamoplegie,
- Ataxie und
- Bewusstseinsstörungen

gekennzeichnet, die allerdings nicht immer zusammen auftreten müssen. Eine Reihe von Prodromi oder Alarmsymptomen sind bekannt und können dazu beitragen, besonders gefährdete Patienten zu erkennen (Tab. 3-2).
Bei der Wernicke-Enzephalopathie findet man hämorrhagische Läsionen und Nekrosen in verschiedenen Hirnarealen, entsprechend variabel ist die Klinik.

Morphologie

Es finden sich Demyelinisierungen sowie gliale und vaskuläre Proliferationen, vor allem aber hämorrhagische Läsionen und Nekrosen der grauen Substanz. Es zeigt sich eine bräunliche Verfärbung der Corpora mamilaria und der subendymalen Bereiche rund um den dritten Ventrikel. Besonders betroffen sind auch der Thalamus, Bereiche um das Aquädukt und am Boden des dritten Ventrikels, ferner der Vorderlappen des Kleinhirns und das dorsale Vorderhirn.

Neurologische Symptome

Zu den Augenmuskelstörungen gehören unter anderem die beidseitige Abduzenzparese sowie konjugierte Blicklähmungen, die mit Abstand am häufigsten sind. Typisch ist auch die rumpf- und beinbetonte Ataxie bei der alkoholischen Kleinhirnatrophie, wie überhaupt Gang- und Standunsicherheit und Nystagmus häufig vorliegen. Dazu treten auch Symptome einer Polineuropathie auf.
Als Initialsymptome imponieren besonders häufig psychische Symptome, entweder in Form leichter deliranter Symptome oder von mehr oder weniger ausgeprägten Bewusstseins- und Gedächtnisstörungen. Oft liegt ein demenzielles Bild mit Apathie und Teilnahmslosigkeit vor, mitunter auch Amnesie und Konfabulationen.

Symptome der Korsakow-Psychose

Die Korsakow-Psychose wird heute als Teil des Wernicke-Korsakow-Syndroms angesehen. Beim amnestischen Syndrom imponieren vor allem der Verlust des Altzeitgedächtnisses, verbunden mit der Unfähigkeit, sich neue Gedächtnisinhalte einzuprägen oder zu erlernen (Merkfähigkeitsstörungen). Die Fähigkeit zur Reproduktion von Gedächtnisinhalten ist stark eingeschränkt, ebenso das Perzeptionsvermögen und die Auffassungsgabe. Dazu kommen eine Adynamie, Verlust von

Tab. 3-2 Risikopatienten für die Entwicklung einer Vitamin-B1-Defizienz und/oder Neurotoxizität (Caine et al. 1997; zit. nach Thomson et al. 2008).

Prädisponierende Faktoren für eine Thiamin-Defizienz	• Gewichtsabnahme im letzten Jahr • reduzierter Body Mass Index • klinische Hinweise auf einen schlechten Ernährungszustand • hohe Karbohydratzufuhr • wiederholte Phasen von Erbrechen im letzten Monat • andere ernährungsbedingte Erkrankungen (Polineuropathie, Amblyopie, Pellagra, Anämie)
Prädisponierende Faktoren für Neurotoxizität	• genetische Prädisposition für eine Alkoholabhängigkeit oder neurotoxische Effekte von Alkohol • Menge/Häufigkeit des Alkoholkonsums • Schweregrad der Abhängigkeit • häufige Intoxikationsphasen • Entzugssyndrome • Drogenmissbrauch, speziell von Kokain • alkoholische Hepatopathie

Frühsymptome einer Vitamindefizienz	• Appetitmangel
	• Übelkeit/Erbrechen
	• Müdigkeit, Schwäche, Apathie
	• Sehstörungen, Doppelsehen (Diplopie)
	• Schlafstörungen, Ängstlichkeit, Konzentrationsstörungen
	• Gedächtnisstörungen
	• Zwei der vier operationalen Kriterien für eine Wernicke-Enzephalopathie (nach: Caine et al. 1997):
	  – Ernährungsmangel
	  – Okkulomotorikstörungen
	  – zerebelläre Dysfunktion
	  – Bewusstseins- oder Gedächtnisstörungen

Spontaneität und Eigeninitiative sowie räumliche Konzentrationsstörungen und verschiedene andere neuropsychiatrische Auffälligkeiten, z. B. Störungen der räumlichen Wahrnehmung und der visuellen und verbalen Abstraktion. Konfabulationen gelten als typisch für das Korsakow-Syndrom, sind aber längst nicht obligat.

Differenzialdiagnose

Ein Vitamin-B1-Mangel kann bei vielen anderen Erkrankungen auftreten, insbesondere bei Malnutrition anderer Ursache, Hämodialyse oder Karzinomen, gelegentlich auch bei Schädel-Hirn-Traumen, Tumoren oder verschiedenen Infektionen.

Therapie und Prognose

Die Mortalität, speziell der Wernicke-Enzephalopathie, ist sehr hoch. Beim Auftreten entsprechender neurologischer Symptome ist sofort eine Krankenhausaufnahme sowie eine intravenöse Vitamin-B1-Substitution indiziert. Bei oraler Gabe gibt es kaum unerwünschte Nebenwirkungen einer Thiamintherapie, bei parenteraler Applikation kommen in seltenen Fällen allergische Reaktionen bis hin zum anaphylaktischen Schock vor, wobei das Risiko aber wahrscheinlich kleiner als 1:100 000 ist. Auch andere Vitamin-Mangelzustände sind zu behandeln.

Eine effektive Therapie des Korsakow-Syndroms ist trotz vielfältiger pharmakologischer Bemühungen bisher nicht bekannt. Je nach Ausprägungsgrad sind die betroffenen Patienten pflegebedürftige Langzeitfälle.

Prävention

Vitamin B1 ist bei besonders prädisponierten Patienten rechtzeitig zuzuführen (s. Tab. 3-2). Zur Prophylaxe einer Wernicke-Enzephalopathie kann eine orale Substitution von 50 bis 100 mg empfohlen werden (Tagesbedarf etwa 1,4 mg).

Cave: Darüber hinaus ist zu beachten, dass bei parenteraler Ernährung und i. v.-Gabe von Glukose der Vitamin-B1-Bedarf ansteigt bzw. nicht gedeckt ist. Hier ist in jedem Fall ausreichend Vitamin B1 prophylaktisch zu substituieren.

3.4.2 Zentrale pontine Myelinolyse (ZPM)

Bei der ZPM handelt es sich um eine sehr seltene demyelinisierende Erkrankung, bei der der Pons bevorzugt betroffen ist. Die klinische Symptomatik ist durch eine rasch voranschreitende Para- oder Tetraparese, Bewusstseinstrübung und eine Pseudobulbärparalyse charakterisiert. Die Erkrankung ist lebensbedrohlich. Der Entstehung einer ZPM geht in aller Regel eine schwere Elektrolytstörung, speziell eine Hyponatriämie, voraus. Ätiologisch bedeutsam ist dabei, dass weniger die Hyponatriämie selber, sondern die oft zu schnelle iatrogene Korrektur zu den myelinisierenden Herden führen kann. Klinisch findet sich häufig zunächst eine schwere Hyponatriämie mit Enzephalopathie, die sich nach Korrektur der Elektrolytstörung rasch bessert, sekundär kommt es dann nach einem oder mehreren Tagen aber zu einer erheblichen Verschlechterung im Sinne einer ZPM.

Histologie

Typischerweise finden sich histologisch bilaterale symmetrische fokale Schädigungen des Myelins, insbesondere im Bereich des ventralen Pons. Bei etwa 10 % der betroffenen Patienten finden sich aber auch andere Läsionen, etwa im Tegmentum, im Thalamus, im Cerebellum, den Basalganglien, im Corpus callosum oder anderen Strukturen. Histologisch zeigt sich ein starker Verlust an Myelin und eine verminderte Oligodendrozytenzahl, während Neurone und Axone relativ intakt bleiben.

Klinik

Klinisch imponiert die Pseudobulbärsymptomatik aus Dysathrie, fazialer Parese und emotionaler Labilität, je nach Ausdehnung der Herde kann auch eine ein- oder beidseitige Abduzenzparese auftreten. Andere mögliche Symptome sind ein Horner-Syndrom, eine internukleäre Ophatalmoplegie oder andere Okkulomotorikstörungen. Bei starker Beteiligung des aktivierenden rektikulären Systems (Tegmentum) kann es auch zu Bewusstseinstrübungen und Koma kommen. Im äußersten Fall leiden die Patienten neurologisch an Tetraparese oder sogar einem Locked-in-Syndrom.

Die Diagnose kann schwierig sein, insbesondere wenn gleichzeitig eine Alkoholentzugssymptomatik oder eine Wernicke-Enzephalopathie auftritt.

Differenzialdiagnose

Differenzialdiagnostisch sind andere Lebererkrankungen, Mangelernährung, Verbrennungen, Neoplasien sowie ein Morbus Wilson auszuschließen. Die weiterführende Diagnostik bringt meist wenig zusätzliche Erkenntnisse. Der Liquor ist unauffällig, das EEG normal oder zeigt unspezifische generalisierte Verlangsamungen. Erst im MRT lassen sich die typischen hyperdensen Läsionen in den T2-gewichteten Bildern im Bereich des Myelins gut erkennen, während das CT weniger aussagekräftig ist.

Prävention

Generell wird ein langsamer Ausgleich der Hyponatriämie dringend empfohlen. Entwickelt sich diese über einen längeren Zeitraum, was bei Alkoholabhängigkeit nicht selten ist, so sind manche Patienten trotz niedriger Natriumspiegel (Na < 120 mmol/l) zum Teil sogar asymptomatisch. Hier besteht kein Grund für einen raschen Ausgleich der Elektrolytstörung. Die Natriumkonzentration sollte nicht schneller als auf 0,5 mmol/h angehoben werden, mitunter kann sich aber trotz langsamer Korrektur eine zentrale pontine Myelinolyse ausbilden. Hypertone NaCl-Lösungen sind zu vermeiden.

Die gleichzeitige Gabe von Thiamin wird empfohlen, da sich bei einer ZPM auch eine Wernicke-Enzephalopathie entwickeln kann.

Eine effiziente Pharmakotherapie der ZPM ist ansonsten nicht bekannt. Bei leichteren Fällen ist die Prognose günstig und auch bei schwerem klinischen Verlauf ist häufig eine vollständige Erholung möglich, aber nicht sicher.

3.4.3 Marchiafava-Bignami-Syndrom (Corpus-callosum-Atrophie)

Hierbei handelt es sich um eine seltene, zuerst und überwiegend bei italienischen Rotweintrinkern beschriebene Störung, die aber auch nördlich der Alpen auftritt. Histopathologisch finden sich bei der Marchiafava-Bignami-Erkrankung eine Demyelinisierung und ein Axonverlust im Bereich des Corpus callosum. Bei ca. 15 % der Patienten liegt gleichzeitig eine Wernicke-Enzephalopathie vor.

Klinik

Die Patienten leiden an epileptischen Anfällen, Bewusstseinsstörungen bis hin zum

Koma, neurologischen Symptomen wie Spastik, Rigidität, Tremor, an einer Reizbarkeit oder einem Frontalhirnsyndrom, Abulie, Apathie und Aphasie sowie ataktischen Störungen, alle als Folgen des interhemisphärischen Diskonnetionssyndroms.

Die Herde lassen sich im MRT am besten nachweisen. Pathologische Veränderungen sind nicht unbedingt auf das Corpus callosum beschränkt, vielmehr finden sich auch Herde in den anderen Hirnarealen. Früher wurde die Diagnose meist erst post mortem gestellt, wahrscheinlich blieben einige mildere Verlaufsformen unentdeckt, die Prognose ist wahrscheinlich besser als früher angenommen (Helenius et al. 2001).

Eine effektive Pharmakotherapie ist nicht bekannt, neben Alkoholkarenz wird Vitamin-B-Substitution empfohlen. Die Effizienz einer hochdosierten Therapie mit Cortison wird diskutiert (Gerlach et al. 2003).

Als fragliche Variante des ohnehin schon seltenen Marchiafava-Bignami-Syndroms gilt das Morel-Syndrom, eine seltene rasch progrediente Demenz bei Alkoholabhängigkeit mit spezifischen histologischen Veränderungen (kortikale laminäre Nekrosen der Schichten III und IV). Die Klinik entspricht dem Marchiafava-Bignami-Syndrom.

3.4.4 Tabak-Alkohol-Amblyopie

Insbesondere bei Tabakkonsum kann es zu einer Schädigung des Sehnervs, einer Tabak-Alkohol-Amblyopathie, kommen. Die Erkrankung ist selten.

Klinik

Beidseitige Visus-Verminderung, die schleichend und schmerzlos auftritt und über Tage bis Wochen progredient ist. Die Perimetrie zeigt neben der Visusminderung zentrale Skotome, der Augenhintergrund ist unauffällig, allenfalls zeigt sich eine geringe temporale Ablassung. Im MRT lassen sich entzündliche Opticus-Neuropathien ausschließen.

Streng genommen ist weder für Alkohol noch für Tabak eine pathogenetische Rolle wirklich gesichert, Mangelernährung und andere Mechanismen mögen eine Rolle spielen. Eine Hypothese besagt, dass Zyanid aus dem Zigarettenrauch Ursache des Syndroms sein kann, insbesondere bei Patienten mit alkoholischer Leberschädigung. Eine effektive Pharmakotherapie ist nicht bekannt, die Gabe von hoch dosierten Vitaminpräparaten wird empfohlen.

3.4.5 Alkoholische Polyneuropathie (PNP)

Hierbei handelt es sich streng genommen nicht um eine Notfallsituation, wegen der Häufigkeit und der Klinik soll die alkoholische Polyneuropathie (PNP) aber mitbesprochen werden. Zumindest subklinische Zeichen einer PNP finden sich bei bis zu 45 % aller Patienten, teilweise werden sogar noch höhere Prävalenzraten berichtet.

Klinik

Es findet sich eine langsam progrediente, symmetrische, distal- und beinbetonte sensomotorische Polyneuropathie. Neben asymptomatischen, nur in der Neurophysiologie fassbaren Befunden, findet man typischerweise Schmerzen, Sensibilitätsstörungen und mehr oder weniger ausgeprägte Paresen, die bis zur Gehunfähigkeit gehen können. Oft tritt die PNP in Kombination mit der Wernicke-Enzephalopathie, der alkoholischen Kleinhirnatrophie oder der alkoholischen Myopathie auf. Typischerweise sind die Beine bevorzugt betroffen, das Vibrationsempfinden ist praktisch immer eingeschränkt. Das Gangbild ist ataktisch, schmerzhafte Dysästhesien können auftreten. Sehr selten ist eine autonome Beteiligung mit Hyperhydrosis und verminderter Herzfrequenzvariabiliät.

In der Regel verläuft die PNP langsam progredient, gelegentlich kann es aber auch zu akuteren Verläufen kommen, die an ein Guillain-Barré-Syndrom erinnern, wobei bei der alkoholischen PNP der Liquor normal ist.

Die alkoholische PNP ist eine axonale Störung, zahlreiche Differenzialdiagnosen müssen ausgeschlossen werden. In der Neurophysiologie (Nervenleitgeschwindigkeit, Elektromyographie) lässt sich die Schädigung objektivieren. Gelegentlich können auch segmentale Demyelinisierungen auftreten.

Pathogenetisch dürfte der neurotoxische Effekt von Alkohol die entscheidende Rolle spielen, dazu kommen Vitamin-Mangel-Syndrome.

Eine effektive Pharmakotherapie ist nicht bekannt, die Prognose bei Alkoholkarenz oft gut. Neben dem Ausgleich von Mangelzuständen wird eine großzügige Vitaminsubstitution empfohlen.

Die schmerzhaften Dysästhesien kann man symptomatisch mit Antidepressiva (z.B. Amitriptylin) oder Carbamazepin bzw. Gabapentin behandeln. Bei schweren Fällen kann Krankengymnastik helfen.

3.4.6 Alkoholische Myopathie

Die Bedeutung der alkoholischen Myopathie wurde lange Zeit unterschätzt. Wahrscheinlich ist in den westlichen Industrieländern der Alkohol die häufigste Ursache einer Myopathie. Subklinische Symptome einer alkoholischen Myopathie lassen sich bei bis zu 50% der alkoholkranken Patienten nachweisen.

Sie tritt typischerweise, aber nicht immer, zusammen mit einer alkoholischen PNP auf. Klinisch unterscheidet man eine akute und eine chronische Form.

Akute alkoholische Myopathie

Die Prävalenz beträgt etwa 1%. Typischerweise leidet der Patient ein bis zwei Tage nach einem massiven Alkoholexzess an starken Muskelschmerzen. Die klinische Untersuchung zeigt eine schmerzhaft angespannte, auch geschwollene Muskulatur. Nur bei schweren Verläufen kommt es zu Paresen, die gerade bei schmerzbedingter Minderinnervation schwer zu diagnostizieren sein können. Typischerweise sind die Ausfälle symmetrisch verteilt, insbesondere sind die proxymalen Muskeln betroffen. Da der Herzmuskel (selten) mitbeteiligt sein kann, ist ein EKG zum Ausschluss von Herzrhythmusstörungen angezeigt.

Laborbefunde

Typischerweise findet sich eine erhöhte Kreatinkinase unter Myoglobinanstieg im Blut und Urin, als Ausdruck einer Rhabdomyolyse. Der Urin ist rotbraun. Bei einer Rhabdomyolyse sind im Serum auch die LDH und Myoglobin erhöht. In der Muskelbiopsie finden sich Nekrosen der Typ-I- und Typ-II-Fasern.

3 Alkohol

Differenzialdiagnose
Unbedingt auszuschließen ist bei Alkoholabhängigen eine Hyponatriämie, Hypokaliämie und Hypophosphatämie, die ebenfalls zu einer muskulären Schwäche beitragen können. Zur Differenzialdiagnose ist in jedem Fall die Neurophysiologie hilfreich, auch um eine primäre oder sekundäre Myopathie (zum Beispiel bei PNP) zu differenzieren. Überhaupt werden die Symptome der alkoholischen Myopathie häufig durch die einer alkoholischen PNP überlagert.

Therapie
Die Behandlung der akuten alkoholischen Myopathie ist symptomatisch: Abstinenz, Ausgleich von Mangelzuständen, Vitaminsubstitution. Gefürchtete Komplikation ist bei stark erhöhter Kreatinkinase und Myoglobinurie (Rhabdomyolyse) ein sekundäres akutes Nierenversagen, deswegen müssen neben der Kreatinkinase auch die Nierenwerte (Retentionsparameter) engmaschig kontrolliert werden. Zur Prophylaxe eines Nierenversagens ist auch eine ausreichende Flüssigkeitszufuhr wichtig. Die Prognose ist in den meisten Fällen gut, bei sehr schweren Verläufen kann eine Muskelschwäche bleiben.

Chronische alkoholische Myopathie

Die chronische Form der alkoholischen Myopathie entwickelt sich typischerweise langsam und progredient, zum Teil über Monate und Jahre hinweg und wird deswegen auch vom Patienten nicht recht wahrgenommen. Oft tritt sie in Kombination mit einer alkoholischen PNP auf. Neurologisch finden sich symmetrisch verteilte, mehr oder weniger ausgeprägte proxymale Paresen und Atrophien, während die Reflexe eher gut erhalten sind. Oft sind die Behinderungen eher gering, schmerzhafte Muskelschwellungen fehlen oder sind allenfalls gering ausgeprägt.

Laborbefunde
Die Kreatinkinase ist nicht erhöht. Die Muskelbiopsie, kaum indiziert, zeigt vorwiegend eine Typ-II-Muskelfaseratrophie. Im EMG zeigen sich unspezifische Befunde einer Myopathie.

Verlauf
Typischerweise ist die Myopathie gut reversibel, allerdings nur bei Alkoholabstinenz.
Eine effektive Pharmakotherapie ist nicht bekannt, bei schweren Fällen kann Krankengymnastik helfen.

3.4.7 Epileptische Anfälle

Epileptische Fälle bei Alkoholabhängigkeit gehören zu den besonders häufigen Notfallsituationen, 10 bis 15 % der Alkoholkranken erleiden irgendwann einmal einen epileptischen Anfall. Dabei handelt es sich fast ausschließlich um sogenannte große Anfälle (Grand-mal-Typ) mit Bewusstseinsverlust und tonisch-klonischen Krämpfen (Hillbom et al. 2003; Holtkamp 2008). Sie treten typischerweise innerhalb der ersten 24, längstens 48 Stunden der Alkoholabstinenz auf, selten später. Ein Status epilepticus bei Alkoholkranken ist sehr selten, meist dauert der tonisch-klonische Anfall etwa eine Minute. Hat der Alkoholkranke schon einmal einen Anfall erlitten, ist das Risiko hoch, erneut im Alkoholentzug einen Anfall zu bekommen.
Die Pathophysiologie der epileptischen Anfälle erklärt man sich durch eine Dys-

Tab. 3-3 Wichtige Differenzialdiagnosen epileptischer Anfälle bei Alkoholkranken.

sogenannter Entzugskrampfanfall
toxische/metabolische Entgleisungen (z. B. Hypoglykämie)
Hirntumoren
zerebrovaskuläre Läsionen
posttraumatische Läsionen
generalisierte Epilepsie
andere Entzüge oder Intoxikationen

balance von erregenden und hemmenden Neurotransmittern. Eine verminderte Aktivität des GABAergen Systems im Alkoholentzug geht einher mit einer gesteigerten Ausschüttung erregender Neurotransmitter, insbesondere Glutamat (NMDA-Rezeptor), Dopamin und Noradrenalin, aber auch anderer Neurotransmitter. Eine genetische Belastung mit Epilepsie ist bei Alkoholkranken mit epileptischen Anfällen nicht belegt.
Auch der sogenannte Kindling-Effekt (s. Kap. 3.5.1) scheint eine Rolle zu spielen. Desweiteren sind erhöhte Homozysteinspiegel als Risikofaktor für epileptische Anfälle identifiziert worden.

Differenzialdiagnose

Tabelle 3-3 zeigt die wichtigsten Differenzialdiagnosen für epileptische Anfälle bei Alkoholkranken.

Apparative Zusatzdiagnostik

Es ist unter Klinikern relativ umstritten, welche apparative Zusatzdiagnostik man bei epileptischen Anfällen bei Alkoholkranken durchführen sollte. Eine Task-Force der European Federation of Neurological Societies schlägt folgende Richtlinien vor (Brathen et al. 2005):

- Bei einem Patienten mit einem *ersten* Alkoholentzugsanfall sollte eine zerebrale Bildgebung zeitnah durchgeführt werden, um andere postischämische und traumatische strukturelle Läsionen auszuschließen.
- Außerdem sollte ein CT oder MRT durchgeführt werden bei Patienten mit epileptischen Anfällen, die sich später als 48 Stunden nach Beginn der Alkoholkarenz manifestieren, sowie bei Patienten mit einem fokal eingeleiteten Anfall.
- Bei anamnestischen oder klinischen Hinweisen auf eine anfallsbedingte Schädelverletzung sollten knöcherne oder intrakranielle Schädigungen bzw. Traumafolgen bildgebend ausgeschlossen werden.
- Im Elektroenzephalogramm findet man innerhalb der ersten 24 Stunden nach einem epileptischen Anfall gelegentlich epilepsietypische Potenziale, häufig ist das EEG aber unauffällig oder zeigt leichte Allgemeinveränderungen als Zeichen einer alkoholischen Hirnschädigung.

Therapie

Man unterscheidet einen primär prophylaktischen (Behandlung *vor* dem ersten Anfall) und einen sekundär prophylaktischen (Behandlung *nach* erfolgtem ersten Anfall) Ansatz.
Zur Prophylaxe epileptischer Anfälle werden häufig Benzodiazepine gegeben, die im Alkoholentzug wirksam sind. Auch Clomethiazol ist antiepileptisch wirksam.

Lorazepam ist dem häufig gegebenen Diazepam in der Behandlung akuter epileptischer Anfälle mit hohem kurzfristigen Rezidivrisiko aufgrund der deutlich längeren Wirkdauer (12 versus 2 Stunden) eventuell vorzuziehen (Lowenstein u. Alldredge 1998). Eine typische Dosierung wäre Lorazepam 2 mg zwei- bis dreimal täglich. Bei der Sekundärprophylaxe kann man 5 Tage lang zwei- bis dreimal 2 mg Lorazepam (i.v. oder p.o.) geben.

Zur Sekundärprävention nach erfolgtem Anfall erscheint in den meisten Fällen die Gabe eines antiepileptisch wirksamen Benzodiazepins sinnvoll, auch wenn manche Kliniker nicht zur Gabe eines Pharmakons raten. Phenytoin ist wirkungslos (Übersicht in Soyka et al. 2008),

> **Sonderfall: Epilepsie und Alkoholabhängigkeit**
>
> Generell vermeiden Patienten mit genuiner Epilepsie Alkohol meist und vertragen ihn auch nicht gut. Trotzdem gibt es natürlich auch Epileptiker, die zuviel Alkohol trinken bzw. alkoholabhängig sind. Probleme ergeben sich hier häufig durch pharmakologische Interaktionen von Alkohol und Antiepileptika sowie Veränderungen der Metabolisierung etwa bei alkoholischer Hepatopathie. Deswegen tendiert man bei alkoholkranken Epileptikern dazu Antiepileptika zu geben, die nur einer geringen hepatischen Metabolisierung unterliegen und eine möglichst geringe Plasmaproteinbindung haben. Bei Carbamazepin, Valproat und auch Phenytoin ist diese relativ hoch, bei neueren Antiepileptika etwa Topiramat und Levetirazetam sowie Gabapentin dagegen relativ gering. Allerdings liegen keine Studien zur Effizienz speziell bei Alkoholkranken vor.

Valproinsäure ist wegen ihrer potenziell lebertoxischen Effekte ebenfalls kritisch zu bewerten. Carbamazepin ist dagegen zur Behandlung epileptischer Anfälle bei Alkoholentzug geeignet (Dosierung 600 bis 1 000 mg). Noch nicht sicher abschätzbar ist die Wirksamkeit neuerer Antiepileptika wie z. B. Levetiracetam (D'Onofrio et al. 1999).

3.5 Psychiatrische Notfälle bei Alkoholabhängigkeit

3.5.1 Alkoholentzugssyndrom

Das Alkoholentzugssyndrom gehört bei Alkoholabhängigkeit zu den besonders häufigen Komplikationen. Allerdings entwickeln durchaus nicht alle Alkoholkranken, selbst bei massiver Alkoholbelastung, Entzugserscheinungen. Prinzipiell sind die Symptome des Alkoholentzugssyndroms unspezifisch und ähneln denen bei anderen Abhängigkeitserkrankungen, z. B. Entzugssyndromen bei Benzodiazepinen oder Barbituraten. Eine Fülle von somatisch-vegetativen, neurologischen und psychischen Symptomen kann vorliegen. Zu den besonders häufigen Symptomen gehören vermehrtes Schwitzen, Tachykardie, ein meist feinschlägiger Tremor, insbesondere der Finger und Hände, Blutdrucksteigerung, Angst, Unruhe, bei schweren Entzugserscheinungen zunehmend auch Desorientiertheit und vor allem Herz-Kreislauf-Probleme (Herzrhythmusstörungen etc.), Schlaflosigkeit und Erregung.

> **Diagnostische Kriterien des Alkoholentzugssyndroms nach ICD-10**
>
> Drei der folgenden Symptome müssen vorhanden sein:
> - Tremor der vorgehaltenen Hände, der Zunge oder Augenlider
> - Schwitzen
> - Übelkeit, Würgen und Erbrechen
> - Tachykardie und/oder Hypertonie
> - psychomotorische Unruhe
> - Kopfschmerzen
> - Insomnie
> - Krankheitsgefühl oder Schwäche
> - vorübergehende optische, taktile oder akustische Halluzinationen oder Illusionen
> - Krampfanfälle (Grand mal)

Quantifizieren lässt sich das Alkoholentzugssyndrom z. B. mit der CIWA-A-Skala (Clinical Institute of Withdrawal Assessment-Alcohol) oder der AWS (Alcohol Withdrawal Scale) (Shaw et al. 1981; Wetterling et al. 1997; Übersicht in Soyka u. Küfner 2008).
Pathophysiologisch kann man das Alkoholentzugssyndrom auf eine Dysbalance erregender und hemmender Neurotransmitter im ZNS zurückführen. Speziell die durch Alkoholkonsum gesteigerte GABAerge Neurotransmission führt dazu, dass es zu einer verminderten Freisetzung von GABA kommt, wobei auch noch die Empfindlichkeit der GABA-Rezeptoren verändert ist. Umgekehrt kommt es zu einer vermehrten Ausschüttung erregender Neurotransmitter etwa Noradrenalin, Dopamin und Glutamat.
Neben den speziellen neurobiochemischen Effekten scheint auch ein sogenannter **Kindling-Effekt** eine Rolle zu spielen. Unbehandelte, oft leichte bis milde Alkoholentzüge scheinen mittelfristig zu einer Sensibilisierung des Gehirns zu führen, d. h., dass wiederholte Alkoholentzüge zu immer schwereren Entzugserscheinungen führen. Der Kindling-Effekt wurde zum Beispiel auch für epileptische Anfälle (s. Kap. 3.4.7, S. 65) verantwortlich gemacht. Die Kindling-Hypothese wurde aus neurophysiologischen Experimenten abgeleitet, ist klinisch bislang aber nicht bewiesen, ebenso wie die daraus resultierende Schlussfolgerung schon leichte und mittelschwere Entzüge möglichst pharmakologisch zu behandeln, um das Risiko schwerer Entzüge oder sogar eines Alkoholdelirs zu vermindern.

Verlauf

Unbehandelt dauert das Alkoholentzugssyndrom, das sich meist innerhalb der ersten 24 Stunden nach Alkoholabstinenz einstellt, wenige Tage, maximal eine Woche, sehr selten länger. Gefährdet ist der Patient neben epileptischen Anfällen durch somatische (z. B. Leberfunktionsstörungen, Pankreatitis) oder neurologische Begleiterkrankungen (z. B. Wernicke-Korsakow-Syndrom, Myopathie), vor allem aber Herz-Kreislauf-Erkrankungen. Bei vielen Alkoholkranken ist das Herz vorgeschädigt (sog. alkoholische Kardiomyopathie). Dabei handelt es sich um eine dilatative Kardiomyopathie, die sich klinisch nicht von anderen Kardiomyopathien differenzieren lässt. Im Alkoholentzug kommt es häufig zu Herzrhythmusstörungen (Tachykardie, eventuell Extrasystolen), durch die der Patient dann gefährdet sein kann.

Therapie

Leichtere Alkoholentzüge bedürfen keiner pharmakologischen Behandlung und müssen auch nicht stationär behandelt werden. Ist der Kreislauf unbeeinträchtigt und liegen keine somatisch-neurologischen Störungen vor, sind keine weiteren Maßnahmen zu treffen.

Anders sieht es bei schweren Alkoholentzugssyndromen aus oder gar beim Alkoholdelir (s. Kap. 3.5.3, S. 71), das immer stationär behandelt werden muss. Oftmals liegen gastrointestinale Symptome wie Übelkeit und Erbrechen vor, außerdem erhöhter Blutdruck, Tremor und Schlafstörungen sowie Angst und psychomotorische Agitiertheit. Kommt es zu Bewusstseins- oder Orientierungsstörungen sowie optischen und akustischen Halluzinationen, ist in jedem Fall eine stationär-psychiatrische Aufnahme indiziert. Diagnostisch auszuschließen sind in jedem Fall schwere Elektrolytentgleisungen (Hyponatriämie, Hypokaliämie etc.), die den Patienten im Hinblick auf die Herzfunktion vital gefährden können, aber auch für neurologische Erkrankungen (zentrale pontine Myelinolyse, s. Kap. 3.4.2, S. 61) relevant sein können. Außerdem ist beim Auftreten internistischer Komplikationen (z. B. hypertone Krise, Herzrhythmusstörungen sowie neurologische Symptome, z. B. Wernicke-Korsakow-Syndrom) eine stationäre Aufnahme in jedem Fall indiziert. Häufig wird ein Alkoholentzugssyndrom, insbesondere aber das Alkoholdelir, auch durch epileptische Anfälle eingeleitet.

Pharmakologische Optionen

Eingesetzt werden im Alkoholentzugssymptom insbesondere Benzodiazepine: Diazepam, Lorazepam, Chlordiazepoxyd, die eine hervorragende Evidenzbasierung haben (Williams u. McBride 1998; Mayo-Smith et al 1997; Soyka et al. 2008), außerdem Clomethiazol (Distraneurin®), schließlich (in Kombination) auch Neuroleptika (Haloperidol), Antiepileptika (z. B. Carabamazepin), gelegentlich Beta-Blocker (Propranonol, Atenonol) sowie Alpha-2-Blocker (Clonidin).

Die Evidenzbasierung für **Benzodiazepine** in der Behandlung von Entzugskrampfanfällen sowohl des Alkoholentzugssyndroms sowie zur Prophylaxe des Alkoholdelirs ist exzellent und durch zahlreiche Meta-Analysen belegt (Soyka et al. 2008; Mayo-Smith 1997). Die verschiedenen Benzodiazepine unterscheiden sich wahrscheinlich nicht signifikant bezüglich ihrer Wirksamkeit im Alkoholentzugssyndrom. Bei schweren Entzügen (z. B. CIWA-Werte über 8 bis 10 Punkte) kann man z. B. mit Diazepam 5 bis 20 mg beginnen und dann alle zwei bis vier Stunden bei ausreichender Symptomkontrolle entsprechend nachdosieren. Ein fixes Dosierschema, wie von manchen Autoren empfohlen, ist nicht zwingend notwendig. Gegeben wird in solchen Fällen meist 4- bis 6-mal 5 bis 10 mg Diazepam in den ersten 24 Stunden mit dann, je nach Klinik, langsamer oder rascher Reduktion. Chlordiazepoxyd ist im Prinzip genauso geeignet, hier werden z. B. 25 bis 50 mg alle 4 bis 6 Stunden empfohlen. Einen guten antiepileptischen Effekt hat vor allem Lorazepam (Dosis: 1 bis 2 mg alle 4 bis 6 Stunden).

Benzodiazepine sind ausgesprochen sichere Medikamente, tödliche Überdosierungen kaum möglich. Echte Kontraindikation stellen nur die seltene Myasthenia gravis sowie Überempfindlichkeiten gegenüber Benzodiazepinen (absolute Rarität) dar. Speziell bei ambulanter Gabe ist das Missbrauchs- und Abhängigkeitsrisiko zu bedenken, außerdem Hang-Over-Effekte (zu starke Sedierung noch am nächsten Tag).

Klinisch noch nicht vollständig geklärt ist die Frage, ab welchem Promillegrad man bei Entzugserscheinungen mit der Pharmakotherapie beginnen soll. Viele Kliniker beginnen etwa bei einer Blut-Alkohol-Konzentration von 1‰, bei schwereren Entzügen auch schon darüber.

Bei Patienten mit ausgeprägten Leberfunktionsstörungen sind Benzodiazepine zu bevorzugen, die in der Leber kaum verstoffwechselt werden, z. B. Lorazepam.

Clomethiazol (Distraneurin®) ist nur in Europa, nicht in den USA zugelassen und die Datenbasis deutlich schlechter als für Benzodiazepine. Dennoch ist eine Wirksamkeit bei Alkoholentzugssyndrom und Alkoholdelir gut belegt (Williams u. McBride 1998). Vorteile von Clomethiazol sind die gute antiepileptische Potenz und eine relativ gute Steuerbarkeit wegen der relativ geringen Halbwertszeit. Zu Beginn des Alkoholentzugs werden meist ein bis zwei Kapseln à 192 mg Clomethiazol gegeben oder 10 bis 20 mg Saft, je nach Entzugsschwere. Innerhalb der ersten zwei Stunden sollten nicht mehr als 6 bis 8 Kapseln bzw. 30 bis 40 mg Saft gegeben werden. Die maximale Dosis beträgt 24 Kapseln pro 24 Stunden. In der Regel ist eine Behandlung über mehrere Tage notwendig. Eine i. v.-Gabe von Clomethiazol ist auch beim Alkoholdelir möglich, setzt aber wegen des kardialen Risikos eine intensive Überwachung des Patienten voraus.

Kontraindikation für die Gabe von Clomethiazol sind obstruktive Lungenerkrankungen oder z. B. ein Zustand nach Pneumonie sowie eine schwere Alkoholintoxikation. Auch die blutdrucksenkende Wirkung von Clomethiazol ist zu beachten, ebenso sein sehr hohes Missbrauchspotenzial. Deswegen ist eine ambulante Gabe ungünstig.

Neuroleptika sind als Monotherapie beim Alkoholentzug und -delir ungeeignet. Bei schweren Alkoholdeliren können sie aber als Komedikation gegeben werden, wobei wegen geringer Kreislaufeffekte hier vor allem an Haloperidol zu denken ist (2 bis 10 mg/Tag, gelegentlich mehr). Die Kombination mit Benzodiazepinen und Distraneurin® ist möglich. Die Senkung der Krampfschwelle durch Neuroleptika spielt dann keine Rolle. Die Wirksamkeit neuerer sogenannter atypischer Neuroleptika ist im Alkoholentzug und vor allem beim Alkoholdelir kaum untersucht.

Als Monotherapie zur Anfallsprophylaxe sind **Antiepileptika** vom Typ des Carbamazepin allenfalls bei leichteren Entzugssymptomen geeignet. Die Kombination mit Tiaprid hat sich im ambulanten Alkoholentzug bewährt (Soyka et al. 2002; 2006), allerdings sind hier noch weitere Untersuchungen notwendig. Typischerweise werden Dosen von 600 bis 1 000 mg am Tag gegeben, empfohlene Mitteldosis meist 800 mg/Tag. Problem beim Carbamazepin kann die relativ lange Aufdosierungszeit sein. Außerdem ist neben dem (geringen) Risiko einer Hyponatriämie vor allem sein Interaktionspotenzial in der Leber (Zytochromsystem) bzw. insgesamt seine Lebertoxizität problematisch. Valproinsäure hat sich in der Behandlung des Alkoholentzugssyndroms nicht durchgesetzt, über Oxcarbazepin liegen kaum Untersuchungen vor (Schik et al. 2005), ebenso für Gabapentin und Levitiracetam (Krebs et al. 2006).

Größere Bedeutung hat dagegen die Gabe von Clonidin (75 bis 150 µg) speziell bei hypertonen Krisen. Insbesondere bei Patienten mit Malnutrition sollte großzügig Vitamin B, hauptsächlich Vitamin B 1 (Thiamin) zur Prophylaxe eines Wernicke-Korsakow-Syndroms gegeben werden. Als pharmakologische Alternative kommt auch Atenolol in Frage (Übersicht in Soyka et al. 2008).

3.5.2 Alkoholdelir (Delirium tremens)

Das Delirium tremens gilt als Extremvariante des Alkoholentzugssymptoms und stellt eine akute exogene Psychose dar. Der früher übliche Begriff des Prädelirs für mittelschwere Entzugserscheinungen wird heute nicht mehr verwendet. Das Delirium tremens ist die häufigste Alkoholpsychose, etwa 6 bis 15% der Patienten erleiden einmal diese Erkrankung. Laut deutscher Krankenhausstatistik werden jährlich 15 000 bis 20 000 Patienten mit Alkoholdelir behandelt (Soyka 2008a).

Ätiologie und Pathogenese

Über die Ätiopathogenese ist vergleichsweise wenig bekannt. Meist tritt das Alkoholdelir bei langzeitigem Trinken auf, typischerweise etwa mit Erstmanifestation um das 40. Lebensjahr herum. Die bereits für das Alkoholentzugssyndrom beschriebenen Entgleisungen der Neurotransmitter, verminderter GABAerger Neurotransmission, vermehrter Ausschüttung von Dopamin, Noradrenalin und Glutamat werden auch für das Alkoholdelir verantwortlich gemacht. Generell spielt eine neuronale Übererregbarkeit eine entscheidende Rolle. Auch eine vermehrte Ausschüttung vom Cortisol ist beschrieben. Der sogenannte Noradrenalinsturm spielt für Tremor, Blutdruck und Herzfrequenzsteigerung, Pupillenerweiterung, Hyperreflexie und Hyperhydrose die entscheidende Rolle, während eine dopaminerge Dysfunktion eher für die psychotischen Symptome verantwortlich gemacht wird. Daneben findet sich als wichtige Kovariable im Alkoholdelir häufig eine Störung des Wasser- und Elektrolythaushaltes (Hypokaliämie, Hypomagnesiämie) sowie eine vermehrte ADH-Sekretion und eine respiratorische Alkalose.

Klinik

Die Klinik ist eindrücklich, aber nicht pathognomonisch für die Alkoholabhängigkeit. Als Prodromi treten häufig Magen-Darm-Störungen, vermehrte Schweißneigung und Angst auf.

Leitsymptome

- Die Betroffenen sind in örtlicher, zeitlicher und situativer Hinsicht desorientiert, jedoch meist nicht hinsichtlich der eigenen Person.
- Es treten Auffassungs- und Merkfähigkeitsstörungen auf, eine sinnvolle Exploration ist oft nicht möglich.
- Im Rahmen illusionärer Verkennungen werden Menschen oder Gegenstände verwechselt.
- Meist liegen optische Halluzinationen (kleine bewegte Gegenstände, Massenszenen), seltener akustische Halluzinationen (Stimmenhören) vor. Taktile und olfaktorische Halluzinationen sind sehr selten. Die Halluzinationen sind meist sehr lebhaft.

- Wahrnehmungsstörungen, zum Teil ausgeprägte Suggestibilität und gelegentlich Konfabulationen (nicht der Regelfall) können hinzutreten.
- Starke Stimmungsschwankungen, Angst, Reizbarkeit und in seltenen Fällen Euphorie können auftreten. Besonders eindrücklich ist die oft schwere psychomotorische Unruhe mit nestelnden Bewegungen sowie ggf. Tendenzen zur Bettflucht.
- Eindrucksvoll und gefährlich sind die häufig starken vegetativen Störungen wie Schlaflosigkeit, vor allem aber vermehrte Schweißneigung, Tachykardien und Fieber (prognostisch ungünstig).
- Häufig findet sich ein grobschlägiger Tremor (8 bis 9 pro Sekunde).
- Das Delir wird in vielen Fällen von epileptischen Anfällen vom Grand-mal-Typ eingeleitet.

Laborbefunde

Es gibt keinen pathognomonischen Befund, die Schwere der Veränderung korreliert aber meist mit der Intensität des klinischen Verlaufs. Besonders ausgeprägt sind Erhöhungen der Transaminasen, der Gamma-GT, Hämoglobin und Hämatokrit können erniedrigt sein. Wichtig und prognostisch von Bedeutung sind die Elektrolyte: Natrium und Kalium sind häufig sehr niedrig, ebenfalls zeigt sich eine Hypomagnesiämie.

In der Neurophysiologie finden sich zunehmende REM-Schlafphasen während des akuten deliranten Zustandes, was als Rückschlagphänomen (REM-Rebound) gegenüber der weitgehenden Unterdrückung der REM-Phasen bei Alkoholisierung aufgefasst wird. Für die Routinediagnostik bietet das EEG dagegen kaum Anhaltspunkte. Häufig zeigt sich in der Postdelirphase eine verlangsamte Grundtätigkeit.

Verlauf

Das unbehandelte Delir dauert etwa vier bis zehn Tage und endet typischerweise mit einem sogenannten Terminalschlaf. Die Patienten können sich in aller Regel an die psychotischen Erlebnisse nur bruchstückhaft, meist gar nicht mehr, erinnern. In manchen Fällen kann es nach Abklingen der akuten Psychose zu einem Wernicke-Korsakow-Syndrom kommen (s. Kap. 3.4.1, S. 58).

Die Letalität des zu behandelnden Delirs wird in der älteren Literatur mit 15 bis 30 % angegeben, die Prognose ist bei älteren und polimorbiden Patienten naturgemäß schlechter. Für die Prognose und Mortalität sind die Begleiterkrankungen entscheidend, die nicht übersehen werden dürfen: Dazu gehören neben einem reduzierten Allgemeinzustand:

- epileptische Anfälle,
- kardiale Störungen,
- Arrhythmien,
- Kreislaufstörungen,
- Schock,
- Tachykardie,
- Verletzungen, Traumen,
- gastrointestinale Störungen (Diarrhoe, Übelkeit),
- bakterielle Entzündungen (Pneumonie, Sepsis etc.),
- Elektrolytentgleisungen (Cave: Hypokaliämie!),
- Pankreatitis,
- intestinale Blutungen,
- Myopathie und gegebenenfalls Rhabdomyolyse (Cave: Niereninsuffizienz!).

Differenzialdiagnose

Differenzialdiagnostisch vom Alkoholdelir abzugrenzen sind:
- pharmakoinduzierte Delire,
- drogeninduzierte Delire,
- Intoxikationen,
- Wernicke-Korsakow-Syndrom,
- Demenz,
- zerebrale Hypoxie,
- zerebrale Insulte und andere vaskuläre Erkrankungen (Aneurismen etc.),
- ZNS-Infektionen,
- metabolische Störungen (z. B. Diabetes mellitus),
- Exsikkose, Fieber,
- Hitzschlag, Verbrennungen,
- Epilepsie,
- kardiale Schädigungen und Infarkte,
- extra- und intrakranielle Tumoren und Karzinome,
- subdurale/intrazerebrale Hämatome sowie
- Traumen.

Therapie

Das Alkoholdelir ist in jedem Fall ein Notfall und unbedingt stationär behandlungspflichtig. Ausreichendes Monitoring (Herz-Kreislauf-Funktion etc.) ist sicherzustellen. Medikamentös werden die selben Medikamente wie auch zur Therapie des Alkoholentzugssyndroms eingesetzt (s. Kap. 3.5.1, Pharmakologische Optionen, S. 69; Soyka et al. 2008), häufig aber in höherer Dosierung. Benzodiazepine vom Typ Diazepam können bei schwersten Deliren in Dosen von mehreren 100 mg notwendig werden! Meist sind aber Dosen von 20 bis 60 mg/Tag ausreichend. Bei schweren Erregungszuständen können neben Benzodiazepinen und Clomethiazol auch Neuroleptika in Kombination gegeben werden zur Dämpfung der Agitation und der psychotischen Symptomatik, vorzugsweise Haloperidol (5 bis 10 mg/Tag).

3.5.3 Alkoholhalluzinose

Bei der Alkoholhalluzinose handelt es sich um eine im Vergleich zum Alkoholdelir eher seltene Alkoholpsychose, die Prävalenz unter Alkoholabhängigen beträgt etwa 0,7% (Soyka 2006; 2008a; 2008b).

Klinik

Die klinische Symptomatik ähnelt der einer akuten paranoiden Schizophrenie. Im Gegensatz zum Alkoholdelir fehlen Bewusstseins- und Orientierungsstörungen, es liegt später auch keine Amnesie für das psychotische Erleben vor. Typischerweise entwickeln sich sehr akut akustische Halluzinationen meist bedrohlichen oder beschimpfenden Inhalts, seltener treten auch optische Halluzinationen hinzu. Die weiteren Leitsymptome sind starke Angst sowie paranoide Gedanken, meist Verfolgungs- oder gelegentlich Eifersuchtsideen. Symptome des Alkoholentzugssyndroms sind bei Alkoholhalluzinose eher schwach oder fehlen völlig (Zittern, Schwitzen). Die zeitlichen Bindungen an den Alkoholentzug scheinen nicht so eng wie beim Alkoholdelir zu sein, die meisten Patienten erkranken aber doch nach stärkeren Alkoholexzessen innerhalb der ersten Tage der Abstinenz.
Wegen der Akuität der Psychose ist der Patient oft suizidal, gelegentlich auch fremdaggressiv. Eine stationäre Behandlung ist fast immer notwendig. Meist klingt die Alkoholhalluzinose innerhalb weniger Ta-

ge bis Wochen ab, in etwa 10 % der Fälle chronifiziert die Psychose aber auch und ist dann von chronischen Schizophrenien schwierig zu differenzieren (Glass 1989).

Differenzialdiagnose

Differenzialdiagnostisch ist die Alkoholhalluzinose vor allem von der paranoiden Schizophrenie abzugrenzen (Tab. 3-4). Das Fehlen anderer schizophrenietypischer, psychopathologischer Symptome, wie psychotische Ich-Störungen und Denkstörungen, kann die Differenzialdiagnose erleichtern, außerdem natürlich die positive Alkoholanamnese. Allerdings haben auch Schizophrene ein erhebliches, etwa vierfach erhöhtes Risiko für Alkoholismus (Soyka et al. 2008).
Die Pathophysiologie der Alkoholhalluzinose ist unklar, eine genetische Belastung mit Schizophrenie spielt wahrscheinlich keine Rolle. Auch eine Dysfunktion des dopaminergen Systems ist bislang nicht wirklich belegt. Kasuistisch wurde eine (reversible) Dysfunktion des Thalamus in Studien beschrieben (Soyka et al. 2000; 2005).

Therapie

In den meisten Fällen ist eine stationäre Behandlung nicht zu umgehen. Es liegen kaum kontrollierte Untersuchungen zur Therapie der Alkoholhalluzinose vor. In den meisten Fällen werden hochpotente Neuroleptika gegeben (Soyka et al. 2007; 2008), meist mit gutem Erfolg. Die Senkung der Krampfschwelle durch Neuroleptika vom Typ Haloperidol scheinen bei Patienten mit Alkoholhalluzinose eher keine Rolle zu spielen (Soyka et al. 1992). Im Übrigen ist mit den selben Nebenwirkungen wie bei anderen Patienten zu rechnen. Vor kurzem wurde eine, methodisch allerdings unbefriedigende, placebokontrollierte Untersuchung publiziert, nach der Valproinsäure in der Therapie der Alkoholhalluzinose erfolgreich sein soll (Aliyev u. Aliyev 2008). Als Standardtherapie kann Valproinsäure allerdings noch nicht empfohlen werden.
Nach Abklingen der Alkoholhalluzinose ist die Prognose bei Alkoholabstinenz gut, eine psychopharmakologische Dauerbehandlung nicht indiziert. Allerdings ist bei erneutem Alkoholkonsum das Rezidivrisiko hoch.

3.5.4 Paranoide Störungen bei Alkoholkrankheit (Eifersuchtswahn)

Paranoide Symptome und Störungen bei Alkoholabhängigen sind insgesamt nicht selten, treten aber meist im Kontext der Alkoholhalluzinose auf. Unter den isolierten paranoiden Störungen bei Alkoholabhängigkeit kommt dem Eifersuchtswahn die größte Bedeutung zu (Soyka 1992; 2006). Der in früheren Diagnosesystemen als eigenständige Entität geführte „alkoholische Eifersuchtswahn", wird in der ICD-10 als alkoholbedingte psychotische Störung (ICD-10 F50) genannt. Als Symptome der psychotischen Störung sind dabei ein Beginn der psychotischen Symptome während des Substanzgebrauchs oder innerhalb von zwei Wochen nach Substanzgebrauch, eine Dauer der Symptome von mindestens 48 Stunden aber nicht länger als 6 Monaten aufgeführt.
Der Eifersuchtswahn betrifft fast ausschließlich Männer. Die früher als obligat angesehene Assoziation mit Potenzstörung ist letztlich nicht belegt (Soyka 2006). Die

Tab. 3-4 Differenzialdiagnostische Abgrenzung der Alkoholhalluzinose von der paranoiden Schizophrenie.

Kriterium	Alkoholhalluzinose	Schizophrenie
Beginn	akut	oft schleichend
Alter bei Erstmanifestation	ca. 40–50 Jahre	meist vor dem 30. Lebensjahr, selten nach dem 40. Lebensjahr
Prognose	meist gut	sehr oft chronische Verläufe (80–90 %)
Alkoholanamnese	langjährig positiv	kann positiv sein
Familiäre Belastung mit Schizophrenie	nicht erhöht	deutlich erhöht
Psychopathologie		
Stimmenhören	obligat	häufig
Optische Halluzinationen	manchmal	selten
Denkstörungen, Denkzerfahrenheit	sehr selten	häufig Zerfahrenheit
Affektstörungen	ängstlich-depressiv, keine Parathymie	Parathymie
Ich-Störungen	sehr selten	sehr häufig
Neurologische Störungen	möglich, z. B. Tremor, Polyneuropathie	sehr selten

Prävalenz ist unklar, die Prognose offensichtlich schlecht. Gefürchtet sind die bei Eifersuchtskranken häufigen Affekt- und Gewalttaten.

Mitunter klingt der Eifersuchtswahn bei Alkoholabstinenz ab, viele Fälle sind aber chronisch. Neuroleptika können versucht werden, sind aber meist ohne durchschlagenden Erfolg. Therapiestudien oder Katamnesen fehlen weitgehend.

3.5.5 Pathologischer Rausch

Ein sehr seltener aber eindrucksvoller psychiatrischer Notfall bei Alkoholkonsum ist der sogenannte pathologische Rausch. Bei ihm kommt es schon bei mäßiggradiger Alkoholisierung zu psychotischen Verkennungen und Erregungszuständen, die meist mit starker Aggressivität verbunden sind. Die Diagnose wird klinisch sehr selten gestellt und spielt vor allem im Kontext forensischer Fragestellungen eine Rolle. Typischerweise besteht beim pathologi-

schen Rausch für das psychotische Geschehen hinterher eine meist mehrstündige (Teil-)Amnesie, der pathologische Rausch kann in einem Terminalschlaf enden.
Über die Pathophysiologie ist wenig bekannt. Betroffen sind vor allem besonders prädisponierte Individuen mit körperlichen Vorschädigungen, speziell hirnorganischen Erkrankungen wie z. B. Epilepsie. Auch metabolische Störungen (Diabetes mellitus) können eine Rolle spielen, aber auch die Einnahme anderer psychotroper Substanzen. Die Diagnose wird fast immer post hoc gestellt.

Rein symptomatisch können bei Erregungszuständen und Psychosen im alkoholischen Rausch höher potente Neuroleptika vom Typ Haloperidol versucht werden, die einerseits psychomotorisch dämpfen und antipsychotisch wirken, andererseits weniger kreislaufwirksam sind als manche neueren Atypika. Therapiestudien zum pathologischen Rausch fehlen aber weitgehend.

3.5.6 Suizidhandlungen bei Alkoholabhängigkeit

Keine eigentliche Folgeerkrankung, aber ein häufiges Problem bei Alkoholkranken sind Suizidversuche. Die Häufigkeit von Suizidversuchen wurde in der Literatur früher mit 11 bis 15 % angegeben, dürfte nach aktuellen Meta-Analysen aber bedeutend niedriger sein (Soyka u. Küfner 2008). Sie wurde zuletzt auf 2 % geschätzt, was immer noch ein exzessiv gesteigertes Risiko gegenüber der Allgemeinbevölkerung bedeutet. Als Risikofaktor für Suizidalität bei Alkoholabhängigkeit werden ein früher Beginn des Alkoholmissbrauchs, hohe Trinkmengen, eine lange und verfestigte Alkoholanamnese und lange Trinkdauer sowie die Komorbidität mit anderen psychiatrischen Erkrankungen, speziell affektiven Störungen, Persönlichkeits- und Angststörungen genannt. Situativ erscheinen der Verlust und die Trennung von nahen Angehörigen sowie der Zeitraum nach einer Alkoholentzugsbehandlung eine besonders vulnerable Zeit zu sein. Generell spielen Life-Events und Verlustsituationen/Ängste eine große Rolle bei Suizidhandlungen Alkoholkranker. Häufig werden diese auch im alkoholisierten Zustand verübt.

Das therapeutische Vorgehen unterscheidet sich nicht von dem bei anderen psychiatrischen Erkrankungen. Bei akuter Selbst- oder Fremdgefährdung ist selbstverständlich eine stationär-psychiatrische Handlung dringend indiziert. Das weitere Vorgehen hängt von den oben genannten Faktoren ab, speziell auch der Frage einer eventuell vorliegenden komorbiden Störung. Therapeutisch kommt auch hier der weiteren Abstinenz eine entscheidende Bedeutung zu.

Literatur

Aliyev ZN, Aliyev NA. Valproate treatment of acute alcohol hallucinosis: a double-blind, placebo-controlled study. Alcohol Alcohol 2008; 43: 456–9.

Brathen G, Ben-Menachem E, Brodtkorb E, Galvin R, Garcia-Monco JC, Halsz P, Hillbom M, Leone MA, Young AB, EFNS Task Force on Diagnosis and Treatment of Alcohol-Related Seizures. EFNS guideline on the diagnosis and management of alcohol-related seizures: report of an EFNS task force. Eur J Neurol 2005; 12: 575–81.

Caine D, Haliday G, Kril JJ, Harper CG. Operational criteria for the classification of chronic alcoholics: identification of Wernicke's encephalopathy. J Neurol Neurosurgery Psychiatry 1997; 62: 51–60.

D'Onofrio G, Rathlev NK, Ulrich AS, Fish S, Freedland E. Lorazepam for the prevention of recurrent seizures related to alcohol. N Engl J Med 1999; 340: 915–9.

Gerlach A, Oehm E, Wattchow J, Ziyeh S, Glocker FX, Els T. Use of high-dose cortisone in a patient with Marchiafava-Bignami disease. J Neurol 2003; 250: 758–60.

Glass IB. Alcohol hallucinosis: a psychiatric enigma – I. The development of an idea. Br J Addict 1989; 84: 29–41.

Harper C, Fornes P, Duyckaerts C, Lecomte D, Hauw J-J. An international perspective on the prevalence of the Wernicke-Korsakoff syndrome. Metabolic Brain Disease 1995; 10: 17–24.

Helenius J, Tatlisumak T, Soinne L, Vallane L, Kaste M. Marciafava-Bignami disease: two cases with favourable outcome. Eur J Neurol 2001; 8: 269–72.

Hillbom M, Pieninkeroinen I, Leone M. Seizures in alcohol-dependent patients: epidemiology, pathophysiology and management. CNS Drugs 2003; 17: 1013–30.

Holtkamp M. Management von epileptischen Anfällen, Epilepsien bei erhöhtem Alkoholkonsum. Klinische Merkmale und therapeutisches Vorgehen. Psychoneuro 2008; 34: 251–56.

Krebs M, Leopold K, Richter C, Kienast T, Hinzpeter A, Heinz A, Schäfer M. Levetiracetam for the treatment of alcohol withdrawal syndrome: an open-label pilot trial. J Clin Psychopharmacol 2006; 26: 347–49.

Lowenstein DH, Alldregde BK. Status epilepticus. N Engl J Med 1998; 338: 970–6.

Mayo-Smith MF. Pharmacological management of alcohol withdrawal. A meta-analysis and evidence-based practice guideline. American Society of Addiction Medicine Working Group on Pharmacological Management of Alcohol Withdrawal. JAMA 1997; 278: 144–51.

Schik G, Wedegaertner FR, Liersch J, Hoy L, Emrich HM, Schneider U. Oxcarbazepine versus carbamazepine in the treatment of alcohol withdrawal. Addict Biol 2005; 10: 283–8.

Shaw JM, Kolesar GS, Sellers EM, Kaplan HL, Sandor P. Development of optimal treatment tactics for alcohol withdrawal. I. Assessment and effectiveness of supportive care. J Clin Psychopharmacol 1981; 1: 382–7.

Soyka M. Zur Klinik des Eifersuchtswahns. In: Kaschka WP, Lungershausen E (Hrsg). Paranoide Störungen. Tropon-Symposion Bd. VII. Berlin, Heidelberg, New York: Springer 1992; 53–65.

Soyka M. Alkoholhalluzinose und Eifersuchtswahn. Fortschr Neurol Psychiat 2006; 74: 346–57.

Soyka M. Prevalence of delirium tremens. Am J Addict 2008a; 17: 452.

Soyka M. Prevalence of alcohol-induced psychotic disorders. Eur Arch Psychiat Clin Neurosci 2008b; 258: 317–18.

Soyka M, Küfner H. Alkoholismus – Missbrauch und Abhängigkeit. 6. Aufl. Stuttgart: Thieme 2008.

Soyka M, Stohler R. Psychische Störungen infolge anderer psychotroper Substanzen. In: Hewer W, Rössler W (Hrsg). Akute psychische Erkrankungen. Management und Therapie. 2. Aufl. München, Jena: Urban und Fischer 2007; 261–292.

Soyka M, Botschev C, Völcker A. Neuroleptic treatment in alcohol hallucinosis: no evidence for increased seizure risk. J Clin Psychopharmacology 1992; 12: 66–7.

Soyka M, Dresel S, Horak M, Rüther T, Tatsch K. PET and SPECT findings in alcohol hallucinosis: case report and superbrief review of the pathophysiology of this syndrome. World J Biol. Psychiatry 2000; 1: 215–8.

Soyka M, Morhart-Klute V, Horak M. A combination of carbamazepine/tiapride in outpatient alcohol detoxification. Results from

an open clinical study. Eur Arch Psychiatry Clin Neurosci 2002; 252: 197–200.
Soyka M, Koch W, Tatsch K. Thalamic hypofunction in alcohol hallucinosis: FDG PET findings. Psychiatry Res Neuroimaging 2005; 30: 259–62.
Soyka M, Schmidt P, Franz M, Barth T, de Groot M, Kienast T, Reinert T, Richter T, Sander G. Treatment of alcohol withdrawal syndrome with a combination of tiapride/ carbamazepine: results of a pooled analysis in 540 patients. Eur Arch Psychiatry Clin Neurosci 2006; 256: 395–401.
Soyka M, Täschner B, Clausius N. Neuroleptic treatment of alcohol hallucinosis: case series. Pharmacopsychiatry 2007; 40: 291–92.
Soyka M, Kranzler HR, Berglund M, Gorelick D, Hesselbrock V, Johnson BA, Möller HJ, World Federation of Societies of biological Psychiatry (WFSBP). Guidelines for Biological Treatment of Substance Use and Related Disorders. Part 1: Alcoholism. World J Biol Psychiatry 2008; 9: 6–23.
Thomson AD, Cook CCH, Guerrini I, Sheedy D, Harper C, Marshall EJ. Wernicke's Encephalopathy: ‚Plus ça change, plus c'est la meme chose'. Alcohol Alcohol 2008; 43: 180–6.
Wetterling T, Kanitz RD, Besters B, Fischer D, Zerfass B, John U, Spranger H, Driessen M. A new rating scale for the assessment of the alcohol-withdrawal syndrome (AWS scale). Alcohol Alcohol 1997; 32: 753–60.
Williams D, McBride AJ. The drug treatment of alcohol withdrawal symptoms: a systematic review. Alcohol Alcohol 1998; 33: 103–15.

4 Opioide

Markus Backmund

Unter Opioiden werden halb- und vollsynthetische Substanzen sowie die körpereigenen Substanzen – die Endorphine – zusammengefasst, die morphinartig wirken. Drogennotfälle können durch beabsichtigte oder akzidentielle Überdosierung der Opioide oder durch Opioidentzugssyndrome bei bestehender Opioidabhängigkeit entstehen.

4.1 Wirkung

Opioide sind die besten Schmerzmittel. Somatische Schmerzen sind in der Medizin ein sehr wichtiger Grund für eine Behandlung mit Opioiden. Seit 1965/66 werden Opioide zudem wieder in der Behandlung Opioidabhängiger, insbesondere Heroinabhängiger eingesetzt (Dole u. Nyswander 1965). Bevor die Opiaterhaltungstherapie in den 1920er Jahren verboten wurde, war sie vom Ende des 19. Jahrhunderts bis in die 1920er Jahre bei Morphiumabhängigen Standard, da nach allgemeiner medizinischer Auffassung einige Patienten dauerhaft Opiate benötigten (Binswanger-Jena 1924; Übersicht bei Ullmann 2001).

Zentrale Wirkungen der Opioide sind
- Analgesie,
- Sedation, Hypnose, Narkose,
- Atemdepression, Atemstillstand,
- Gefühl der Wärme und Euphorie,
- antitussive Wirkung,
- emetische Wirkung (Früheffekt),
- antiemetische Wirkung (Späteffekt),
- Anxiolyse,
- Temperatursenkung (Hypothermie),
- Blutdrucksenkung (Hypotonie),
- Pulsfrequenzsenkung (Bradykardie) und
- Miosis.

Periphere Wirkungen der Opioide sind
- Obstipation,
- Steigerung des Tonus der glatten Muskulatur,
- Konstriktion der Ureter,
- Kontraktion der Blasenmuskulatur und des Sphinkter vesicae (Harnverhaltung) und
- Kontraktion der Gallenblasenmuskulatur und des Sphinkter oddi.

4.2 Überdosierung und Intoxikation

Neben Diacetylmorphin (Heroin) werden auch andere Opioide bei intoxikierten Drogabhängigen gefunden. Vor allem sind dies Methadon und Levomethadon und andere Substitutionsmittel (Tab. 4-1), aber auch Opioide, die z. B. zur Analgesie bei chronischen Schmerzen als Pflaster angewandt werden. Häufig handelt es sich bei den Drogennotfällen um Mischintoxikationen.

Tab. 4-1 Substitutionsmittel bei Opioidabhängigkeit.

Substanz	Bemerkungen	Präparate
Methadonhydrochlorid	Substitutionsmittel 1. Wahl	wird in der Apotheke meist als 1 % Lösung hergestellt; Methaddict®, Tabletten; Eptadone®, 0,5 % Lösung
Levomethadon	Substitutionsmittel 1. Wahl	L-Polamidon®, 0,5 % Lösung
Buprenorphin	Substitutionsmittel 1. Wahl	Subutex®, Sublingualtabletten
Buprenorphin/Naloxon	Substitutionsmittel 1. Wahl	Suboxone®, Sublingualtabletten
Dihydrocodein	Substitutionsmittel 2. Wahl	als 1,5 % oder 2,5 % Lösung in der Apotheke hergestellt
Diacetylmorphin	Substitutionsmittel 2. Wahl	
retardierte Morphine	zugelassen in der Schweiz und Österreich	

4.2.1 Prävalenz und Risikofaktoren von Überdosierungen

Nach zehnjährigem Drogenkonsum musste jeder dritte Opioidabhängige (34,7 %) mindestens einmal notfallmäßig wegen einer Überdosierung behandelt werden (Backmund et al. 2009). Eventuell liegen die Zahlen sogar höher: In San Francisco berichteten fast doppelt so viele Heroinabhängige (73 %) von einer Überdosis (Davidson et al. 2002). In dieser Studie war nach Überdosierungen insgesamt gefragt worden, also auch nach Überdosierungen, zu denen keine Rettungssanitäter gerufen wurden oder bei denen eine intensivmedizinische Behandlung notwendig war.
Überdosierungen können akzidentiell auftreten oder suizidal beabsichtigt sein.

Überdosierungen sind in den Ländern mit niedriger HIV-Prävalenz eine der Haupttodesursachen bei Drogenabhängigen (s. Kap. 4.4, S. 87; Odegard et al. 2007). Als Risikofaktoren werden intravenöser Konsum und Konsum mehrerer psychotroper Substanzen und die Schwere der Abhängigkeit genannt (Best et al. 2000; Hickman et al. 2007; Stewart et al. 2002).
Intoxikationen zählen zu den häufigsten Notarzteinsätzen. Mindestens jeder zehnte Einsatz führt den Notarzt zu einem schwer intoxikierten Patienten: Von 110 473 Notarzteinsätzen wurde bei 12 563 (11,4 %) eine Intoxikation diagnostiziert (Backmund 1999a; Backmund et al. 2009). Unter Umständen können Intoxikationen schwierig zu erkennen sein, wenn mögliche Komplikationen im Vordergrund stehen, insbesondere dann, wenn die Pa-

tienten unauffällig gekleidet sind, nicht dem Klischee eines Drogenabhängigen entsprechen und keine Einstichstellen erkennbar sind (Backmund 1999a; Backmund et al. 2009). Die Diagnose Abhängigkeitserkrankung wird gar nicht selten erst im Krankenhaus auf der Intensivstation gestellt (Brewer et al. 1994; Spies et al. 1996). Bei 25 % der polytraumatisierten Jugendlichen wurden im Urin Alkohol oder illegale Drogen festgestellt (Gordon et al. 1996).

Heroinabhängige sind besonders nach Entwöhnungstherapien gefährdet, wenn sie bei einem Rückfall ihre verminderte Toleranz (Darke u. Hall 2003) falsch einschätzen. Dies trifft auch auf Drogenabhängige zu, die aus der Haft entlassen werden, wenn sie dort gegen ihren Willen entgiftet wurden. Ein hohes Intoxikationsrisiko besteht außerdem bei unerfahrenen Heroinkonsumenten (Heckmann et al. 1993). Die wechselnde Reinheit des Heroins auf dem Schwarzmarkt, die bei sichergestellten Kleinstmengen von einem Gramm Heroin zwischen 1 % und 100 % schwankt, kann zu unbeabsichtigten Überdosierungen führen und stellt einen Todesfaktor dar (Darke u. Hall 2003). Sowohl bei tödlichen als auch bei überlebten Überdosierungen wurden bei 62 % bis 72 % verschiedene psychotrope Substanzen gefunden (Backmund et al. 1999; Darke u. Hall 2003; Darke u. Zador 1996).

Wenn von Heroinabhängigkeit gesprochen wird – bzw. nach ICD-10-Kriterien die Diagnose „Psychische und Verhaltensstörungen durch Opioide" (F 11.2) gestellt werden kann – so werden meistens verschiedene psychotrope Substanzen konsumiert und in der Regel können weitere Abhängigkeitserkrankungen diagnostiziert werden. Neben der Nikotinabhängigkeit – über 90 % der Heroinabhängigen rauchen (Backmund et al. 1999b) – wird am häufigsten eine zusätzliche Abhängigkeit von Benzodiazepinen bei 27 % bis 46 % gefunden (Backmund et al. 2001; Backmund et al. 2005a; Swensen et al. 1993), wobei die Häufigkeit eher unterschätzt wird (Thirion et al. 2001). Beschrieben wurde bei tödlichen Überdosierungen ein Beikonsum von anderen Substanzen zwischen 71 bis 92 % (Cook et al. 1998; Perret et al. 2000; Schmidt-Kittler u. von Meyer 2000). In 26 bis 72 % dieser Fälle wurden Benzodiazepine identifiziert (Darke u. Zador 1996; Perret et al. 2000; Schmidt-Kittler u. von Meyer 2000). In der Drogennotfallstudie in Hamburg und Bremen (Heckmann et al. 1993) wurden neben einem Opioid Benzodiazepine (19–24 %), Barbiturate (20–30 %) und Alkohol (28–34 %) gefunden. In den bivariaten Analysen wurden als mögliche Risikofaktoren ein täglicher Konsum von Haschisch, Benzodiazepinen, Barbituraten, nicht aber von Alkohol ermittelt. In der logistischen Regressionsanalyse wurden Haschisch und Barbiturate als unabhängige Risikofaktoren bestätigt, nicht aber der tägliche Konsum von Benzodiazepinen und die Art des Opioids (Backmund et al. 2009). Statistisch neutralisieren sich diese beiden Variablen in der Regressionsanalyse. Insgesamt kann bekräftigt werden, dass der tägliche Konsum einer weiteren psychotropen Substanz die Wahrscheinlichkeit einer Überdosierung erhöht. Das polytoxe Konsummuster ist riskant und könnte Ausdruck der Schwere der Störung und eventuell von Lebensmüdigkeit sein. Dazu passend und in Übereinstimmung mit der Drogennotfallstudie (Heckmann et al. 1993) wurde eine längere Dauer des Heroinkonsums als unabhängiger Risikofaktor gefunden. Allerdings ist zu beachten, dass unabhängig von der Dauer jüngere Heroinabhängige – wahrscheinlich aufgrund ihrer Unerfahrenheit – besonders gefährdet sind (Cook et al. 1998). Übereinstimmend damit, dass Drogentote häufig in einsamer Umgebung in der Wohnung gefunden werden (Heckmann et al. 1993), scheinen drogenabhängige Partner vor Überdosierungen schützen zu können.

In der multiplen logistischen Regressionsanalyse bestätigten sich als unabhängige **Risikofaktoren** beziehungsweise Prädiktoren für eine Notfallbehandlung:
- Suizidversuche in der Vorgeschichte,
- keinen drogenabhängigen Partner haben,
- längere Dauer des Heroinkonsums,
- täglicher Haschkonsum und
- täglicher Barbituratkonsum.

Täglicher Benzodiazepinkonsum erreichte keine Signifikanz mehr. Bei schrittweisem Hinzufügen der einzelnen Variablen wurde deutlich, dass dies auf die Wirkung der Variablen „Art des Opioids bei Aufnahme" zurückzuführen ist. Ein Benzodiazepinkonsum ist hochsignifikant mit der DHC-Einnahme korreliert. Ein jüngeres Alter als 34 Jahre zeigte sich in der Regressionsanalyse als Risikofaktor für eine Notfallbehandlung ($p < 0{,}05$; Backmund et al. 2009).

4.2.2 Symptome der Opioidintoxikation

Die Symptome der Intoxikation können von den Wirkungen abgeleitet werden (s. Kap. 4.1, S. 79). Die Schwere des Intoxikationssyndroms hängt davon ab, wie das Opioid eingenommen wurde, wie viel in welcher Zeit aufgenommen wurde und ob eine Abhängigkeit vorliegt oder nicht. Trinken die Patienten ein langwirksames Opioid in hoher Dosis, werden sie müde, somnolent, die Atemfrequenz verlangsamt sich; schließlich werden sie komatös, es tritt eine Cheyne-Stokes-Atmung oder ein Atemstillstand ein. Wird Heroin intravenös in hoher Dosis injiziert, wird das Atemzentrum sofort gelähmt und es sind die Leitsymptome der schweren Opioidintoxikation zu erkennen:
- Miosis (stecknadelkopfgroße Pupillen),
- Atemstillstand oder Cheyne-Stokes-Atmung und
- Bewusstlosigkeit/Koma.

Tabelle 4-2 zeigt die wichtigsten Symptome und mögliche Komplikationen, die bei Opioidintoxikationen auftreten können.

4.2.3 Therapie der Opioidintoxikation

Präklinische Akuttherapie

Die Akuttherapie richtet sich nach der Symptomatik. Diagnostisch wird nach der **ABC-Regel** vorgegangen:
A – Atmung
B – Bewusstsein
C – Circulation

Wie bereits beschrieben sind bei einer schweren Opioidintoxikation die Leitsymptome Miosis, Atemlähmung und Koma zu erkennen. Häufig kann der Carotispuls noch getastet werden. Die Reflexe können nur noch schwer oder gar nicht mehr ausgelöst werden. In Deutschland ist das Notarztsystem in den Großstädten so gut vernetzt, dass innerhalb von wenigen Mi-

4 Opioide

Tab. 4-2 Symptome und mögliche Komplikationen bei Opioidintoxikationen.

Symptome	mögliche Komplikationen
• Müdigkeit • Somnolenz • Koma	• toxisches Lungenödem
• verlangsamte Atmung • Cheyne-Stokes-Atmunng • Atemstillstand	• Hirnödem
• Hyporeflexie • Areflexie	• Rhabdomyolyse mit akutem Nierenversagen
• Bradykardie • Areflexie	• zerebraler Krampfanfall • Status epilepticus
• Hypotonie	• Aspiration
• Hypothermie	
• Hypalgesie • Analgesie	
• Miosis	
• Emesis	

nuten der Notarzt am Einsatzort eintrifft. Drogenkonsumenten werden darüber informiert, dass ein sofortiger Hilferuf lebensrettend ist. Dadurch findet der Notarzt bei Eintreffen meist die oben beschriebene Situation vor.

Die entscheidende Therapie besteht in der sofortigen Beatmung, am besten Intubation und manueller, später maschineller Beatmung mit reinem Sauerstoff. Eine Medikation zur Intubation ist meistens nicht notwendig. Wird komplizierend ein toxisches Lungenödem diagnostiziert, muss mit positiv endexpiratorischem Druck (PEEP) beatmet werden. Medikamentös werden 40 mg Furosemid und 250 mg Prednisolon oder Methylprednisolon intravenös appliziert. Eine Bradykardie mit einer Frequenz von weniger als 35/min wird mit 0,5 mg Atropin intravenös behandelt. Bei ausbleibendem Erfolg und einer instabilen Blutdrucksituation von < 70 mmHG systolisch wird Epinephrin 1:1 000 fraktioniert langsam intravenös bis zum Anstieg des Blutdruckes und der Herzfrequenz verabreicht. Tritt eine Asystolie auf, muss sofort mit der Reanimation begonnen werden. Sehr selten wird bei der Opioidintoxiation ein zerebraler Krampfanfall oder ein Status epilepticus beobachtet. Häufiger muss mit Aspiration gerechnet werden, die durch den Früheffekt der Opioide verursacht sein kann. Hier muss vor der Intubation

die Mundhöhle ausgeräumt werden und unter Absaugen intubiert werden.
Bei akuter Opioidintoxikation kann alternativ primär Naloxon langsam intravenös appliziert werden. 0,4 mg Naloxon werden 1:10 mit NaCl 0,9% verdünnt und langsam fraktioniert injiziert. Mit Komplikationen muss dabei gerechnet werden: So kann Naloxon ein akutes Entzugssyndrom mit Erbrechen und Aspiration auslösen; auch Krampfanfälle und eine Asystolie oder eine toxisches Lungenödem sind beschrieben worden (s. Kap. 12.3.2, S. 188; Osterwalder 1996). Bei sofortiger vitaler Wiederherstellung kann ein akuter Erregungszustand mit Aggression gegenüber den Behandlern gefährlich werden (Backmund 1999b). Da die Halbwertszeit von Naloxon deutlich kürzer ist als die von Methadon, aber auch die von Heroin, kann der Patient nach erfolgreicher Behandlung mit Naloxon erneut komatös werden. Eine Überwachung ist daher immer notwendig; diese wird leider von den Patienten nach Wiedererlangen des Bewusstseins eventuell verweigert.

Tabelle 4-3 fasst die wichtigsten Schritte des präklinischen Vorgehens noch einmal zusammen.

Stationäre Therapie

Wurde präklinisch Naloxon erfolgreich als Therapie eingesetzt, sollte der Patient stationär 24 Stunden überwacht werden. Wurde intubiert und beatmet, gilt es, Atmung und Herzkreislauf bis zum Abklingen der Intoxikation weiter zu überwachen und die Komplikation eines akuten Lungenversagens oder eines Nierenversagens zu verhindern. Dies gelingt durch frühzeitige Intubation und Beatmung bzw. Beatmung mit PEEP bei toxischem Lungenödem. Weitere notwendige Maßnahmen sind die forcierte Diurese mit Furosemid, wobei der Behandlung des akuten Lungenversagens mit Flüssigkeitsrestriktion Vorrang gegeben werden muss, Flüssigkeitsbilanzierung und Ausgleich des Säure-Basen-Haushalts sowie bei Vorliegen einer Aspirationspneumonie die antibiotische Behandlung mit einem Carbapenem (Imipenem oder Meronem) oder Clindamycin plus Cefotaxim plus Sulbactam. Katecholamine müssen bei insuffizienter Herz-Kreislauf-Situation oder Schock gegeben werden.

Eine Suizidalität muss psychiatrisch ausgeschlossen werden. Die Gelegenheit, den Patienten darüber aufzuklären, wie eine Überdosis vermieden werden kann, sollte genutzt werden. Eventuell entsteht durch das lebensgefährliche Ereignis die Motivation, Unterstützung und therapeutische Hilfe anzunehmen. In diesen Fällen besteht die Chance, einen Kontakt zum Suchthilfesystem zu vermitteln.

Therapieoptionen sind eine sofortige Entgiftungsbehandlung mit anschließender Entwöhnungsbehandlung oder eine qualifizierte Substitutionsbehandlung mit psychosozialer Betreuung. Mögliche psychiatrische Erkrankungen können so diagnostiziert und adäquat psychotherapeutisch und medikamentös behandelt werden (s. Kap. 4.6, S. 90).

4.3 Entzugssyndrom

4.3.1 Symptome

Das Opioidentzugssyndrom verläuft in fünf Phasen (Tab. 4-4, S. 86). Die Symptome des Opioidentzugssyndroms können

Tab. 4-3 Präklinisches Vorgehen bei Opioidintoxikation.

Symptomatik	Maßnahmen
Atmung regelrecht, Herz-Kreislauf stabil	• stabile Seitenlage • Sicherung der Atmung; evtl. Guedel-Tubus • 4–6 l Sauerstoff über Maske • Venenverweilkanüle legen • Blutzucker bestimmen • Elektrolytlösung infundieren • EKG anlegen
Ateminsuffizienz, Atemstillstand bei noch tastbarem Carotispuls*	• Masken- und Beutelbeatmung • Intubation und Beatmung mit reinem Sauerstoff mit Beutel, später maschinell
Bradykardie*	• Atropin 0,5 mg i. v. • bei Erfolglosigkeit Epinephrin i. v.
Asystolie, Herz-Kreislauf-Stillstand	• kardiopulmonale Reanimation
toxisches Lungenödem	• Furosemid 40 mg i. v. • Prednisolon 250 mg i. v. • Beatmung mit PEEP
zerebraler Krampfanfall; Status epilepticus	• 10–40 mg Diazepam i. v. • falls Status nicht durchbrochen werden kann: Barbituratnarkose mit Thiopental 125 mg als Einleitung und kontrollierte Beatmung

* alternativ: Naloxon 0,4 mg 1:10 in NaCl 0,9 % fraktioniert i. v.

von den Wirkungen der Opioide abgeleitet werden, da sie diesen gegensinnig sind. Einen guten Überblick über das Entzugssyndrom können Entzugsskalen geben (Tab. 4-5, S. 87). Der Schweregrad des Symptoms kann von „gar nicht" (= 0 Punkte) bis „stark" (= 3 Punkte) reichen. Maximal können 30 Punkte erzielt werden: Bei Werten bis zu 10 Punkten spricht man von einem leichten Entzugssyndrom, bei 11–20 von einem mittelschweren und bei Werten über 20 Punkten von einem schweren Entzugssyndrom.

4.3.2 Therapie

Ein Opioidentzugssyndrom kann auf zwei verschiedene Art und Weisen entstehen: Die regelmäßige Heroinzufuhr wird unterbrochen – z. B. durch Verhaftung oder weil es nicht gelingt, Heroin aufzutrei-

Tab. 4-4　Die fünf Phasen des Opioidentzugssyndroms.

Phase	
Phase 1	• Verlangen nach Drogen, Craving
Phase 2	• Gähnen, Niesen • kalt/warm fühlen • laufende Nase • tränende Augen • feuchte Haut
Phase 3	• Mydriasis • Muskelschmerzen • Gliederschmerzen • Appetitlosigkeit • Schüttelfrost/Hitzewallungen
Phase 4	• Schlaflosigkeit • Blutdruckanstieg • Pulsfrequenzanstieg • Temperaturanstieg • Übelkeit
Phase 5	• Erbrechen • Durchfall • Gewichtsverlust

ben – oder es werden versehentlich Substanzen eingenommen, die antagonistisch wirken und dadurch ein akutes Entzugssyndrom auslösen. Dies geschieht, wenn Substanzen wie Tilidin plus Naloxon oder Buprenorphin plus Naloxon intranvenös appliziert werden.

Ein Opioidentzugssyndrom kann sehr gut mit einem Opoidagonisten wie D-, L-Methadonhydrochlorid oder Levomethadon behandelt werden. Wird eine Substitutionsbehandlung angestrebt, stehen mehrere Medikamente zur Verfügung (s. Tab. 4-1, S. 80). Bei voll ausgeprägtem Entzugssyndrom gelingt es unter Umständen nicht mehr, Medikamente oral einzunehmen. Nicht ungewöhnlich sind extrem schlechte Venenverhältnisse, sodass bei lebensgefährlich schwerem Entzugssyndrom ein zentraler Venenkatheter gelegt werden muss. Über diesen können dann Opioidagonisten injiziert und Flüssigkeit infundiert werden beziehungsweise der Elektrolyt- und der Säure-Basen-Haushalt ausgeglichen werden. Auch wenn ein voll ausgeprägtes, lebensbedrohliches Opioidentzugssyndrom nur sehr selten zu beobachten ist, bedeutet es eine Abwertung und Diskriminierung, das Entzugssyndrom als „nur wie eine Grippe" oder als „harmlos" zu betiteln. Für die Patientinnen und Patienten bedeutet es eine große Not und sie bedürfen ärztlicher Hilfe.

Tab. 4-5 Entzugsskala (objective opioid withdrawal scale; oows).

Symptom	Gar nicht (0 Punkte)	Wenig (1 Punkt)	Mäßig (2 Punkte)	Stark (3 Punkte)
Übelkeit				
Magenkrämpfe				
Muskelkrämpfe/-zucken				
Kältegefühl				
Herzklopfen				
Muskelverspannungen				
Schmerzen				
Gähnen				
tränende Augen				
Schlafstörungen/-losigkeit				

4.4 Mortalität

Unbestritten ist, dass insbesondere intravenös Drogenabhängige eine deutlich höhere Mortalität aufweisen als die gleichaltrige Allgemeinbevölkerung. Eine neuere Studie berechnete ein 17-mal höheres Mortalitätsrisiko Opioidabhängiger gegenüber der Allgemeinbevölkerung (Hickman et al. 2003).
Im Jahr 2000 hatten die Drogentodesfälle in Europa den vorläufigen Höhepunkt erreicht. Bis 2005 fiel die Zahl der Drogentoten durch Überdosierungen von 8 275 auf 6 350 pro Jahr. Von 2003 bis 2005 stieg die Zahl der Drogentoten wieder kontinuierlich auf 6 887 pro Jahr an (Vicente et al. 2009). Dies bedeutet, dass 2005 in Europa 3,9 % aller Todesfälle in der Altersgruppe zwischen 15 und 39 Jahren auf eine Überdosierung zurückzuführen waren (Vicente et al. 2009). In Deutschland erreichte die Zahl der Rauschgifttoten 2000 bisher ihren Höhepunkt, seitdem fiel die Zahl der Toten kontinuierlich (Abb. 4-1). 85 % der Toten waren Männer.
Mehrere Studien belegen, dass sich die Mortalität in Methadonprogrammen gegenüber dem Leben in der Szene deutlich verringert (Dolan et al. 2005; Grönbladh et al. 1990; Gunne u. Grönbladh 1981; Uchtenhagen 1988). In Frankreich ging die Zahl der tödlichen Heroinintoxikationen mit Einführung der flächendeckenden Substitutionsbehandlung mit überwiegend Buprenorphin, aber auch Methadon, im Jahre 1994 deutlich zurück (Lepère et al. 2001). In einer großen Ko-

Teil II: Substanzen

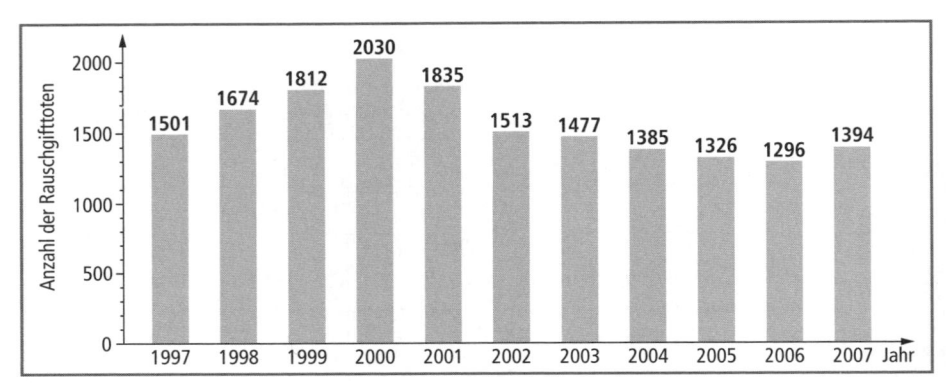

Abb. 4-1 Rauschgifttote in Deutschland 1997–2007 (nach: www.bka.de).

Werte: 1997: 1501; 1998: 1674; 1999: 1812; 2000: 2030; 2001: 1835; 2002: 1513; 2003: 1477; 2004: 1385; 2005: 1326; 2006: 1296; 2007: 1394.

hortenstudie in Spanien von 1992 bis 1999 mit 5 049 Patienten, die alle neun Monate untersucht wurden und von denen 50 % in einem Methadonprogramm waren, starben im Verlauf 1 005 Patienten. Todesursache war in 38 % der Fälle AIDS, in 35 % eine Überdosis und in 27 % ein anderer Grund. Der Hauptfaktor, der hinsichtlich der Todesursache „Überdosis" assoziiert war, war eine fehlende Methadonbehandlung: Die Patienten, die kein Methadon erhielten, hatten ein siebenfach erhöhtes Risiko an einer Überdosis zu sterben. Gleichzeitig starben auch deutlich mehr der Patienten, die nicht im Methadonprogramm waren, an AIDS (4,6-faches Risiko; Brugal et al. 2005).

Die Mortalität in Methadonprogrammen liegt Studien zufolge zwischen 1,0 % und 2,7 % pro Jahr, wobei eine höhere Methadondosis protektiv zu wirken scheint (Maxwell u. Shinderman 2002; Pelet et al. 2005; Reuter u. Küfner 2002). Dies deckt sich auch mit dem Ergebnis der größten prospektiven Studie über die Substitutionsbehandlung in Deutschland. Innerhalb eines Jahres starben 1,1 % der 2 694 untersuchten opioidabhängigen Patienten (Wittchen et al. 2008). Ein erhöhtes Mortalitätsrisiko besteht vor allem zu Beginn einer Substitutionsbehandlung, also in der Zeit, in der die individuell optimale Dosis gesucht wird. Besonders Patienten, die glauben und auch dem Arzt dementsprechend glauben machen wollen, dass sie abhängig sind, bei denen aber in Wirklichkeit die Opiattoleranz noch nicht ausgeprägt ist, sind in der Einstellungsphase stark gefährdet. Daher soll bei der Ersteinstellung mit einer auch für den Nicht-Opiat-Toleranten nicht tödlichen Methadondosis begonnen werden (Ward et al. 1999). Auch nach einer Entzugsbehandlung scheinen die Patienten besonders gefährdet zu sein. Wenn sie rückfällig werden, ist ihnen wohl nicht bewusst, dass sie die Opiattoleranz verloren haben und dass die ihnen vormals vertraute Opiatdosis jetzt tödlich sein kann. In Deutschland wird die Mortalität innerhalb des ersten Jahres nach einer Entzugsbehandlung mit 2,8 % bis 10 % angegeben (Küfner et al. 1999; Zinkler et al. 1998) und liegt somit über der Mortalität während der Methadonbehandlung. Daher muss die Aufklärung über die fehlende oder zumindest verminderte Opiattoleranz nach einer Entzugsbehandlung fester Bestand-

teil der Entzugsbehandlung sein (Backmund et al. 2001).
Langzeitstudien belegen, dass nach 20 bis 33 Jahren 22 % bis 49 % der opioidabhängigen Patienten gestorben sind (Tab. 4-6).

4.5 Häufige somatische Erkrankungen bei Opioidabhängigkeit

Opioidabhängige leiden im Vergleich zur gleichaltrigen Allgemeinbevölkerung überdurchschnittlich häufig an somatischen Erkrankungen. Wie andere Menschen auch erkranken sie an den unterschiedlichsten Krankheiten. Schließlich leiden sie hochsignifikant häufiger an Erkrankungen aufgrund der unsachgemäßen Applikation des Opioids. Hier sind zu nennen: Weichteilinfektionen, Abszesse, tiefe Beinvenenthrombosen, Rhabdomyolyse mit akutem Nierenversagen (Crush-Niere), Endokarditis, Sepsis und viele andere mehr. Bei Verdacht auf Endokarditis kann die Diagnose neben der Suche nach Keimen durch Blutkulturen auch durch eine transösophageale Echokardiographie bei Vegetationen der Trikuspidal- und/oder Pulmonalklappe gesichert werden, selbst wenn die transthorakale Echokardiographie negativ war. Häufig imponiert die Endokarditis auch als Pneumonie durch die von der befallenen Klappe in die Lunge geströmten und abszedierenden Keime (Backmund u. Eichenlaub 2006b). Epidemiologisch kommt den über Blutkontakte übertragenen Hepatitis-C- und HIV-Infektionen besondere Bedeutung zu. Gegen beide Infektionskrankheiten ist eine Impfung derzeit nicht möglich.

4.5.1 Hepatitis C

Das Hepatitis-C-Virus (HCV) wird unter Opioidabhängigen überwiegend durch das gemeinsame Benutzen der Nadeln und Spritzen, aber auch der anderen Utensilien wie Filter, Löffel oder Spülwasser übertragen. Nur in geringem Maße wird es auch sexuell übertragen (Backmund et al. 2003). In Deutschland beträgt die Prävalenz der HCV-Infektion unter Drogenabhängigen zwischen 60 und 90 % (Backmund et al. 2003), in vielen osteuropäischen Staaten bis zu 98 % (Backmund et al. 2003).
Bei optimalem Therapiemanagement mit pegyliertem Interferon einmal pro Woche subkutan und gewichtsadaptierter Gabe von Ribavirin täglich können je nach Ge-

Tab. 4-6 Mortalität Heroinabhängiger im Langzeitverlauf.

Autoren	Anzahl Patienten	Jahre nach Heroinbeginn	gestorben
Hser et al. 2001	581	33 Jahre	284 (49 %)
Rathod et al. 2005	68	33 Jahre	15 (22 %)
Tremorshuizen et al. 2005	899	20 Jahre	243 (27 %)
Manfredi et al. 2006	1214	25 Jahre	271 (22,3 %)

notyp zwischen 50 und 80 % der Patienten erfolgreich behandelt werden. Für Opioidabhängige bietet die Substitutionsbehandlung das beste Therapiesetting (Backmund u. Meyer 2006; Backmund et al. 2006). Diagnostik und Therapie sind speziell für Suchtkranke in den Leitlinien der Deutschen Gesellschaft für Suchtmedizin beschrieben (Backmund et al. 2006).

4.5.2 HIV

Opioidabhängige können sich sexuell und über verunreinigte Spritzen und Nadeln mit dem Human Immunodeficiency Virus (HIV) infizieren. In Deutschland sind 4 bis 6 % der Opioidabhängigen mit dem HIV infiziert (Backmund et al. 2005b). In den osteuropäischen Ländern beträgt die Prävalenz teilweise über 90 %, wobei 90 % davon HCV coinfiziert sind (Backmund 2007). Durch die hochaktive antiretrovirale Therapie (HAART) und die Reduzierung der notwendigen Tabletten auf wenige bis zu einer Tablette pro Tag können Opioidabhängige während der Substitutionsbehandlung sehr erfolgreich behandelt werden. Spezielle Leitlinien für HIV-infizierte Suchtkranke wurden 2008 veröffentlicht (Backmund et al. 2008).

4.6 Häufige psychische Syndrome und Erkrankungen bei Opioidabhängigkeit

Psychische Erkrankungen bei Opioidabhängigen sind sehr häufig beschrieben (Tab. 4-7). Inwieweit diese Erkrankungen unabhängig bereits vor der Opioidabhängigkeit ausgebrochen sind oder Opioide als Selbstheilungsversuch, der zur Opioidabhängigkeit führt, eingesetzt werden, ist oft nicht zu klären.

4.6.1 Affektive Erkrankungen

Sehr häufig leiden Opioidabhängige zusätzlich an Angsterkrankungen, Depressionen oder bipolaren Erkrankungen. Durch die Substitutionsbehandlung kann eine begleitende Psychotherapie und medikamentöse Behandlung erfolgreich angeboten werden.

4.6.2 Psychosen

Opioidabhängige, die an einer Erkrankung aus dem schizophrenen Formenkreis leiden, können sehr gut mit atypischen

Tab. 4-7 Psychische Erkrankungen und Opioidabhängigkeit (nach: Backmund et al. 2001; Krausz et al. 1998; Maremmani et al. 2007; Wurmser 1997).

Erkrankung/Syndrom	Vorkommen in Prozent
Angststörungen	43–46 %
Depressionen, bipolare Erkrankungen	34–46 %
Psychosen	5–15 %
Suizidalität	50 %

Neuroleptika behandelt werden. Durch den täglichen Kontakt wird eine sehr tragfähige Behandlungsbasis geschaffen. Die notwendigen laborchemischen Untersuchungen können ebenso an die Substitutionsbehandlung gekoppelt werden wie die Akuttherapie bei Krisen.

4.6.3 Suizidales Syndrom

Die Schwere der psychischen Erkrankung Opioidabhängiger wird allein dadurch deutlich, dass mehr als die Hälfte bereits vor dem ersten Heroinkonsum Suizidgedanken hatten (Backmund et al. 2001; Krausz et al. 1996). Der größte Schutz besteht während einer Substitutionsbehandlung. Hier können Stimmungsänderungen schnell vom Behandlungsteam wahrgenommen werden. Dennoch sollte auch in regelmäßigen Abständen nach Suizidgedanken gefragt werden. Medikamentös muss bei akuter Suizidalität ein rasch wirksames Benzodiazepin, z. B. Lorazepam 2,5 mg, verabreicht werden und eine Einweisung zur stationären Behandlung in einer psychiatrischen Klinik eingeleitet werden.

Literatur

Backmund M. Diagnostik der Drogenabhängigkeit. Internist 1999a; 40 (6): 597–600.
Backmund M. Drogen- und Alkoholnotfälle im Rettungsdienst. Edewecht: Stumpf & Kossendey 1999b.
Backmund M. Ansprechbarkeit von Drogengebrauchern über Infektionsrisiken für HIV und HCV. Opioidabhängigkeit und HIV-Infektion. Bundesgesundheitsbl 2007; 50: 471–75.
Backmund M, Eichenlaub D. Drogennotfälle. In: Zerkowski HR, Baumann G (Hrsg). HerzAkutmedizin. Darmstadt: Steinkopfverlag 2006a; 591–99.
Backmund M, Eichenlaub D. Drogenendokarditis. In: Zerkowski HR, Baumann G (Hrsg). HerzAkutmedizin. Darmstadt: Steinkopfverlag 2006b; 584–90.
Backmund M, Meyer K. Hepatitis-C-Therapie während der Substitutionsbehandlung. Suchtmed 2006; 8: 115–8.
Backmund M, Pfab R, Rupp P, Zilker T. Häufiger Notfall: Intoxikationen Suchtkranker durch Drogen und psychotrope Substanzen. Der Notarzt 1999; 15: 29–33.
Backmund M, Meyer K, Eichenlaub D, Schütz CG. Predictors for completing an inpatient detoxification program among intravenous heroin users, methadone substituted and codeine substituted patients. Drug Alcohol Depend 2001; 64: 173–80.
Backmund M, Meyer K, Wächtler M, Eichenlaub D. Hepatitis C virus infection in injection drug users in Bavaria: Risk factors for seropositivity. Eur J Epidemiol 2003; 18: 563–8.
Backmund M, Meyer K, Edlin B. Infrequent reinfection after successful treatment for hepatitis C virus infection in injection drug users. Clin Infect Dis 2004; 39: 1540–3.
Backmund M, Meyer K, Henkel C, Soyka M, Reimer J, Schütz CG. Co-consumption of benzodiazepines in heroin users, methadone-substituted and codeine-substituted patients. J Addict Dis 2005a; 24: 17–29.
Backmund M, Meyer K, Henkel C, Reimer J, Wächtler M, Schütz CG. Risk factors and predictors of human immunodeficiency virus infection among injection drug users. Eur Addict Res 2005b; 11: 138–44.
Backmund M, Hinrichsen H, Rossol S, Schütz C, Soyka M, Wedemeyer H, Reimer J. Leitlinien der Deutschen Gesellschaft für Suchtmedizin (DGS e.V.): Therapie der chronischen Hepatitis C bei intravenös Drogengebrauchern. Suchtmed 2006; 8: 129–33.

Backmund M, Bogner J, Rockstroh J, Gölz J, Pauli-Volkert R. Leitlinien der Deutschen Gesellschaft für Suchtmedizin (DGS e.v.), der Deutschen AIDS-Gesellschaft (DAIG) und der Deutschen Arbeitsgemeinschaft niedergelassener Ärzte (DAGNÄ): HIV-Infektion bei intravenös Drogenabhängigen (IVDA). Suchtmed 2008; 10: 187–94.

Backmund M, Schütz C, Meyer K, Edlin BR, Reimer J. The risk of emergency treatment due to overdose in injection users. J Addict Dis 2009; 28: 68–73.

Best D, Man LH, Zador D, Darke S, Bird S, Strang J et al. Overdosing on opiates. Part I: Causes. Drug Alcohol Depend 2007; 89: 176–82.

Binswanger-Jena O. Die Haager Internationale Opium-Konvention und Artikel 69 der Bundesverfassung. Schweiz Med Wschr 1924; 54: 517–22.

Brewer RD, Morris TB, Cole TB. The risk of dying in alcohol related automobile crashes among habitual drunk drivers. N Engl J Med 1994; 331: 513–7.

Brugal MT, Domingo-Salvany A, Puig R, Barrio G, Garcia de Olalla P, de la Fuente L. Evaluating the impact of methadone maintenance programmes on mortality due to overdose and aids in a cohort of heroin users in Spain. Addiction 2005; 100: 981–9.

Cook S, Moeschler O, Katarzyna M, Yersin B. Acute opiate overdose: characteristics of 190 consecutive cases. Addiction 1998; 93: 1559–65.

Darke S, Ross J. Suicide among heroin users: rates, risks factors and methods. Addiciton 2002; 97: 1383–94.

Darke S, Hall W. Heroin overdose: research and evidence-based intervention. J Urban Health 2003; 80: 189–200.

Darke S, Zador D. Fatal heroin ‚overdose': a review. Addiction 1996; 91: 1756–72.

Davidson PJ, Ochoa KC, Hahn JA, Evans JL, Moss AR. Witnessing heroin-related overdoses: the experiences of young injectors in San Francisco. Addiction 2002; 97: 1511–6.

Dolan KA, Shearer J, White B, Zhou J, Kaldor J, Wodak AD. Four-year follow-up of imprisoned male heroin users and methadone treatment: mortality, re-incarceration and hepatitis C infection. Addiction 2005; 100: 820–8.

Dole VP, Nyswander M. A medical treatment for diacethylmorphine (heroin) addiction – a clinical trial with methadone hydrochloride. JAMA 1965; 193: 80–4.

Gordon S, Toepper WC, Blackman SC. Toxicology screening in adolescent trauma. Pediatr Emerg Care 1996; 12: 36–9.

Grönbladh L, Ohlsund S, Gunne LM. Mortality in heroin addiction impact of methadone treatment. Acta Psych Scand 1990; 82: 223–7.

Gunne LM, Grönbladh L. The Swedish methadone maintenance program: a controlled study. Drug Alcohol Depend 1981; 7: 249–56.

Heckmann W, Püschel K, Schmoldt A, Schneider V, Schulz-Schaeffer W, Soellner R, Zenker C, Zenker J. Drogennot- und Todesfälle. Eine differentielle Untersuchung der Prävalenz und Ätiologie der Drogenmortalität. Drogentodesfälle in Berlin, Bremen, Hamburg, Drogennotfälle in Bremen und Hamburg. Baden-Baden: Nomos 1993.

Hickman M, Carrivick S, Paterson S, Hunt N, Zador D, Cusick L, Henry J. London audit of drug-related overdose death: characteristics and typology, and implications for prevention and monitoring. Addiction 2007; 102: 317–23.

Hser YI, Hoffmann V, Grella CE, Aanglin MD. A 33-year follow-up of narcotic addicts. Arch Gen Psychiatry 2001; 58: 503–8.

Krausz M, Degkwitz P, Haasen C, Verthein U. Opioid addiction and suicidality. Crisis 1996; 17: 175–81.

Krausz M, Verthein U, Degwitz P. Prävalenz psychischer Störungen bei Opiatabhängigen mit Kontakt zum Drogenhilfesystem. Nervenarzt 1998; 69: 557–67.

Küfner H, Vogt M, Weiler D. Medizinische Rehabilitation und Methadon-Substitution: Modellprojekt zur Vorbereitung und Durchführung einer ambulanten, medizinischen Rehabilitation von Drogenabhängigen. Baltmansweiler: Schneider-Verlag 1999.

Lepère B, Gourarier L, Sanchez M, Adda C, Peyret E, Nordmann F, Ben Soussen P, Gisselbrecht M, Lowenstein W. Reduction in the number of lethal heroin overdoses in France since 1994. Focus on substitution treatments. Ann Med Interne (Paris) 2001; 152 (Suppl 3): S5–12.

Manfredi R, Sabbatani S, Agostini D. Trend of mortality observed in a cohort of drug addicts of the metropolitan area of Bologna, North-Eastern Italy, during a 25-year-period. Coll Antropol 2006; 30: 479–88.

Maremmani I, Pacini M, Pani P, Perugi G, Deltito J, Akiskal H. The mental status of 1 090 heroin addicts at entry into treatment: should depression be considered a ‚dual diagnosis'? Arch Gen Psychiatry 2007; 13: 31.

Maxwell S, Shinderman MS. Optimizing long-term response to methadone maintenance treatment: a 152-week follow-up using higher-dose methadone. J Addict Dis 2002; 21: 1–12.

Odegard E, Amundsen EJ, Kielland KB. Fatal overdoses and deaths by other causes in a cohort of Norwegian drug abusers – a competing risk approach. Drug Alcohol Depend 2007; 89: 176–82.

Osterwalder JJ. Naloxone – for intoxications with intravenous heron and heroin mixtures – harmless or hazardous? A prospective clinical study. J Clin Toxicol 1996; 34: 409–16.

Pelet A, Doll S, Huissoud T, Resplendino J, Besson J, Favrat B. Methadone maintenance treatment in the Swiss Canton of Vaud: demographic and clinical data on 1,782 ambulatory patients. Eur Addict Res 2005; 11: 99–106.

Perret G, Déglon J-J, Kreek M J, Ho A, La Harpe R. Lethal methadone intoxications in Geneva, Switzerland, from 1994 to 1998. Addiction 2000; 95: 1647–53.

Powis B, Strang J, Griffiths P, Taylor C, Williamson S, Fountain J, Gossop M. Self-reported overdose among injecting drug users in London: extent and nature of the problem. Addiction 1999; 94: 471–8.

Rathod NH, Addenbrooke WM, Rosenbach AF. Heroin dependence in an English town: 33-year follow-up. Br J Psychiatry 2005; 187: 421–5.

Reuter B, Küfner H. Ergebnisse der Methadonsubstitution in Deutschland – eine qualitative und quantitative Zusammenfassung. Suchtmed 2002; 4: 31–45.

Schmidt-Kittler H, von Meyer L. Drogenbedingte Todesfälle 1998. Suchtmed 2000; 2: 103–9.

Spies CD, Neuner B, Neumann T, Blum S, Müller C, Rommelspacher H, Rieger A, Sanft C, Specht M, Hannemann L, Striebel HW, Schaffartzik W. Intercurrent complications in chronic alcoholic men admitted to the intensive care unit following trauma. Intensive Care Med 1996; 22 (4): 286–93.

Stewart D, Gossop M, Marsden J. Reductions in non-fatal overdose after drug misuse treatment: results from the National Treatment Outcome Research Study (NTORS). J Subs Abuse Treat 2002; 22: 1–9.

Swensen G, Ilett KF, Dusci LJ, Hackett LP, Ong RT, Quigley AJ, Lenton S, Saker R, Caporn J. Patterns of drug use by participants in the Western Australian methadone program, 1984–1991. Med J Aust 1993; 159: 373–6.

Termorshuizen F, Krol A, Prins M, van Meijden EJ. Long-term outcome of chronic drug use: the Amsterdam Cohort Study among drug users. Am J Epidemiol 2005; 161: 271–9.

Thirion X, Micallef J, Barrau K, Djezzar S, Sanmarco JL, Lagier G. Observation of psychoactive substance consumption: methods and results of the French OPPIDIUM programme. Eur Addict Res 2001; 7: 32–6.

Uchtenhagen A. Zur Behandlung Drogenabhängiger mit Methadon: züricherische Richtlinien und Auswertung der Therapieresultate. Schweiz Rdsch Med Prax 1988; 77: 351–3.

Ullmann R. Geschichte der ärztlichen Verordnung von Opioiden an Abhängige. Suchttherapie 2001; 2: S20–S27.

Vicente J, Matias J, Hedrich D, Wiessing L. Rebound of overdose mortality in the European Union 2003–2005: Findings from the 2008 EMCDDA Annual Report. Euro Surveill 2009; 14: pii=19088.

Ward J, Hall W, Mattick RP. Role of maintenance treatment in opioid dependence. Lancet 1999; 353: 221–6.

Wittchen HU, Apelt SM, Soyka M, Gastpar M, Backmund M, Gölz J, Kraus MR, Tretter F, Schäfer M, Siegert J, Scherbaum N, Rehm J, Bühringer G. Feasibility and outcome of substitution treatment of heroin-dependent patients in specialized substitution centers and primary care facilities in Germany: a naturalistic study in 2 694 patients. Drug Alcohol Depend 2008; 95: 245–57.

Wurmser L. Die verborgene Dimension: Psychodynamik des Drogenzwangs. Göttingen: Vandenhoeck & Ruprecht 1997.

Zinkler M, Valdes J, von Cranach M, Soyka M. Katamnestische Untersuchung niedrigschwellig entgifteter Opiatabhängiger. Sucht 1998; 44: 25–33.

5 Cannabinoide

Ulrich W. Preuss und Jessica Wei Mooi Wong

Die Wahrscheinlichkeit einer Notfallbehandlung ist bei Personen mit regelmäßigem Cannabiskonsum gehäuft. Bei 450 Konsumenten von Cannabinoiden war das Risiko für eine ambulante Behandlung wegen respiratorischer Probleme um 19%, wegen Verletzungen um 32% und wegen anderer Ursachen um 9% gegenüber Nicht-Konsumenten vermehrt (Polen et al. 1993). Darüber hinaus konnte für diese Personengruppe eine um 50% häufigere Krankenhausbehandlung beobachtet werden, unabhängig von Alter, Geschlecht, Ausbildung oder gleichzeitigem Alkoholkonsum. Somit kann der Konsum von Cannabinoiden als gesundheitlich riskant angesehen werden und belastet das Gesundheitssystem.

5.1 Pharmakologie

Marihuana wird aus den oberen Blättern und Blüten der Hanfpflanze hergestellt, die in drei verschiedenen Formen vorkommt (Cannabis indica, Cannabis sativa, Cannabis ruderalis). Die pharmakologisch wirksame Substanz ist das Δ-9-Tetrahydrocannabinol (THC).

Als Droge wird Cannabis in Form unterschiedlicher Produkte genutzt, mit Bezeichnungen wie Marihuana, Haschisch (hasheesh), Charas, Bhang, Ganja und Sinsemilla. Haschisch und Charas bestehen aus dem Harz, das aus den Blättern und Blüten der weiblichen Pflanze gewonnen wird. Ihr THC-Gehalt reicht von 5 bis 14%. Ganja und Sinsemilla sind die getrockneten Spitzen der weiblichen Pflanze, die durchschnittlich etwa 4–5% THC enthalten. Bhang und Marihuana werden aus den getrockneten Blättern und Blüten von Hanf hergestellt. Deren THC-Gehalt ist sehr variabel und schwankt zwischen 1% und 7%, bei den Blüten und oberen Enden von Blättern kann er sogar zwischen 2% und 30% betragen (Grotenhermen et al. 2007). Haschischöl, eine besonders konzentrierte Cannabiszubereitung, kann zwischen 15% und 50% THC enthalten (Hall u. Solowij 1998).

Über 420 chemische Verbindungen sind aus Marihuana extrahiert worden (Turner 1980), darunter über 61 Cannabinolverbindungen. Δ-9-Tetrahydrocannabinol (THC), als die am meisten pharmakologisch aktive Substanz, wurde 1964 erstmals isoliert und synthetisiert.

THC ist eine hydrophobe und lipophile Substanz. Es wird in erster Linie durch Rauchen aufgenommen und wirkt bei Resorption über die Schleimhäute in dreifach höherer Konzentration als bei oraler Gabe. Zwischen 18% und 50% des verfügbaren THC wird bei Inhalation resorbiert. Die Bioverfügbarkeit von Cannabis beträgt in der Regel etwa 14%, mit einer Schwankung von 1,4 bis 34,5% (Perez-Reyes et al. 1991).

Die subjektive Wirkung tritt beim Rauchen innerhalb von 10 bis 30 Minuten ein.

Im Gegensatz dazu ist der Wirkungseintritt bei oraler Gabe erst nach 30 bis 60 Minuten festzustellen. Über die Lunge inhaliertes THC wird nahezu vollständig resorbiert, die Wirkung einer Zigarette hält in der Regel ca. drei bis vier Stunden an.

In der Regel werden Cannabis-Produkte nicht injiziert, was wegen der Wasserunlöslichkeit dieser Substanzen auch gefährlich wäre.

Nach Beginn der Rauschphase sinkt der THC-Spiegel im Blut relativ schnell ab. Die Eliminationshalbwertszeit wird allerdings mit 30 Stunden bis 4 Tagen angegeben (Johansson et al. 1989). THC wird in den Fettdepots des Körpers gespeichert und verbleibt tage-, teilweise sogar wochenlang im Körper, da es sehr langsam entspeichert wird. Es wird vom Stoffwechsel fast vollständig in das aktive Produkt 11-Hydroxy-THC umgewandelt, das wiederum zu einer inaktiven Verbindung metabolisiert und über den Darm ausgeschieden wird (Jaffe 1990).

THC bindet an Cannabinoidrezeptoren vom Typ 1 und 2 (CB1, CB2). Beide sind G-Protein-gekoppelte (metabotrope) Rezeptoren. Das Vorkommen weiterer Rezeptortypen im Gehirn und in peripheren Körpergeweben ist wahrscheinlich. CB1-Rezeptoren finden sich im ganzen Körper, insbesondere im Zentralnervensystem ist ihre Dichte hoch. Die CB1-Rezeptoren des ZNS sind vornehmlich im Cerebellum, dem Hippocampus und in kortikalen Regionen lokalisiert. Darüber hinaus wurden CB1-Rezeptoren auch in den Nebennieren, Herz, Lunge, Prostata, Ovarien, Uterus, Testes, Knochenmark, Thymus und den Tonsillen gefunden (Galiègue et al. 1995). CB2-Rezeptoren finden sich hingegen vorwiegend auf lymphatischen Zellen (z. B. B-Zellen, „natural killer cells") und sollen die immunmodulatorischen Effekte von Cannabinoiden vermitteln (Stevens 2002). Allerdings gibt es auch Hinweise auf eine Expression von CB2 im Gehirn und eine mögliche Rolle dieser Rezeptoren bei der akuten und chronischen Wirkung von Cannabinoiden (Onaivi 2006).

Pharmakologisch können folgende CB1-vermittelte Cannabinoideffekte beschrieben werden:

- stereospezifische und dosisabhängige Bindung an die Cannabinoidrezeptoren,
- Verminderung der cAMP-Bildung durch Kopplung an ein inhibitorisches G-Protein,
- eine erhöhte Syntheserate von Dopamin und Noradrenalin sowie
- eine verminderte Freisetzung von Acetylcholin.

Die Freisetzung von Dopamin im limbischen System wird mit einer euphorisierenden Wirkung (Belohnungseffekt) in Zusammenhang gebracht. Der genaue Wirkungsmechanismus der Cannabinoide ist bisher allerdings noch nicht geklärt. Dennoch haben diese Substanzen eine Fülle von Effekten, die höchstwahrscheinlich nicht nur über die beiden bekannten Rezeptoren vermittelt werden (Onaivi 2007).

Die akute Toxizität von Cannabinoiden ist eher niedrig. Letale Intoxikationen sind beim Menschen bisher nicht berichtet (Grotenhermen 2007). Bei Ratten betrug die mittlere letale Dosis (LD50) oral gegebenen THCs 800–1900 mg/kg. Keine Letalität wurde hingegen bei Hunden in Dosierungen bis 3 000 mg/kg und bei Affen bis 9 000 mg/kg gefunden (Thompson et al. 1973).

5.2 Klinik

Die wichtigsten akuten Wirkungen von Cannabinoiden sind in Tabelle 5-1 zusammengefasst.

Tab. 5-1 Die akuten Wirkungen von Cannabinoiden: somatische Symptome.

• trockener Mund und Rachen
• Mydriasis, konjuktivale Injektion („rote Augen")
• Herzfrequenzerhöhung, Blutdruckveränderungen
• Muskelentspannung
• Bewegungsstörungen und Schwindel (besonders beim Aufstehen)
• niedrigere Hauttemperatur (Kältegefühl)
• verminderter Augeninnendruck
• bei Überdosierung auch Kreislaufprobleme und Erbrechen

5.3 Somatische Konsequenzen des Cannabiskonsums

5.3.1 Respiratorisches System

Respiratorische Risiken und karzinogene Effekte des Cannabiskonsums scheinen deutlich mit der Aufnahme von Verbrennungsrückständen über das Rauchen von Marihuana verknüpft zu sein. Ergebnisse von Fall-Kontroll-Studien belegen signifikant mehr respiratorische Symptome wie Atemnot, Engegefühl in der Brust und Sputumauswurf (Matthias et al. 1997; Tashkin et al. 1997) sowie längerfristig ein erhöhtes Risiko für Tumoren des Mund-, Nasen- und Rachenraums (Sidney et al. 1997). Bei Cannabiskonsumenten werden vermehrt histopathologische Veränderungen der Bronchien nach Biopsien gesehen (Zhang et al. 1999), häufig findet sich bei chronischen Cannabiskonsumenten auch eine Bronchitis.

Der akute Cannabiskonsum stellt eine Belastung des Herz-Kreislauf-Systems dar. Epidemiologische Untersuchungen berichteten über ein 4,8-fach erhöhtes Risiko für eine kardiale Ischämie innerhalb der ersten Stunde des Cannabiskonsums. Das Risiko einer Triggerung des Herzinfarktes durch Cannabinoide besteht insbesondere bei Personen mit kardialen Vorschäden (Mittleman et al. 2001).

5.3.2 Wirkungen auf das Immunsystem

Ein generell immunsuppressiver Effekt von Cannabinoiden ist weder bei regelmäßigen Konsumenten noch bei Patienten mit Multipler Sklerose (Katona et al. 2005; Killestein et al. 2003) oder HIV (Abrams et al. 2003) eindeutig nachweisbar. Veränderungen der immunologischen Funktionsfähigkeit von Alveolarmakrophagen wurden hingegen bei ansonsten gesunden Cannabiskonsumenten an einer kleinen Stichprobe beschrieben (Baldwin et al. 1997). Akute Effekte durch die immunsuppressive Wirkung von Cannabinoiden sind wahrscheinlich klinisch nicht relevant.

5.3.3 Intoxikationen bei Kindern

Ingestionen von Cannabinoiden sind bei Kindern beschrieben. Nehmen Kinder größere Mengen oral auf, kann dies zu Schläfrigkeit, orthostatischer Hypotonie, Hypothermie, Ataxie und Nystagmus führen, in schweren Fällen auch zu komatösen Zuständen (Schwartz 1987).

5.4 Psychische Konsequenzen des Cannabiskonsums

Tabelle 5-2 zeigt eine Reihe von akuten psychischen Symptomen, die bei dem Konsum von Cannabinoiden auftreten können.

5.4.1 Schädlicher und abhängiger Gebrauch von Cannabinoiden (ICD-10: F12.1, F12.2)

Nach epidemiologischen Untersuchungen wird geschätzt, dass in Deutschland etwa 4% bis 7% aller Cannabiskonsumenten eine Substanzabhängigkeit oder einen schädlichen Gebrauch aufweisen (Bonnet et al. 2004). Eine australische Untersuchung fand bei Abhängigen folgende Verteilung der Kriterien: Kontrollverlust bei 94%, Entzugssymptome bei 90%, Craving bei 53%, Toleranz gegenüber Cannabinoiden bei 70%, soziale und berufliche Einschränkungen bei 44% und schließlich Konsum trotz bekannter Schäden bei 35% (Bonnet et al. 2004). Insgesamt ist bei Personen mit einem regelmäßigen Cannabiskonsum die Wahrscheinlichkeit, auch von einer weiteren Substanz abhängig zu werden, erhöht (z.B. Fergusson et al. 2006). Das Risiko einer nachfolgenden Abhängigkeit von weiteren illegalen Substanzen ist besonders hoch, wenn der erste Konsum bereits in einem jüngeren Alter stattfindet (Fergusson et al. 2002; 2006; Lynskey et al. 2006). Zwillingsuntersuchungen weisen auch auf eine gemeinsame hereditäre Grundlage der Abhängigkeit von Cannabinoiden und anderen illegalen Substanzen hin (Agrawal et al. 2004). Somit ist bei Personen mit schädlichem oder abhängi-

Tab. 5-2 Psychische Symptome bei Cannabiskonsum.

• verändertes Wachbewusstsein, höhere Empfindlichkeit bezüglich Geräuschen und Licht
• Logorrhoe
• Euphorie und Enthemmung („Kichern")
• wohlige Entspannung, Leichtigkeit, „Wattegefühl"
• gesteigertes Selbstbewusstsein
• Veränderung des Zeitempfindens, innere Ruhe, verlangsamter Antrieb
• Gleichgültigkeit und Abwendung von der Umwelt
• gelegentliche Zustände von Desorientierung, qualitative Bewusstseinsveränderungen Verwirrtheit, Angst, Panik und Wahn, vor allem nach Überdosierung
• Konzentrationsschwächen, verlängerte Reaktionszeiten
• eingeschränkte Merkfähigkeit, bruchstückhaftes Denken

gen Konsum von Cannabinoiden nicht nur die Wahrscheinlichkeit des gemeinsamen Konsums mit anderen legalen oder illegalen Substanzen erhöht, sondern auch das Risiko von Mischintoxikationen (Petersen u. Thomasius 2007), bei denen Cannabinoide mit anderen Substanzen zusammenwirken und sich unter Umständen auch gegenseitig verstärken können.

> Bei schädlichem oder abhängigem Konsum sollte der Patient in eine spezifische Weiterbehandlung vermittelt werden.

5.4.2 Intoxikationspsychosen und andere Konsequenzen der akuten Cannabisintoxikation (ICD-10: F12.0, F12.02, F12.03, F12.04)

Nach THC-Konsum kann es im Rahmen einer Intoxikation zu psychotischen Zuständen (sog. „bad trips", „Horror-Trips") kommen (Abood u. Martin 1992). Wahrscheinlich gehen diese Reaktionen auf die durch Cannabis induzierten Wahrnehmungsveränderungen zurück. Intoxikationspsychosen zeichnen sich bei sehr hohen Dosierungen u. a. durch Störungen der Gedächtnisfunktionen, der Orientierung und quantitative Bewusstseinsstörungen aus (Bolla et al. 2002; Solowij u. Battisti 2008).

5.4.3 Cannabis und schizophrene Psychosen (ICD-10: F12.50)

Zahlreiche Untersuchungen, darunter auch sieben Längsschnittstudien, weisen auf den signifikanten Zusammenhang zwischen Cannabiskonsum und psychotischen Störungen hin (Petersen u. Thomasius 2007). Die große Mehrheit dieser Forschungen belegt, dass Cannabiskonsum das Risiko für das nachfolgende Auftreten psychotischer Syndrome erhöht. Während frühere Untersuchungen von einer bis zu 6-fach erhöhten Psychosewahrscheinlichkeit ausgingen (Andréasson et al. 1987), beziffert eine aktuelle Metaanalyse das Risiko für Konsumenten auf das 1,4-fache, bei regelmäßigem Konsum sogar auf das 2,1-fache, irgendeine psychotische Störung zu entwickeln (Moore et al. 2007).

Die Höhe des Konsums (Fergusson et al. 2005; Henquet et al. 2005) und der Beginn des Konsums in jüngeren Jahren (Arendt et al. 2005; Arsenault et al. 2002) haben möglicherweise einen zusätzlichen Einfluss auf das Risiko. Darüber hinaus haben Personen mit schizophrenen Psychosen und gleichzeitigem Cannabiskonsum ein früheres Ersterkrankungsalter als solche ohne Konsum (Barnes et al. 2006; Isaac et al. 2005; Jockers-Scherübl et al. 2004; Veen et al. 2004). Im Mittel entwickelt sich demnach die Psychose bei entsprechend disponierten Personen wahrscheinlich rund fünf Jahre früher (Barnes et al. 2006).

Andererseits konnten in einer prospektiven und epidemiologischen Erhebung in Australien psychotische Symptome nur bei etwa 1,2 %, also einer kleinen Subgruppe der Cannabiskonsumenten, gefunden werden (Degenhardt et al. 2001).

5.4.4 Affektive Symptome und Suizidalität (ICD-10: F12.72)

Ein schädlicher Konsum von Cannabinoiden kann mit einem erhöhten Risiko für spätere depressive Syndrome verbunden sein (Fergusson et al. 2002). Zahlreiche Studien berichten über eine signifikante Assoziation von Cannabiskonsum und Depressivität (Petersen u. Thomasius 2007). Andererseits weisen aber Depressive kein erhöhtes Risiko für eine cannabisassoziierte Störung auf.

Weniger eindeutig sind die Befunde zu Angstsyndromen und Cannabiskonsum, wo kein klarer Zusammenhang berichtet wird. Allerdings kann es zu Panikattacken nach THC-Konsum kommen. Diese können dann auftreten, wenn beim Konsumenten unter Cannabinoiden der Eindruck entsteht, er verliere die Kontrolle über seine geistigen Fähigkeiten. Ebenfalls wird über das Auftreten von generalisierten Angstsyndromen mit frei flottierender Angst und psychovegetativer Unruhe berichtet (Preuss u. Soyka 1998).

Zu den typischen Symptomen der Cannabisintoxikation gehören auch affektive Verstimmungen mit Euphorie, Angst oder Misstrauen sowie paranoide Reaktionen, ein Gefühl der Zeitverlangsamung und Beeinträchtigungen des Urteilsvermögens und der Kritikfähigkeit (Preuss u. Soyka 1998).

Besser belegt ist das erhöhte Risiko suizidaler Verhaltensweisen bei Cannabiskonsumenten. Früherer Erstkonsum im Jugendalter ist mit einem leicht bis mittelgradigen Risiko für Suizidgedanken (Bovasso 2001; Fergusson et al. 2002) und Suizidversuche assoziiert (Fergusson et al. 2002; Lynskey et al 2004; Wilcox u. Anthony 2004).

5.4.5 Andere Störungen bei chronischem Cannabinoidkonsum

Zu den Langzeitkomplikationen des chronischen Cannabiskonsums gehört auch bei längerer Abstinenz das Auftreten von Flashbacks (ICD-10: F12.70). Darunter versteht man eine veränderte Wahrnehmung oder ein Rauscherleben ohne erneuten Cannabiskonsum. Es kann auch zu einer Reihe schwierig zu klassifizierender psychotischer Symptome, z.B. apophänen Syndromen, und zu Persönlichkeitsveränderungen kommen (Preuss u. Soyka 1998).

Weitere Langzeitwirkungen bei chronischen, meist jüngeren Rauchern umfassen das sogenannte Amotivationssyndrom (ICD-10: F12.72; Dornbush u. Freedman 1976). Das Konzept ist allerdings nicht unumstritten. Das Störungsbild ist durch Antriebsverlust, Anhedonie, Mangel an Zielgerichtetheit und Energie bei einem vorher aktiven Jugendlichen oder jungen Erwachsenen charakterisiert. Ein schrittweiser Rückzug aus Alltagsaktivitäten wie Schule oder Arbeit ist zu beobachten. Häufige Symptome sind zudem Passivität, Apathie und Störungen der Kognition. Mit dem Amotivationssyndrom sind zudem eine emotionale Verflachung und Störungen der Persönlichkeitsentwicklung verbunden. Die pathophysiologischen Grundlagen dieses Syndroms sind hingegen noch weitgehend unklar.

5.4.6 Akute neurokognitive Beeinträchtigungen (ICD-10: F 12.74)

Zahlreiche Untersuchungen haben sich mit den akuten Wirkungen von Cannabinoiden auf die neurokognitiven Leistungen beschäftigt (Übersicht bei Petersen u. Thomasius 2007). Insgesamt belegt die Mehrzahl dieser Forschung, dass für die Periode der akuten THC-Wirkung Defizite in den Aufmerksamkeits- und Gedächtnisfunktionen sowie beim Lernen neuer Informationen und in der Reaktionszeit bestehen (Grant et al. 2003; O'Leary et al. 2003). Regelmäßige Cannabiskonsumenten haben möglicherweise auch über die akute Intoxikation hinaus überdauernde Leistungsdefizite, insbesondere bei Gedächtnisfunktionen und beim Lernen neuer Informationen. Weniger langfristige Beeinträchtigungen finden sich bei diesem Personenkreis in der Aufmerksamkeit und Reaktionszeit (Grant et al. 2003; Pope et al. 2001). Besonders ausgeprägt sind längerfristige neurokognitive Beeinträchtigungen möglicherweise bei Personen mit einem frühen Beginn des Cannabiskonsums (Pope et al. 2003).

Nur wenige Studien beschäftigten sich mit der Fahrtauglichkeit bei Personen mit unterschiedlichen Konsummustern und cannabisassoziierten Störungen (Begg u. Langley 2004; MacDonald et al. 2004; Everett et al. 1999). Übereinstimmend wird berichtet, dass der Konsum von Cannabis die Fahrtauglichkeit beeinträchtigt, ohne jedoch klare Angaben über die Menge und den damit zusammenhängenden Grad der Beeinträchtigung geben zu können. Insgesamt wurden bei 19,4 % der Blutproben verkehrsauffälliger Fahrer Cannabinoide festgestellt (Möller et al. 1999).

5.5 Entzugssyndrom von Cannabinoiden

Rund 20 % der regelmäßigen Konsumenten weisen einen schädlichen Gebrauch von Cannabinoiden auf und bei ca. 10 % kann eine Abhängigkeit entstehen. Die Anzahl der Abhängigen von Cannabinoiden wird in Deutschland auf etwa 250 000 Personen geschätzt (Deutsche Hauptstelle für Suchtfragen 2005). Insgesamt wird das Abhängigkeitspotenzial niedriger als das anderer Substanzen, inklusive Alkohol und Nikotin, angesehen (Preuss u. Soyka 1998). Folglich wurde auch die Existenz eines Entzugssyndroms (ICD-10: F 12.30) mit eindeutigen und spezifischen psychischen oder körperlichen Symptomen, eines der Kriterien für eine Substanzmittelabhängigkeit, in der Vergangenheit angezweifelt. Neuere Untersuchungen weisen jedoch darauf hin, dass sich nach der Beendigung eines chronischen Konsums von Cannabinoiden ein Entzugssyndrom innerhalb von ein bis zwei Tagen einstellt und seinen Höhepunkt nach drei bis sechs Tagen erreicht (Preuss et al. 2006).

Im Allgemeinen sind die berichteten Beschwerden unspezifisch. Bei mehr als 70 % der Betroffenen kommt es zu Suchtdruck, Reizbarkeit, Ärger, Nervosität, Niedergestimmtheit, Unruhe und Schlafstörungen. Hinzutreten können psychovegetative Symptome wie verminderter Appetit und Gewichtsverlust. Wahrscheinlich besteht eine erhebliche individuelle Variabilität der Intensität und Dauer des Syndroms, zumal Cannabinoide als vorwiegend lipophile Substanzen sehr langsam aus dem Körper entspeichert werden. Insgesamt weisen aber alle Untersuchungen darauf hin, dass sich beim Entzug von Cannabinoiden in den meisten Fällen ein leichtes bis moderates Beschwerdebild ausbildet (Preuss et al. 2006). Zur Behandlung siehe Kap. 5.7.3, S. 104.

5.6 Substanzspezifische Diagnostik

Neben der allgemein körperlichen, neurologischen Untersuchung und psychiatrischen Exploration sind bei Cannabinoiden noch folgende Besonderheiten zu berücksichtigen: Bei der körperlichen Untersuchung finden sich in der Regel bei Cannabiskonsum keine spezifischen Symptome. Allerdings können unspezifische Beschwerden wie Rötung der Konjunktiven, Hyposalivation, Tachykardie, orthostatische Hypotension, Feinmotorikstörungen sowie eine Bronchitis bei chronischen Konsumenten auftreten (Bonnet et al. 2004).

5.6.1 Drogentests

Cannabinoide können länger als andere Rauschdrogen im Urin nachgewiesen werden. Dazu bieten sich Immunoassays, Chromatographie oder spektrometrische Techniken an. Bei einmaligem Konsum sind Cannabinoide im Urin zwei bis acht Tage nachweisbar, bei chronischem Konsum lassen sich bis zu einem Monat nach Absetzen der Droge noch positive Befunde finden (Ashton 2001; Hambrecht 2003). Die meisten Immunoassays haben eine untere Nachweisgrenze von 50–100 ng/ml für Cannabinoide.
Es wurden eine Reihe von Möglichkeiten für das Hervorrufen von falschen Untersuchungsergebnissen bei Drogenurintests auf Cannabinoide berichtet, z. B. treten falsch negative Resultate auf, wenn alkalische oder saure Substanzen, Seifen, Salze oder Weinessig dem Urin zugesetzt werden.

Bei Intoxikationen, komatösen, deliranten oder psychotischen Zuständen ist es wichtig, auch auf Mischintoxikationen sowie neurologische und psychische Begleiterkrankungen zu achten. Insbesondere können Alkohol und Hypnotika in der Intoxikation, aber auch im Entzug delirante Zustände hervorrufen. Psychotische Syndrome werden mit erhöhter Wahrscheinlichkeit durch Stimulanzien, allerdings oftmals in Kombination mit Cannabinoiden, hervorgerufen. Personen in der Substitutionsbehandlung mit Methadon oder Buprenorphin weisen eine hohe Rate an Beikonsum, auch von Cannabinoiden, auf (rund 50 %; Musshoff et al. 2006). Somit ist bei diesem Personenkreis im Intoxikationsfall immer auch an den Konsum von Cannabinoiden zu denken.

Ferner sind gerade bei intoxikierten Personen fremdanamnestische Angaben über den stattgehabten Substanzmittelkonsum, etwa den Konsum verschiedener Substanzen, wie auch die Asservierung von Proben der konsumierten Substanz(en) von Bedeutung.

5.7 Behandlung somatischer und psychischer Folgen

Neben psychiatrischer Anamnese, Exploration und somatischer Untersuchung ist nach zeitlich nur kurz zurückliegendem Konsum von Cannabinoiden gegebenenfalls ein EKG empfehlenswert. Darüber hinaus ist im Stadium der akuten Intoxikation auch auf die Gefahren durch Mischintoxikationen zu achten. Dann kann, insbesondere beim gleichzeitigen Konsum von Cannabinoiden, Alkohol, Sedativa und Opiaten, eine Überwachung der Atem- sowie Herz-Kreislauf-Funktion notwendig sein.

5.7.1 Intoxikationen, akute paranoide und halluzinatorische Syndrome

Generell kann die Elimination von THC aus dem Kreislauf oder Gewebe nicht beschleunigt werden. Bei Kindern kann nach Ingestion die Gabe von Aktivkohle innerhalb weniger Stunden die weitere Resorption von Cannabinoiden verhindern, dennoch liegen bisher keine ausreichenden Erkenntnisse über die Wirksamkeit vor.

Bei Cannabisintoxikationen ist nur selten eine spezielle Behandlung oder stationäre Aufnahme erforderlich (Bonnet et al. 2004). Beim Auftreten von Angst sind häufig schon das beruhigende Auftreten und die Zuwendung des Therapeuten ausreichend (s. Kap. 5.7.2), bei ausgeprägten Derealisations- und Depersonalisationsphänomenen oder psychotischen Symptomen sind Benzodiazepine (z. B. Oxazepam bis 15 mg) indiziert. Schwere Intoxikationen sind meist rasch rückläufig, können aber durch den langsamen Abbau von Cannabinoiden auch mehrere Wochen persistieren (Soyka u. Stohler 2007). Dabei ist auch auf eine Komorbidität mit anderen psychischen Erkrankungen zu achten. Schätzungsweise weisen rund 70 % der Cannabisabhängigen eine weitere psychische Störung auf (Bonnet et al. 2004).

Komplizierte Intoxikationsverläufe (ICD-10: F12.02) erfordern gegebenenfalls weitergehende Maßnahmen. Transiente psychotische Episoden sprechen in der Regel auf Benzodiazepine an. Bei länger anhaltenden psychotischen Episoden (F12.50) und cannabisinduzierten, deliranten Syndromen (F12.03) wird die symptomatische Behandlung mit Antipsychotika der zweiten Generation und mit Benzodiazepinen empfohlen (Bonnet et al. 2004).

Stärker ausgeprägte oder länger anhaltende psychotische Störungen, die die Kriterien einer akuten vorübergehenden psychotischen Störung (F23) oder einer schizophrenen Psychose (F20) erfüllen, bedürfen im Verlauf der diagnostischen Einordnung und einer leitlinienorientierten, medikamentösen und psychosozialen Therapie.

> Risiken in der Behandlung von Cannabinoidkonsumenten liegen vor allem im Übersehen von Mischintoxikationen, im Übersehen von komorbiden psychischen und somatischen Erkrankungen, dem Unterschätzen des kardialen Ischämierisikos und der Fehldiagnose paranoider und halluzinatorischer Symptome.

5.7.2 Angst und Panik

Beim Auftreten von Angstsyndromen genügen in vielen Fällen ein beruhigendes Gespräch und eine ruhige Umgebung. Nur bei schwerer Ausprägung der Angst- oder Paniksymptomatik sollten Anxiolytika (z. B. Benzodiazepine, Lorazepam bis 2,5 mg, unter Beachtung der Kontraindikationen) verabreicht werden. Üblicherweise klingen die Symptome mit dem Nachlassen der akuten Substanzwirkung wieder ab.

Bei Flashbacks (F12.70) können je nach Schwere und Ausprägung ein supportives Gespräch, eine Pharmakotherapie mit Benzodiazepinen, auch kombiniert mit Antipsychotika, sowie eine beschützende Umgebung hilfreich sein (Bonnet et al. 2004).

Bei depressiver Störungen eine Behandlung mit Antipsychotika der zweiten Generation oder antriebssteigernden Antidepressiva empfohlen (Bonnet et al. 2004). Darüber hinaus sind psychosozial aktivierende Maßnahmen und Abstinenzförderung sinnvoll.

Bei kognitiven Störungen (F12.74) kann neben abstinenzfördernden Maßnahmen auch Training der Konzentration und Mnestik angewendet werden.

5.7.3 Cannabisentzugsyndrom

Ein Cannabisentzugssyndrom erfordert bei eher niedriger klinischer Relevanz üblicherweise keine spezifische Behandlung (Preuss et al. 2006). Eine unterstützende, sedierende Medikation (niederpotente Neuroleptika, Benzodiazepine oder Antikonvulsiva wie Carbamazepin oder Gabapentin) und eine Behandlung der Schlafstörungen und Hyperhydrosis sind sinnvoll, insbesondere bei anhaltendem subjektivem Beschwerdebild. Deren Evidenzgrad hinsichtlich Wirksamkeit ist jedoch niedrig, da bisher nur wenige Studien oder Erfahrungsberichte vorliegen (Bonnet et al. 2004).

Bei schädlichem Konsum und Abhängigkeit von Cannabinoiden kann auch eine Rehabilitationsbehandlung indiziert sein, zumindest aber eine Vermittlung an ambulante Suchtberatungsstellen.

5.7.4 Andere Störungsbilder

Beim Amotivationssyndrom (F12.72) wird wegen der möglichen Überschneidung mit der Negativsymptomaik schizophrener Psychosen oder anhedoner Symptome

Literatur

Abood ME, Martin BR. Neurobiology of marijuana-abuse. Trends Pharmacol Sciences 1992; 13: 202.

Abrams DI, Hilton JF, Leiser RJ, Shade SB, Elbeik TA, Aweeka FT, Benowitz NL, Bredt BM, Kosel B, Aberg JA, Deeks SG, Mitchell TF, Mulligan K, Bacchetti P, McCune JM, Schambelan M. Short-term effects of cannabinoids in patients with HIV-1 infection: a randomized, placebo-controlled clinical trial. Ann Intern Med 2003; 139: 258–66.

Agrawal A, Neale MC, Prescott CA, Kendler KS. A twin study of early cannabis use and subsequent use and abuse/dependence of other illicit drugs. Psychol Med 2004; 34: 1227–37.

Andréasson S, Allebeck P, Engström A, Rydberg U. Cannabis and schizophrenia. A longitudinal study of Swedish conscripts. Lancet 1987; 2 (8574): 1483–6.

Arendt M, Rosenberg R, Foldager L, Perto G, Munk-Jørgensen P. Cannabis-induced psychosis and subsequent schizophrenia-spectrum disorders: follow-up study of 535 incident cases. Br J Psychiatry 2005; 187: 510–5.

Arsenault L, Cannon M, Poulton R, Murray R, Caspi A, Moffitt TE. Cannabis use in adolescence and risk for adult psychosis: longitudinal prospective study. BMJ 2002; 325: 1212–3.

Ashton H. Pharmacology and effects of cannabis: a brief review. Br J Psychiatry 2001; 178: 101–6.

Baldwin GC, Tashkin DP, Buckley DM, Park AN, Dubinett SM, Roth MD. Marijuana and cocaine impair alveolar macrophage function and cytokine production. Am J Respir Crit Care Med 1997; 156: 1606–13.

Barnes TR, Mutsatsa SH, Hutton SB, Watt HC, Joyce EM. Comorbid substance use and age at onset of schizophrenia. Br J Psychiatry 2006; 188: 237–42.

Begg DJ, Langley JD. Identifying predictors of persistent non-alcohol or drug-related risky driving behaviors among a cohort of young adults. Accident Analysis and Prevention 2004; 36: 1067–71.

Bonnet U, Harries-Hedder K, Leweke FM, Schneider U, Tossmann P, Wissenschaftliche Medizinische Fachgesellschaft. [AWMF-guideline: disorders related to cannabis]. Fortschr Neurol Psychiatr 2004; 72: 318–29.

Bolla KI, Brown K, Eldreth D, Tate K, Cadet JL. Dose-related neurocognitive effects of marijuana use. Neurology 2002; 59: 1337–43.

Bovasso GB. Cannabis abuse as a risk factor for depressive symptoms. Am J Psychiatry 2001; 158: 2033–7.

Degenhardt L, Hall W, Lynskey M. Alcohol, cannabis and tobacco use among Australians: a comparison of their associations with other drug use and use disorders, affective and anxiety disorders, and psychosis. Addiction 2001; 96: 1603–14.

Deutsche Hauptstelle für Suchtfragen (DHS). Jahrbuch Sucht 2006. Geesthacht: Neuland Verlag 2005.

Dornbush RL, Freedman AM. Chronic cannabis use: introduction. Ann N Y Acad Sci 1976; 282: vii–viii.

Everett SA, Lowry R, Cohen LR, Dellinger AM. Unsafe motor vehicle practices among substance-using college students. Accid Anal Prev 1999; 31: 667–73.

Fergusson DM, Horwood LJ, Swain-Campbell N. Cannabis use and psychosocial adjustment in adolescence and young adulthood. Addiction 2002; 97: 1123–35.

Fergusson DM, Horwood LJ, Ridder EM. Tests of causal linkages between cannabis use and psychotic symptoms. Addiction 2005; 100: 354–66.

Fergusson DM, Boden JM, Horwood LJ. Cannabis use and other illicit drug use: testing the cannabis gateway hypothesis. Addiction 2006; 101: 556–69.

Galiègue S, Mary S, Marchand J, Dussossoy D, Carrière D, Carayon P, Bouaboula M, Shire D, Le Fur G, Casellas P. Expression of central and peripheral cannabinoid receptors in human immune tissues and leukocyte subpopulations. Eur J Biochem 1995; 232: 54–61.

Grant I, Gonzalez R, Carey CL, Natarajan L, Wolfson T. Non-acute (residual) neurocognitive effects of cannabis use: a meta-analytic study. J Int Neuropsychol Soc 2003; 9: 679–89.

Grotenhermen F. The toxicology of cannabis and cannabis prohibition. Chem Biodivers 2007; 4: 1744–69.

Hall W, Solowij N. Adverse effects of cannabis. Lancet 1998; 352: 1611–6.

Hambrecht M. Schöne neue Welt: Cannabis für alle? Psychiatrische Praxis 2003; 30: 179–81.

Henquet C, Krabbendam L, Spauwen J, Kaplan C, Lieb R, Wittchen HU, van Os J. Prospective cohort study of cannabis use, predisposition for psychosis, and psychotic symptoms in young people. BMJ 2005; 330: 11.

Isaac M, Isaac M, Holloway F. Is cannabis an anti-antipsychotic? The experience in psychiatric intensive care. Hum Psychopharmacol 2005; 3: 207–10.

Jaffe JW. Drug addiction and drug abuse. In: Gilman AG, Rall TW, Nies AS, Tayler P (eds). Goodman and Gilman's. The Pharmacological Basis of Therapeutics. 8th ed. New York: Pergamon 1990; 549–53.

Jockers-Scherübl MC, Danker-Hopfe H, Mahlberg R, Selig F, Rentzsch J, Schürer F, Lang UE, Hellweg R. Brain-derived neurotrophic factor serum concentrations are increased in drug-naive schizophrenic patients with chronic cannabis abuse and multiple substance abuse. Neurosci Lett 2004; 371: 79–83.

Johansson E, Hardin MM, Agurell S, Dollister LE. Terminal elimination plasma half-life of Δ-1-Tetrahydrocannabinol in heavy users of marijuana. Eur J Clin Pharmacology 1989; 37: 273–7.

Katona S, Kaminski E, Sanders H, Zajicek J. Cannabinoid influence on cytokine profile in multiple sclerosis. Clin Exp Immunol 2005; 140: 580–5.

Killestein J, Hoogervorst EL, Reif M, Blauw B, Smits M, Uitdehaag BM, Nagelkerken L, Polman CH. Immunomodulatory effects of orally administered cannabinoids in multiple sclerosis. J Neuroimmunol 2003; 137: 140–3.

Lynskey MT, Glowinski AL, Todorov AA, Bucholz KK, Madden PA, Nelson EC, Statham DJ, Martin NG, Heath AC. Major depressive disorder, suicidal ideation, and suicide attempt in twins discordant for cannabis dependence and early-onset cannabis use. Arch Gen Psychiatry 2004; 61: 1026–32.

Lynskey MT, Vink JM, Boomsma DI. Early onset cannabis use and progression to other drug use in a sample of Dutch twins. Behav Genet 2006; 36: 195–200.

MacDonald S, Mann RE, Chipman M, Anglin-Bodrug K. Collisions and traffic violations of alcohol, cannabis and cocaine abuse clients before and after treatment. Accid Anal Prev 2004; 36: 795–800.

Matthias P, Tashkin DP, Marques-Magallanes JA, Wilkins JN, Simmons MS. Effects of varying marijuana potency on deposition of tar and delta-9-THC in the lung during smoking. Pharmacol Biochem Behav 1997; 58: 1145–50.

Mittleman MA, Lewis RA, Maclure M, Sherwood JB, Muller JE. Triggering myocardial infarction by marijuana. Circulation 2001; 103: 2805–9.

Möller M, Hartung M, Wilske J. Prävalenz von Drogen und Medikamenten bei verkehrsauffälligen Kraftfahrern. Blutalkohol 1999; 36: 25–38.

Moore TH, Zammit S, Lingford-Hughes A, Barnes TR, Jones PB, Burke M, Lewis G. Cannabis use and risk of psychotic or affective mental health outcomes: a systematic review. Lancet 2007; 370: 319–28.

Musshoff F, Driever F, Lachenmeier K, Lachenmeier DW, Banger M, Medea B. Results of hair analyses for drugs of abuse and comparison with self reports and urine tests. Forensic Science International 2006; 156: 118–23.

O'Leary DS, Block RI, Turner BM, Koeppel J, Magnotta VA, Ponto LB, Watkins GL, Hichwa RD, Andreasen NC. Marijuana alters the human cerebellar clock. Neuroreport 2003; 14: 1145–51.

Onaivi ES. Neuropsychobiological evidence for the functional presence and expression of cannabinoid CB2 receptors in the brain. Neuropsychobiology 2006; 54: 231–46.

Onaivi ES. Endocannabionid hypothesis of drug reward. Cannabinoids 2007; 2: 25–30.

Perez-Reyes M, White WR, McDonald SA, Hicks RE, Jeffcoat AR, Cook CE. The pharmacologic effects of daily marijuana smoking in humans. Pharmacol Biochem Behav 1991; 40: 691–4.

Petersen KU, Thomasius R. Auswirkungen von Cannabiskonsum und -missbrauch. Lengerich: Pabst 2007.

Polen MR, Sidney S, Tekawa IS, Sadler M, Friedman GD. Health care use by frequent marijuana smokers who do not smoke tobacco. West J Med. 1993; 158: 596–601.

Pope HG Jr, Gruber AJ, Hudson JI, Huestis MA, Yurgelun-Todd D. Neuropsychological performance in long-term cannabis users. Arch Gen Psychiatry 2001; 58: 909–15.

Pope HG Jr, Gruber AJ, Hudson JI, Cohane G, Huestis MA, Yurgelun-Todd D. Early-onset cannabis use and cognitive deficits: what is the nature of the association? Drug Alcohol Depend 2003; 69: 303–10.

Preuss U, Soyka M. Cannabis und Cannabinoide. In: Soyka M (Hrsg). Drogen und Medikamentenabhängigkeit. Stuttgart: Wissenschaftliche Verlagsgesellschaft 1998; 3: 28–40.

Preuss UW, Zimmermann J, Schmidt CO, Watzke AB. Entzug von Cannabinoiden: ein Syndrom von klinischer Relevanz? Psycho Neuro 2006; 32: 536–40.

Schwartz R. Marijuana: An Overview. Pediatric Clinics of North America 1987; 34: 305–17.

Sidney S, Beck JE, Tekawa IS, Quesenberry CP, Friedman GD. Marijuana use and mortality. Am J Public Health 1997; 87: 585–90.

Solowij N, Battisti R. The chronic effects of cannabis on memory in humans: a review. Curr Drug Abuse 2008; 1: 81–98.

Soyka M, Stohler R. Psychische Störungen in Folge anderer psychotroper Substanzen. In: Hewer W, Rössler W (Hrsg). Akute psychische Erkrankungen. Management und Therapie. München: Urban & Fischer 2007; 261–92.

Stevens A. Cannabis und Cannabinoide als Medizin. Sucht 2002; 48/5, 329–35.

Tashkin DP, Simmons MS, Sherrill DL, Coulson AH. Heavy habitual marijuana smoking does not cause an accelerated decline in FEV1 with age. Am J Respir Crit Care Med 1997; 155: 141–8.

Thompson GR, Rosenkrantz H, Schaeppi JH, Braude HC. Comparison of acute oral toxicity of cannabinoids in rats, dogs and monkeys. Toxicol Appl Pharmacol 1973; 25: 363.

Turner CE. Chemistry and metabolism. In: Petersen RC (ed). Marihuana Research Findings: 1980. NIDA Res Monogr 1980; 31: 81–97.

Veen ND, Selten JP, van der Tweel I, Feller WG, Hoek HW, Kahn RS. Cannabis use and age at onset of schizophrenia. Am J Psychiatry 2004; 161: 501–6.

Wilcox HC, Anthony JC. The development of suicide ideation and attempts: an epidemiologic study of first graders followed into young adulthood. Drug Alcohol Depend 2004; 76 (Suppl): S53–67.

Zhang ZF, Morgenstern H, Spitz MR, Tashkin DP, Yu GP, Marshall JR, Hsu TC, Schantz SP. Marijuana use and increased risk of squamous cell carcinoma of the head and neck. Cancer Epidemiol Biomarkers Prev 1999; 8: 1071–8.

6 Sedativa und Hypnotika

Ulrich von Bardeleben

Aus der Gruppe der Sedativa und Hypnotika sind am häufigsten die Benzodiazepine einschließlich der drei benzodiazepinähnlichen Hypnotika Zolpidem, Zopiclon und Zaleplon in Gebrauch. In Zusammenhang mit Drogennotfällen sind zudem GHB (γ-Hydroxybutyrat), Barbiturate, Meprobamat, Chloralhydrat und Clomethiazol von Bedeutung.

6.1 Benzodiazepine

Der Gebrauch von Benzodiazepinen ist weltweit stark verbreitet. 1960 wurde als erstes Benzodiazepin Chlordiazepoxid eingeführt, zwei Jahre später folgte Diazepam; mittlerweile sind noch weit über 20 andere Derivate auf dem Markt. Zu der hohen Zahl ärztlicher Verordnungen kommt der zum Teil problematische Gebrauch im Rahmen einer Selbstmedikation hinzu, der außerhalb von medizinischen Indikationen und trotz möglicher unerwünschter Folgeschäden erfolgt.
Im Jahr 2007 wurden in Deutschland 29,5 Millionen Packungen Schlafmittel verkauft. 9,6 Millionen enthielten Pflanzenextrakte wie u. a. Baldrian und Hopfenprodukte. Aber in mehr als doppelt so vielen, nämlich 19,9 Millionen Packungen, waren Benzodiazepine bzw. die benzodiazepinähnlichen Hypnotika Zolpidem, Zopiclon und Zaleplon enthalten (Glaeske 2009). Unter den 20 meistverkauften Schlafmitteln waren 3,1 Millionen Packungen mit Zopiclon und 1,9 Millionen mit Zolpidem. Die klassischen Benzodiazepine (Temazepam, Flunitrazepam, Lormetazepam, Brotizolam, Nitrazepam) kamen ebenfalls auf 3,1 Millionen Packungen. Schätzungen gehen davon aus, dass in Deutschland über 1 Million Menschen von Benzodiazepinderivaten abhängig sind, weitere 300 000 von sonstigen Arzneimitteln. Einzelne Analysen kommen auf bis zu 1,9 Millionen Medikamentenabhängige, was auf ein enormes Missverhältnis bezüglich der niedrigen Behandlungsprävalenz hinweist (Kraus u. Augustin 2005; Soyka et al. 2005).
Einer der Gründe für die weite Verbreitung sind die vielfältigen Einsatzmöglichkeiten für die verschiedensten Indikationen. Benzodiazepine werden verordnet bei den unterschiedlichsten Angst- und Erregungszuständen, als Adjuvans bei affektiven und schizophrenen Erkrankungen, bei Schlafstörungen, bei psychovegetativen und psychosomatischen Störungsbildern. Auch werden Benzodiazepine als Muskelrelaxans, als Antikonvulsivum und zur Narkoseeinleitung eingesetzt.
Aufgrund ihrer großen therapeutischen Breite werden Benzodiazepine häufig ärztlich verordnet, vor allem weil nach versehentlicher oder absichtlicher Einnahme einer Überdosis Todesfälle nur selten auftreten. Werden Benzodiazepine allerdings unkontrolliert zusammen mit anderen zentral dämpfenden Substanzen wie z. B.

trizyklischen Antidepressiva oder Alkohol eingenommen, kann es zu Drogennotfällen mit potenziell letalem Ausgang kommen.

6.1.1 Pharmakologie

Der Name Benzodiazepin bezieht sich auf die chemische Struktur dieses heterozyklischen Ringsystems, bei dem sich zwei Stickstoffatome am häufigsten in Position 1 und 4 (1,4-Benzodiazepin; z. B. Diazepam) befinden. Hiervon abweichend sind Clobazam, ein 1,5-Benzodiazepin, ferner Triazolam und Alprazolam, bei denen das Ausgangsringsystem um einen Triazolring erweitert ist, sowie Midazolam mit einem Imidazolring (Überblick s. Möhler 2005; Göthert et al. 2005).

Die Wirkung der Benzodiazepine ist an die Anwesenheit von γ-Aminobuttersäure (GABA) gebunden. Die Benzodiazepine binden an spezifische modulierende Stellen am $GABA_A$-Rezeptor. Dieser gehört zur Klasse der ligandengesteuerten Ionenkanäle. Wird GABA an den Rezeptor gebunden, öffnet sich der Ionenkanal, Chlorid strömt ein und die Empfindlichkeit der postsynaptischen Nervenzelle für aktivierende Einflüsse nimmt ab (Hyperpolarisation).

Unter Einwirkung von Benzodiazepinen wird die Affinität von GABA zum Rezeptor vermehrt und die Öffnungsfrequenz des Chlorid-Ionenkanals erhöht. Bei niedrigeren GABA-Konzentrationen üben Benzodiazepine einen größeren Verstärkereffekt aus als bei höheren GABA-Konzentrationen. Eine Verstärkung über den physiologischen Maximalwert von GABA hinaus erfolgt nicht. Dies trägt dazu bei, dass Intoxikationen mit ausschließlich Benzodiazepinen selten lebensbedrohlich sind.

Die $GABA_A$-Rezeptoren bestehen aus fünf zirkulär angeordneten, verschiedenen Untereinheiten, deren unterschiedliche Zusammensetzung die diversen Subtypen des Rezeptors ergeben. Molekularbiologisch identifizierte man die Untereinheiten $α_{1–6}$, $β_{1–3}$ und $γ_{1–3}$, aus denen sich auch die Rezeptorformen zusammensetzen, über welche die heute gebräuchlichen Benzodiazepine ihre Wirkung entfalten. Weitere Untereinheiten wurden identifiziert (δ, ε, ϱ, ϑ, π und τ; Übersicht: s. Olsen u. Sieghart 2008) und noch mehr Identifikationen sind zu erwarten. Inwieweit die Selektiviät einzelner Benzodiazepinderivate für bestimmte Rezeptorsubtypen zu mehr differenziellen Indikationen führt, bleibt abzuwarten.

Die chemisch nicht mit den Benzodiazepinen verwandten, aber auch als Hypnotika eingesetzten Substanzen Zolpidem, Zopiclon und Zaleplon entfalten ihre Wirkung ebenfalls über $GABA_A$-Rezeptoren. Insbesondere für Zolpidem ergab sich eine stärkere Affinität zum $α_1$-Subtyp, dem eine wesentliche Beteiligung bei der sedierenden Wirkung zugeordnet wird.

Klinisch bedeutsamer im Notfall sind die pharmakokinetischen Unterschiede zwischen den einzelnen Benzodiazepinderivaten. Man unterscheidet zwischen kurz, bis zu 6 Stunden wirksamen Derivaten (z. B. Brotizolam, Midazolam), mittellang, bis etwa 24 Stunden wirksamen (z. B. Oxazepam, Lorazepam) und lang, grundsätzlich bis zu mehreren Tagen wirksamen (z. B. Diazepam, Chlordiazepoxid) Derivaten.

Tabelle 6-1 liefert eine entsprechende Aufstellung. Bei den angegebenen Äquivalenzdosen (Referenz: 10 mg Diazepam) ist

Tab. 6-1 Auswahl verkehrsfähiger Benzodiazepine (nach: Ashton 2005; Klotz u. Laux 1996; Nelson u. Chouinard 1999; Petrovic et al. 2002; Poser u. Poser 1996).

Wirksubstanz	Tagesdosis (in mg)	Halbwertzeit (in h)	Äquivalenzdosis (in mg; Referenzwert 10 mg Diazepam)
Lang wirksame Benzodiazepine			
Chlordiazepoxid	5–50	5–30/–200*	25
Clobazam	10–30	12–60	20
Clonazepam	2–5	20–60	0,5–2
Diazepam	2–15	24–48/–200*	10 (Referenz)
Flunitrazepam	0,5–1	18–26/–200*	1
Flurazepam	15–30	2–100/–250*	30
Ketazolam	15–30	2–24/–200*	30
Medazepam	10–30	2–12/–200*	20
Nitrazepam	5–10	20–30	5
Prazepam	10–30	50–100/–200*	20
Mittellang wirksame Benzodiazepine			
Alprazolam	0,5–4	6–20	1
Bromazepam	3–12	10–20	6
Clotiazepam	10–30	3–15	5
Lorazepam	1–2,5	10–20	2
Lormetazepam	0,5–1	10–15	1
Metaclazepam	5–30	7–23	10
Oxazepam	10–60	4–25	20
Temazepam	10–40	4–25	20
Kurz wirksame Benzodiazepine			
Brotizolam	0,25	4–7	0,5
Loprazolam	1–2	6–12	1
Midazolam	7,5–15	1,5–3	7,5

Tab. 6-1 (Fortsetzung)

Wirksubstanz	Tagesdosis (in mg)	Halbwertzeit (in h)	Äquivalenzdosis (in mg; Referenzwert 10 mg Diazepam)
Triazolam	0,125–0,252	–5	0,5
Benzodiazepinähnliche Substanzen zum Vergleich			
Zaleplon	10	1	20
Zolpidem	10	2–4	20
Zoplicon	7,5	5–6	15

* Zusätzliche Angabe der durch sehr lang wirksame Metabolite verlängerten Halbwertszeit

zu bedenken, dass diese je nach Autor bei einzelnen Derivaten Schwankungen bis zum Faktor 4 aufweisen. Dies zeigt die Schwierigkeiten bei der Ermittlung derartiger Werte für Medikamente mit unterschiedlichen Indikationen. Zudem sind diese Daten interindividuell und bei eventuellen zusätzlichen Organvorschädigungen sehr variabel.

Größere Differenzen finden sich ebenso bei den Angaben zur Halbwertszeit. Bei ihnen ist auch nicht immer ersichtlich, inwieweit aktive Metaboliten berücksichtigt sind. Beim Abbau von Benzodiazepinen treten häufiger pharmakologisch aktive Metaboliten auf, wodurch die Gesamtwirkungsdauer verlängert wird, wie z. B. bei Diazepam. Ausnahmen sind Oxazepam, Lorazepam und Lormetazepam, welche ohne Zwischenschritte in der Leber durch Konjugation inaktiviert und ausgeschieden werden. Ihre Verwendung ist deshalb bei Lebererkrankungen, wie z. B. alkoholischer Leberzirrhose, zu bevorzugen.

6.1.2 Wirkungsspektrum

Allen klassischen Benzodiazepinen gemeinsam sind die bereits bei niedrigen Dosen auftretende anxiolytische Wirkung, bei höheren Dosen die muskelrelaxierende, die sedierende und hypnotische sowie die antikonvulsive Wirkung. Die atemdepressorische Wirkung tritt erst bei sehr hohen Dosierungen auf. Zwischen der sedierenden Wirkung der Benzodiazepine auf die Bewusstseinslage und der amnestischen kann je nach Benzodiazepinderivat eine erhebliche Diskrepanz bestehen. Zum Beispiel kann ein Patient, der Lorazepam eingenommen hat, sich im Kontakt unauffällig zeigen, später aber erfolgte Gespräche oder Ereignisse kaum noch erinnern. Sogenannte paradoxe Reaktionen auf Benzodiazepine im Sinne von Agitiertheit und Unruhe finden sich insbesondere bei kleinen Kindern, bei älteren Personen und bei solchen mit hirnorganischer Beeinträchtigung (Schmidt 2007).

Die Zuordnung der verschiedenen Benzodiazepine zur Gruppe der Sedativa bzw. zu jener der Hypnotika fällt bei dem breiten

Wirkspektrum nicht immer eindeutig aus, wobei einige Autoren auch von einem Kontinuum von anxiolytischer, sedierender und hypnotischer Wirkung dieser Substanzen sprechen (Lüddens u. Wiedemann 2008).

6.1.3 Akute Intoxikation

Ausgehend vom Wirkungsspektrum ergibt sich das klinische Bild einer Intoxikation mit den in Tabelle 6-2 aufgeführten Symptomen. Typischerweise findet sich eine ausgeprägte quantitative Bewusstseinsstörung, während die Vitalfunktionen wenig beeinträchtigt sind.

Differenzialdiagnostische Hinweise liefern eigen- und fremdanamnestische Angaben sowie die Begleitumstände vor Ort, z. B. in Form von Tablettenresten oder -schachteln bei Suizidversuchen. An Mischintoxikationen mit anderen Psychopharmaka wie Antidepressiva oder mit Alkohol ist zu denken. Unterstützend sind hierbei semiquantitative Urinuntersuchungen mit handelsüblichen, kombinierten Schnelltests, welche neben Benzodiazepinen weitere Arzneimittel (trizyklische Antidepressiva, Barbiturate, Methadon) sowie Drogen (Amphetamine, Kokain, Cannabinoide, Opioide) nachweisen. Allerdings können dabei wegen Kreuzaktivitäten sowohl falsch positive wie falsch negative Resultate auftreten, weshalb diese Schnelltests keinen Beweischarakter haben.

Behandlung

Bei Intoxikationen geringeren Ausmaßes ist oft keine spezifische Behandlung erforderlich. Bei kurz zurückliegender oraler Aufnahme von Benzodiazepinen und noch asymptomatischen Patienten kann die Verabreichung von Aktivkohle hilfreich sein, wenn kein Aspirationsrisiko besteht.

Tab. 6-2 Häufige somatische und psychische Intoxikationssymptome bei Benzodiazepinen (nach: AWMF 2006; Soyka u. Stohler 2007).

Somatische Symptome	Psychische Symptome
• Koordinationsstörung • Ataxie mit Sturzgefahr insbesondere bei älteren Personen • verwaschene Sprache • Sehstörungen • Übelkeit • Schwindel • Hypotonie • Tachykardie, selten Bradykardie • Muskelschwäche • Hypo- bis Areflexie • Atemdepression insbesondere bei Lungenerkrankungen, Älteren und zu rascher i. v.-Gabe	• Beeinträchtigung von kognitiven Funktionen • Beeinträchtigung von mnestischen Funktionen • reduzierte psychomotorische Leistungsfähigkeit • Stimmungslabilität • Verhaltensauffälligkeiten • Sedierung • Bewusstseinstrübung bis Koma

Da meist bereits eine Bewusstseinstrübung vorliegt, kommt induziertes Erbrechen zur Giftentfernung nicht in Frage.
Bei Intoxikationen stärkeren Ausmaßes wird der Patient in eine stabile Seitenlagerung gebracht sowie ein intravenöser Zugang mit Zufuhr einer Elektrolytlösung gelegt. Bei Ateminsuffizienz ist zunächst mit Maske und Beutel zu beatmen, wobei wegen der Gefahr des Erbrechens eine Intubation sinnvoll sein kann.
Bei ausgeprägter Atemdepression ist in Ergänzung zu Intubation und künstlicher Beatmung die intravenöse Gabe des Benzodiazepin-Antidots **Flumazenil** zu überlegen. Flumazenil, als kompetitiver Benzodiazepin-Antagonist, der praktisch keine intrinsische Aktivität besitzt, liegt in Ampullen mit 0,1 mg Wirkstoff vor. Da Flumazenil dosisabhängig die Wirkung der Benzodiazepine innerhalb weniger Minuten aufheben kann, wird es nach einer Initialdosis von 0,2 mg langsam fraktioniert in Einzeldosen zu 0,1 mg injiziert, um ein allmähliches Aufklaren der Bewusstseinslage zu erreichen und das Risiko von Angst- und Unruhezuständen sowie Krampfanfällen durch einen forcierten Entzug bei Benzodiazepinabhängigkeit zu mindern. Ein erhöhtes Risiko von Krampfanfällen unter Flumazenil besteht auch bei schweren Vergiftungen mit zyklischen Antidepressiva in Kombination mit Benzodiazepinen, weshalb in diesen Fällen von Flumazenil abgeraten wird.
Aufgrund der gegenüber den meisten Benzodiazepinen kurzen Eliminationshalbwertszeit von Flumazenil von 50–60 Minuten und einer noch kürzeren klinischen Wirkdauer kann es insbesondere bei Intoxikation mit lang wirksamen Benzodiazepinen erforderlich sein, Flumazenil mehrfach nachzugeben, bis die Bewusstseinslage stabil gebessert ist. Besonders bei ausgeprägteren Mischintoxikationen kann der therapeutische Einsatz des Antidots Flumazenil auch differenzialdiagnostisch von Nutzen sein. Flumazenil kann auch bei den benzodiazepinähnlichen Hypnotika Zolpidem, Zoplicon und Zaleplon mit Erfolg eingesetzt werden, obwohl diese Substanzen strukturell keine Benzodiazepine sind.

> Wenn bei Intoxikationen mit Benzodiazepinen nach Basismaßnahmen zur Sicherung der Vitalfunktionen Flumazenil als Antidot eingesetzt wird, erfolgt dies nach der Initialdosis von 0,2 mg in fraktionierter Form in Dosierungsschritten von 0,1 mg je nach klinischem Verlauf. Es wird selten mehr als 1 mg Flumazenil benötigt.
> Wegen der gegenüber Benzodiazepinen kurzen Halbwertszeit von unter einer Stunde muss auf eventuelle Reboundphänomene geachtet werden.

Insbesondere bei Mischintoxikationen und bei Vergiftungen im Rahmen eines Suizidversuches sind die Weiterleitung in eine Notfallstation und gegebenenfalls eine psychiatrische Evaluation und Weiterbehandlung angezeigt.

6.1.4 Entzugssyndrom

Kommt es nach längerer Anwendung durch unbeabsichtigte oder beabsichtigte plötzliche Dosisreduktion bzw. durch Absetzen zu einem Benzodiazepin-Entzug, ergeben sich psychovegetative Auffälligkeiten, sodann psychische Störungen im Bereich von Affekt und Antrieb, Mnestik, Kognition, Wahrnehmung und Ich-Erleben

(Tab. 6-3). Gelegentlich kann ein zerebraler Krampfanfall den ersten Hinweis auf einen Entzug geben und zu einer Notfallsituation führen. Bei der Abklärung des Anfallsgeschehens findet sich typischerweise eine frontal vermehrte β-Aktivität. Sehr selten werden bei Entzügen schizophreniforme Psychosen oder Entzugsdelirien beobachtet.

Auch bei den neueren Benzodiazepin-Analoga wurden inzwischen Patienten mit Abhängigkeitssyndrom und entsprechender Entzugssymptomatik beschrieben, zumindest bei Zolpidem und Zoplicon, wenn auch in bislang geringerer Häufigkeit gegenüber den klassischen Benzodiazepinen. Ob dies nur Ausdruck einer bislang niedrigeren Anwendungshäufigkeit oder doch substanzspezifisch ist, wird sich im Laufe der ständig zunehmenden Verbreitung klären.

Tab. 6-3 Mögliche somatische und psychische Symptome bei Entzug von Benzodiazepinen (nach: Soyka et al. 1988; Soyka u. Stohler 2007).

Somatische Symptome	Psychische Symptome

• Unwohlsein
• Appetitlosigkeit, Übelkeit, Erbrechen
• Ein- und Durchschlafstörungen
• vermehrtes Schwitzen
• Parästhesien
• motorische Unruhe
• Faszikulationen
• Tremor
• Muskel- und abdominelle Krämpfe
• Tachykardie
• Hypotonie
• Schwindel
• Kopfschmerz
• zerebrale Krampfanfälle
• Delir
	• kognitive Störungen
	  – Konzentrationsstörungen
	  – Gedächtnisstörungen
	  – formale Denkstörungen
	• Perzeptionsstörungen
	  – Überempfindlichkeit auf akustische, olfaktorische, taktile und optische Reize
	  – Sehstörungen
	  – Körperfühlstörungen
	• Affektstörungen
	  – Dysphorie
	  – Affektlabilität
	  – Depression
	  – Angstzustände
	• Antriebsstörungen
	  – Agitiertheit
	  – Antriebsminderung
	• Ich-Störungen
	  – Derealisation
	  – Depersonalisation
	• Wahrnehmungsstörungen
	  – illusionäre Verkennungen
	  – Halluzinosen

Behandlung

Entzugssyndrome treten je nach Benzodiazepinderivat und dessen Halbwertszeit ein bis sieben Tage nach Absetzen auf. Schwankungen der Befindlichkeit, vermehrte Unruhe und Reizbarkeit stehen oft im Vordergrund.

Bei weniger ausgeprägten Entzugssyndromen ohne Anhaltspunkte für komplizierende psychische Begleitstörungen und bei kooperativen Patienten ist abzuwägen, ob eine engmaschige ambulante Betreuung ausreichend ist. Üblicherweise ist dann zu entscheiden, ob mit dem bisherigen Benzodiazepin oder gegebenenfalls mit einem anderen, länger wirksamen entzogen werden soll. Unter Letzterem treten geringere Schwankungen des Blutspiegels auf und es genügt eine Einnahmefrequenz von zweimal täglich. Es erfolgt zunächst eine Einstellung auf eine Tagesdosis, bei der höchstens geringgradige Entzugssymptome auftreten. Danach wird allmählich reduziert, indem beispielsweise alle fünf Tage die Dosis halbiert wird (Soyka et al. 1988). Ein rascheres Ausschleichen kann unter antikonvulsiver Medikation mit z. B. Carbamazepin erfolgen.

Wenn die ambulanten Rahmenbedingungen nicht ausreichen oder bei komplizierten Entzugssyndromen, z. B. mit Krampfanfall, empfiehlt sich die stationäre Einweisung.

6.1.5 Somatische und psychische Begleitstörungen

Suchtmittelinduzierte somatische Begleitstörungen

Die zentrale atemdepressorische Wirkung von Benzodiazepinen spielt bei rascher intravenöser Gabe eine Rolle und bei hohen Dosierungen, z. B. in der Anästhesie. Die Atemdepression wird auch gefördert durch Kombination mit bestimmten Medikamenten wie z. B. dem Neuroleptikum Clozapin oder mit zentral dämpfenden Substanzen wie Alkohol und Opioiden, z. B. bei Personen mit Heroinabhängigkeit bzw. entsprechender Substitutionsbehandlung.

Das unter Benzodiazepin erhöhte Sturzrisiko kann insbesondere bei älteren Personen dosisabhängig vermehrt zu Frakturen führen (Bolton et al. 2008).

Suchtmittelinduzierte psychische Begleitstörungen

Im Vordergrund stehen hier die bei der gesamten Substanzgruppe vorliegenden Risiken für die Entwicklung eines schädlichen Gebrauchs bzw. einer Abhängigkeit, wie sie als psychiatrische Störungen in ICD-10 (Dilling et al. 2008) und DSM-IV-TR (American Psychiatric Association 2000) definiert sind.

Hierzu sind einige Patientengruppen besonders prädisponiert. So werden bei Patienten mit Depressionen, Angst-, Schlaf- und Persönlichkeitsstörungen Benzodiazepine häufiger längerfristig verordnet. Benzodiazepine sind bei diesen Störungen aber nur als vorübergehende Therapie indiziert. Gemäß AWMF-Leitlinien soll im Regelfall bei Schlafstörungen die Verordnungsdauer nicht über 4 Wochen und bei Angst- und Zwangserkrankungen nicht über 8–12 Wochen hinausgehen (AWMF 2006). Im Einzelfall mag dies praktisch nicht immer durchführbar sein; auch kann es durch z. B. Arztwechsel, Parallelbehandlungen mit gegebenenfalls Privatrezepten sowie Bezug über Internethandel unterlaufen werden. Zu beachten ist bei längerfristiger Einnahme, dass die Toleranzentwicklung bezüglich sedierend-hypnotischer Effekte zumeist rascher eintritt als diejenige bezüglich anxiolytischer Wirkung (Ashton 2005; O'Brien 2005).

Neben den hieraus gegebenenfalls entstehenden Hochdosisabhängigkeiten findet sich bei der Medikamentengruppe der Benzodiazepine auch eine **Niedrigdosisabhängigkeit**, z. B. in Form von jahrelanger Anwendung von Benzodiazepin-Schlafmitteln in therapeutischer Dosierung. Zu dieser Gruppe gehören oft ältere Personen. Toleranzentwicklung und damit verbundene Dosissteigerung sind hier selten ein Problem. Beim Absetzen können dennoch ausgeprägte Entzugssymptome auftreten (Fukuda et al. 1999).

Bei einer weiteren prädisponierten Patientengruppe findet sich zunächst als subsyndromale Störung die sogenannte „problematische Medikamenteneinnahme". Konsumenten illegaler Substanzen wie Heroin oder Kokain benutzen Benzodiazepine, um deren Wirkung zu verstärken, unerwünschte Wirkungen zu reduzieren sowie Entzugserscheinungen abzumildern, woraus sich jedoch eine Mehrfachabhängigkeit entwickeln kann.

Bei Alkoholabhängigen wiederum werden – nicht selten trotz des erhöhten Risikos einer Abhängigkeitsentwicklung ärztlich verordnet – Benzodiazepine häufiger gegen depressive Störungen sowie Schlafstörungen eingesetzt. In diesem Zusammenhang sind Studien erwähnenswert, die gezeigt haben, dass die stimmungsaufhellende Wirkung von Benzodiazepinen, z. B. Alprazolam, bei Nachkommen von Alkoholkranken stärker ist als bei Nachkommen diesbezüglich unauffälliger Eltern (Ciraulo et al. 1996; Cowley et al. 1992).

Als weitere suchtmittelinduzierte psychische Begleitstörungen sind generell nach Langzeiteinnahme Persönlichkeitsveränderungen mit Verstärkung ängstlicher und depressiver Komponenten möglich.

Zusätzlich muss vor allem bei älteren Personen nach längerer Benzodiazepin-Medikation mit Konzentrations-, Merkfähigkeits- und Kognitionseinbußen gerechnet werden (Barker et al. 2004; Woods et al. 1992). Ausmaß und Relevanz für die Alltagsbewältigung werden jedoch unterschiedlich eingeschätzt (Bierman et al. 2007; Stewart 2005). Angesichts der Reversibilität dieser Einbußen und vor dem Hintergrund der vermehrten sturzbedingten Frakturen wird einerseits ein Entzug grundsätzlich empfohlen (Heberlein et al. 2009), andererseits wird im Einzelfall ein gegebenenfalls schwieriger Entzug gegenüber den längerfristigen Vorteilen einer Benzodiazepin-Freiheit abzuwägen sein (AWMF 2006).

Suchtmittelassoziierte somatische Begleitstörungen

Hier stehen typischerweise vegetative Beschwerdebilder im Vordergrund, die häufig ihrerseits Ursache waren für eine ärztliche Verschreibung bzw. eine Selbstmedikation mit Benzodiazepinen. Meist sind sie vergesellschaftet mit den im Folgenden beschriebenen psychischen Begleitstörungen.

6 Sedativa und Hypnotika

Suchtmittelassoziierte psychische Begleitstörungen

Bei Personen mit Gebrauch von Benzodiazepinen finden sich oft vorbestehende psychiatrische Erkrankungen wie Depressionen, Schlaf-, Angst- und Anpassungsstörungen. Wenn in diesen Fällen die Benzodiazepine entzogen werden, sind mehrere Störungsbilder möglich.

Bei zuvor therapeutischer Dosierung ist lediglich mit vorübergehenden, leichteren Absetzphänomenen zu rechnen, z. B. Dysphorie nach Behandlung mit Hypnotika. Hatte sich eine Abhängigkeit entwickelt, wird ein Entzugssyndrom auftreten (s. Kap. 6.1.4, S. 113), vor allem bei abruptem Absetzen. Zusätzlich können aber auch Symptome der psychischen Vorerkrankung wieder auftreten. Dies kann zur Wiederaufnahme des Benzodiazepin-Gebrauchs führen.

Um dem zu begegnen, sollten gerade in solchen Situationen Benzodiazepine nach längerer Einnahme nur langsam reduziert werden. Auch ist anstelle des Benzodiazepins eine störungsspezifische Medikation ohne Abhängigkeitspotenzial gegen die psychische Vorerkrankung einzuleiten. So können z. B. Antidepressiva nicht nur bei Depression eingesetzt werden, sondern auch bei Angsterkrankungen und Schlafstörungen.

6.1.6 Fallstricke

- Schwierige Situationen mit potenziell letalem Ausgang sind vor allem bei Kombination von Benzodiazepinen mit anderen zentral dämpfenden Substanzen und nach zu rascher intravenöser Gabe zu erwarten.
- Bei Benzodiazepin-Intoxikationen muss an Handlungen in suizidaler Absicht gedacht und gegebenenfalls eine ausreichende Weiterbetreuung eingeleitet werden.
- Das Antidot Flumazenil sollte nur langsam und fraktioniert injiziert werden, um insbesondere bei Abhängigen akute Angst- und Unruhezustände sowie Krampfanfälle zu vermeiden.
- Bei lang dauernder Niedrigdosisabhängigkeit können nach Absetzen schwere Entzugssymptome auftreten.
- Gelegentlich kann ein „Entzugssyndrom" auch der Versuch eines abhängigen Patienten sein, sich mittels des Notfallarztes eine weitere Verschreibung seines Benzodiazepins zu verschaffen.

6.1.7 Empfehlungen zur Weiterbehandlung

Wenn es in Zusammenhang mit einem unkontrollierten Einsatz von Benzodiazepinen zu einer Notfallsituation in Form einer Intoxikation oder eines Entzugssyndroms gekommen ist, kann dies genutzt werden, um dem Betroffenen Informationen und Zugang zu Beratungsstellen und Facheinrichtungen zu vermitteln (s. Anhang), günstigerweise unter Einbezug des Hausarztes.

6.2 4-Hydroxybutansäure (GHB)

GHB wurde bei der Suche nach einem Narkotikum synthetisiert, indem bei GABA die Aminogruppe durch eine Hydroxylgruppe ersetzt wurde. So konnte das Molekül die Blut-Hirn-Schranke passieren (Laborit et al. 1960). Es wurde zunächst als injizierbares Narkotikum genutzt. Wegen ungenügender analgetischer Wirkung und schlechter Steuerbarkeit wurde der Einsatz zugunsten besserer Alternativmedikamente weitgehend eingestellt (Meyer et al. 2005).

Inzwischen wird GHB therapeutisch nur noch als Sedativum in der Intensivmedizin und bei Alkoholentzügen eingesetzt, seit 2002 in den USA und seit 2005 in Europa aber auch zur Behandlung der Narkolepsie, wo es vor allem die Häufigkeit von Kataplexien verringert, möglicherweise durch Vermehrung des Tiefschlafs.

Neben der Verwendung von GHB als muskelaufbauende Nahrungsergänzung für Sportler erfolgte die missbräuchliche Verbreitung als euphorisierendes und aphrodisierendes Suchtmittel zunächst in den USA, später auch in Europa. Da bei höherer Dosierung Koma, Atemdepression und tödliche Verläufe im Zusammenhang mit Abhängigkeitsentwicklungen auftraten, unterliegt die Substanz seit 2002 in Deutschland, der Schweiz und Österreich ebenso wie in den USA den entsprechenden Betäubungsmittelverordnungen.

GHB kann leicht aus dem legal erhältlichen γ-Butyrolacton (GBL) hergestellt werden. Auch bildet sich GHB im Organismus aus den Vorläufersubstanzen GBL sowie 1,4-Butandiol. Somit blieb GHB auch nach dem Verbot als illegales Suchtmittel vor allem bei Tanzveranstaltungen und in der Party-Szene weiterhin in Gebrauch. Dort kommt es auch als sogenannte „K. O."-Tropfen in krimineller Weise zum Einsatz (Beike et al. 2009). Das Natrium-Salz von GHB ist geruchlos, der salzige Geschmack kann in einem Getränk leicht überdeckt werden. Deshalb kann GHB unbemerkt einem Opfer beigebracht werden, welches aufgrund der hypnotischen Wirkung einschläft, beraubt werden kann und infolge der amnestischen Wirkung all dies höchstens unvollständig erinnert. Da in diesem Zustand auch Vergewaltigungen erfolgten, erhielt GHB die Bezeichnung „date rape drug".

Insgesamt ist GHB im Vergleich zu anderen illegalen Drogen in Europa noch wenig verbreitet. Bei Befragungen zur Konsumhäufigkeit ergaben sich bei Jugendlichen und jungen Erwachsenen Monatsprävalenzen von meist unter 3 %. Bei Drogennotfällen ist jedoch auch an GHB zu denken, da Intoxikationen mit zum Teil tödlichem Verlauf vorkommen (Übersicht bei Andresen et al. 2008).

Der häufiger benutzte Szenename „liquid ecstasy" ist irreführend, da GHB weder chemisch noch pharmakologisch mit Ecstasy oder ähnlichen Substanzen verwandt ist; auch entspricht das Wirkprofil eher Benzodiazepinen oder Alkohol.

6.2.1 Pharmakologie

4-Hydroxybutansäure (ältere Bezeichnung: γ-Hydroxybutyrat, GHB), ein Strukturanalogon der γ-Amino-Buttersäure (GABA), ist ein natürlich vorkommender Neurotransmitter mit hohen Konzentrationen in Hypothalamus und Basalganglien (Hechler et al. 1992; Galloway et al. 1997). GHB ist sowohl Vorstufe wie Metabolit von GABA (Maitre 1997).

Neurobiologisch kommt es unter GHB zunächst zur Verminderung, danach zur Vermehrung der Dopaminausschüttung, zusätzlich auch zur Ausschüttung von Endorphinen (Hechler et al. 1992). Daneben stimuliert GHB auch die Freisetzung von

Wachstumshormon, woraus sich der Einsatz zum Muskelaufbau bei Sportlern ergab (Takahara et al. 1977). Der eigentliche Wirkmechanismus von GHB ist noch nicht endgültig geklärt. Diskutiert wird für exogen zugeführtes GHB eine agonistische Wirkung am $GABA_B$-Rezeptor sowie an GHB-Rezeptoren (Castelli 2008). GHB wird nach oraler Aufnahme rasch resorbiert. Nach 20–60 Minuten werden die maximalen Plasmakonzentrationen erreicht, um danach wieder rasch abzufallen. GHB wird über mehrere Oxidationsschritte hauptsächlich zu Succinat metabolisiert und in den Zitratzyklus eingespeist. Weniger als 2 % werden unverändert renal ausgeschieden.

6.2.2 Wirkungsspektrum

Der erwünschte Rauschzustand wird üblicherweise mit der Einnahme von 1–2 g GHB erreicht. Es kommt für einen Zeitraum von 1–4 Stunden zu Entspannung, Angstlösung, Euphorie, vermehrtem Redefluss und verstärkten Gefühlsempfindungen. Durch erneute Einnahme kann diese Zeitdauer verlängert werden. Unter höherer Dosierung kommt es zu Sedierung, anterograder Amnesie und nach 20 bis 30 Minuten abrupt einsetzendem Tiefschlaf, aus dem die Konsumenten nach 2–4 Stunden ebenso plötzlich erwachen, wobei sie meist voll orientiert und subjektiv beschwerdefrei sind (Gonzalez u. Nutt 2005).
Um die Dosismengen besser einordnen zu können, sei kurz daran erinnert, dass bei Beginn einer Narkolepsie-Behandlung im Regelfall eine Tagesdosis von 4,5 g verordnet wird, wobei die erste Hälfte beim Zubettgehen, die zweite nach 4 Stunden genommen werden soll. In zweiwöchentlichen Schritten wird dann gegebenenfalls erhöht bis zur Maximaldosis von 9 g/d.

6.2.3 Akute Intoxikation

Dosisabhängig finden sich bei einer akuten Intoxikation mit GHB zunächst Schwindel, Kopfschmerzen, Übelkeit und Erbrechen, sodann Desorientiertheit, Koordinationsstörungen, Harninkontinenz, Halluzinationen, Myoklonien und Krampfanfälle, schließlich Pulsverlangsamung und Atemdepression bis hin zu Bewusstlosigkeit und Koma. Besonders bei Kombinationen mit anderen zentral dämpfenden Substanzen, z. B. Alkohol, Hypnotika und Opioiden, können tödliche Verläufe auftreten. Hinweise auf eine GHB-Intoxikation liefern fremdanamnestische Angaben, die Begleitumstände – wie z. B. abrupte Bewusstlosigkeit auf einer Tanzveranstaltung – sowie der klinische Verlauf insgesamt. Typisch sind plötzliches Einschlafen und, bei nicht zu hoher Dosis, ebenfalls plötzliches, ausgeruhtes Erwachen nach 2–4 Stunden.

> Bei Drogennotfällen mit plötzlichem Bewusstseinsverlust ist an GHB zu denken, wobei oft zusätzlich Alkohol und/oder Stimulanzien eingenommen wurden.

Die handelsüblichen Urinschnelltests erfassen GHB bislang nicht. Wegen der schnellen Metabolisierung und Eliminierung ist die Substanz auch im Blut nach etwa 12 Stunden nicht mehr nachweisbar. Deshalb sind bei entsprechendem Verdacht Blut und Urin baldmöglichst zu asservieren und, eventuell nach Rücksprache mit dem nächstgelegenen Giftinformationszentrum, einem Speziallabor zu übermitteln. Zu beachten ist, dass häufig Mischintoxikationen vorliegen, meist mit Alkohol sowie weiteren Suchtmitteln der lokalen Szene, z. B. Ecstasy.

Behandlung

Da es kein Antidot gibt, erfolgt eine symptomatische Behandlung mit intensivmedizinischer Überwachung und Stabilisierung der Vitalfunktionen, gegebenenfalls künstlicher Beatmung einschließlich Intubation, Letzteres auch wegen des erhöhten Risikos von Erbrechen und Aspiration unter GHB.
Wegen der raschen Resorption kommt eine Magenspülung nicht in Frage; die Gabe von Aktivkohle kann bei Mischintoxikationen nützlich sein. Bei Bradykardie wird die Gabe von Atropin vorgeschlagen. Als allgemeines Gegenmittel wurde zwar Physostigmin empfohlen, dies ist aber bei Bradykardie riskant; deshalb und mangels ausreichendem Wirksamkeitsnachweis wird davon eher abgeraten (Zvosec et al. 2007).

6.2.4 Entzugssyndrom

Unter Dauermedikation bei Narkolepsie-Behandlungen wurde kaum über Toleranzentwicklung oder Missbrauch berichtet. Der Gebrauch als Suchtmittel erfolgt meist episodisch. Nach regelmäßigem Gebrauch kann aber eine Abhängigkeit entstehen. Bereits einige Stunden nach letzter Einnahme kann ein ausgeprägtes Entzugssyndrom mit Angstzuständen, Tremor und Schlafstörungen auftreten, das mehrere Wochen anhalten kann (Galloway et al. 1997). Zur Behandlung werden u. a. Benzodiazepine und Neuroleptika eingesetzt.

6.2.5 Fallstricke

- Bei Drogennotfällen mit abrupt einsetzender Bewusstlosigkeit und Tiefschlaf ist an GHB zu denken.
- Der Konsum erfolgt häufiger in der Tanz- und Party-Szene.
- Oft liegt eine Mischintoxikation mit Alkohol oder Stimulanzien vor.
- Erbrechen und Aspiration können komplizierend auftreten.
- Die Substanz wird in derzeitigen Urinschnelltests nicht ermittelt, wohl aber in Speziallabors aus frühzeitig asserviertem Blut bzw. Urin.

6.3 Barbiturate

Früher wurden Barbiturate als Schlafmittel oder auch beim Alkoholentzug angewandt. Heute erfolgt der Einsatz fast ausschließlich zur Behandlung bei Epilepsie. Angesichts inzwischen entwickelter weniger beeinträchtigender Alternativmedikamente ist die Anwendungshäufigkeit als Antikonvulsivum rückläufig. Es kommt nur noch selten zu Intoxikationen mit Barbituraten, z. B. bei suizidalen Handlungen.

6.3.1 Pharmakologie

Durch die Barbiturate wird die exzitatorische Neurotransmission gehemmt und die GABAerge inhibitorische Neurotransmission verstärkt. Im Gegensatz zu den Benzodiazepinen können Barbiturate bei höherer Dosierung den GABA$_A$-Rezeptor direkt aktivieren, unabhängig von der Menge des vorhandenen GABA. Dies begünstigt, dass Barbiturate nicht nur sedieren, sondern bei entsprechend hoher Dosierung zu Atemdepression und Herzstillstand führen.

Die meisten Barbiturate haben eine lange Halbwertszeit von einem bis zu über vier Tagen. Entsprechend lange können sie im Urin nachgewiesen werden. Aufgrund hepatischer Enzyminduktion sind bei Barbituratbehandlungen Interaktionen mit anderen Medikamenten möglich. So wird z. B. Methadon schneller abgebaut.

6.3.2 Wirkungsspektrum

Zu den Hauptwirkungen von Barbituraten zählen die sedierenden und schlaffördernden sowie die antikonvulsiven Effekte. Als unerwünschte Langzeitwirkung kann es zu einer Beeinträchtigung der kognitiven und auch motorischen Fähigkeiten kommen.

6.3.3 Akute Intoxikation

Bei Intoxikationen geringeren Ausmaßes treten gastrointestinale Reizerscheinungen auf, gelegentlich mit Erbrechen und möglicher Aspiration. Es kann zu Somnolenz bis Bewusstlosigkeit kommen, während Atmung, Kreislauf und Reaktion auf Schmerzreize noch weitgehend erhalten sind.

Bei Intoxikationen stärkeren Ausmaßes ist der Patient unterschiedlich tief komatös. Es besteht Ateminsuffizienz bis -stillstand; bei schwerer Hypoxie kommt es zur Mydriasis. Daneben können sich Magen-Darm-Atonie, Oligurie, respiratorische und metabolische Azidose, Gerinnungsstörungen sowie Rhabdomyolyse und Kompartmentsyndrom entwickeln. Aufgrund der guten Kenntnisse der Halbwertszeiten kann nach Ermittlung des Barbituratderivats anhand von Blutspiegelbestimmungen die voraussichtliche Dauer einer derartigen Barbiturat-Narkose errechnet werden. Zur Stadieneinteilung von Intoxikationen eignen sich spezielle Skalen (Tab. 6-4).

Ab Aufnahme von mehr als 1 g kann ein Koma auftreten; Dosen über 4 g können letal sein. Personen mit längerfristiger Barbiturateinnahme vertragen deutlich höhere Dosen als solche mit erstmaliger Einnahme.

Behandlung

Bei leichtgradigeren Intoxikationen kann es unter entsprechender Überwachung genügen, den Patienten ausschlafen zu lassen. Da die Resorption des zugeführten Barbiturats noch anhalten kann, wird dies im Regelfall nur stationär möglich sein. Ab Stadium 2 wird in Ergänzung zu den üblichen Maßnahmen bei Intoxikierten – Blutzuckerbestimmung und Legen einer Venenverweilkanüle – neben Sauerstoffgabe die Intubation empfohlen, welche ab Stadium 3 obligatorisch wird mit entsprechender assistierter bzw. kontrollierter Beatmung.

Stationär kann, wenn die Einnahme weniger als eine Stunde zurückliegt, eine Magenspülung durchgeführt werden, bei Bewusstlosen immer erst nach Intubation. Im Anschluss an die Magenspülung oder auch unabhängig bis zu zwei Stunden nach Einnahme ist Aktivkohle repetitiv zu geben. Bei Phenobarbital kann als Me-

Tab. 6-4 Stadieneinteilung der Barbituratintoxikation (nach: Reed et al. 1952).

Stadium 0	schläfrig verwaschene Sprache, Ataxie, Nystagmus
Stadium 1	Reaktion nur noch auf Schmerzreize
Stadium 2	keine Reaktion auf Schmerzreize
Stadium 3	Areflexie
Stadium 4	Insuffizienz von Atmung und Kreislauf

thode zweiter Wahl die Alkalinisierung des Urins erfolgen. Eine Magenspülung wird von einigen Autoren (Ludewig u. Regenthal 2007) auch noch mehrere Stunden nach Einnahme sonst letaler Dosen vorgeschlagen. Ab Stadium 4 kommen Hämodialyse oder Hämoperfusion in Frage.

6.3.4 Entzugssyndrom

Entzugssyndrome nach längerer Einnahme von oralen Barbituraten entwickeln sich angesichts der langen Halbwertszeiten nur allmählich. Sie können sich zunächst in Schlafstörungen mit vermehrter Traumaktivität äußern, sodann mit Unruhe, zerebralen Krampfanfällen, Halluzinationen und Delirien einhergehen. Dem kann in leichten Fällen durch allmähliches Ausschleichen begegnet werden, in ausgeprägten Fällen ist stationäre Überwachung nötig.

6.4 Meprobamat

Das Anxiolytikum und Muskelrelaxans Meprobamat wird aufgrund seiner pharmakologischen Eigenschaften zwischen Benzodiazepinen und Barbituraten eingeordnet. In Deutschland ist es nicht mehr auf dem Markt. Intoxikationen können sich wie bei Barbituraten bis hin zum Koma mit Atemdepression entwickeln. Die Behandlung gleicht der bei Barbituraten, wobei eine Magenspülung bis zu 12 Stunden nach Einnahme sinnvoll sein kann (Kupferschmidt u. Rauber-Lüthy 2009). Bei Einnahme von mehr als 12 g können tödliche Verläufe auftreten.

6.5 Weitere Hypnotika

Auch der Einsatz dieser Medikamente verringerte sich nach Einführung der Benzodiazepine deutlich. Beschrieben werden hier Chloralhydrat und Clomethiazol. Intoxikationen damit ähneln weitgehend der Barbiturat-Vergiftung (s. Kap. 6.3.3, S. 121).

6.5.1 Chloralhydrat

Chloralhydrat (Trichloracetaldehydhydrat) hat innerhalb dieser Restgruppe von Hypnotika noch die größte Verbreitung. Nach schneller Resorption entsteht rasch der aktive Metabolit Trichlorethanol mit einer Halbwertszeit von 7–9 Stunden in Leber und Niere. Bei deren Vorschädigung darf Chloralhydrat nicht eingesetzt werden, da es zu weiterer Leberschädigung bzw. bei Niereninsuffizienz zur Kumulation und bei höherem Plasmaspiegel zu Beeinträchtigungen des Reizleitungssystems am Herzen kommen kann. Chloralhydrat hat eine kleine therapeutische Breite; die hypnotische Dosis liegt bei 0,5 bis 2 g. Ab 4 g kann es zu toxischen Erscheinungen kommen, ab 6 g zu Todesfällen.

Intoxikationssymptome bei Chloralhydrat umfassen neben der Bewusstseinsstörung und Somnolenz bis hin zum Koma vor allem Atemdepression bis hin zum Atemstillstand und eventuell Herzrhythmusstörungen. Wegen Letzteren sind Katecholamine nur vorsichtig einzusetzen, da sie ventrikuläre Rhythmusstörungen fördern können (Zilker 2008). Diese Zustände erfordern intensivmedizinische Überwachung und Medikation, gegebenenfalls Hämodialyse. Bei plötzlichem Entzug von Chloralhydrat ist mit Krampfanfällen und Delirien zu rechnen.

6.5.2 Clomethiazol

Clomethiazol wird wegen seines Abhängigkeitspotenzials heute nur noch selten als Hypnotikum eingesetzt, allenfalls unter entsprechender Nutzen-Risiko-Abwägung bei ansonsten therapieresistenten Schlafstörungen älterer Patienten. Andererseits wird es aufgrund seiner sedierenden und antikonvulsiven Eigenschaften gezielt beim ausgeprägteren Alkoholentzug eingesetzt (s. Kap. 3.5.1, S. 70). Da wegen des hohen Abhängigkeitspotenzials, der Risiken bei Mischintoxikationen mit Alkohol und anderen psychotropen Substanzen und der bronchialsekretsteigernden Wirkung eine intensive Überwachung erforderlich ist, sollte der Einsatz von Clomethiazol nur stationär erfolgen und nicht ambulant, obwohl Letzteres vereinzelt vorkommt.

Akute Intoxikationen mit Clomethiazol erfordern wegen der meist ausgeprägten Bewusstseinsbeeinträchtigung bis hin zum Koma sowie der Gefahr der Bronchialverschleimung nach der Erstversorgung mit Sicherung der Vitalfunktionen eine stationäre intensivmedizinische Behandlung. Bei Clomethiazol-Intoxikationen sind Mischintoxikationen mit Alkohol häufig.

Soll bei Clomethiazol-Abhängigkeit ein Entzug erfolgen, ist allmähliches Ausschleichen zu bevorzugen. Einige Autoren empfehlen die Umstellung auf ein Benzodiazepin, z. B. Diazepam, wobei 1 Kapsel Clomethiazol etwa 2,5 mg Diazepam entspricht (AWMF 2006). Meist ist eine stationäre Behandlung auf einer geeigneten Entzugsstation erforderlich. Typischerweise findet sich Clomethiazol-Abhängigkeit bei zuvor damit behandelten Alkoholabhängigen.

Literatur

Aktories K, Förstermann U, Hofmann FB, Starke K (Hrsg). Pharmakologie und Toxikologie. 10. Aufl. München, Jena: Urban & Fischer 2009.

American Psychiatric Association. Diagnostic and Statistical Manual of Mental Disorders. 4th ed., Text Revision. Washington DC: American Psychiatric Association 2000.

Andresen H, Stimpfl T, Sprys N, Schnitgerhans T, Müller A. Liquid Ecstasy – ein relevantes Drogenproblem. Deutsches Ärzteblatt 2008; 105: 36: 599–603.

Ashton H. The diagnosis and management of benzodiazepine dependence. Curr Opin Psychiatry 2005; 28: 249–55.

AWMF. Leitlinie Medikamentenabhängigkeit. 17. Mai 2006. http://www.awmf-leitlinien.de

Barker MJ, Greenwood KM, Jackson M, Crowe SF. Cognitive effects of long-term ben-

zodiazepine use: a meta-analysis. CNS Drugs 2004; 18: 37–48.
Beike J, Loddo CM, Rothschild MA. γ-Hydroxybuttersäure (GHB) als K.O.-Mittel und sexuelle Delinquenz. Forens Psychiatr Psychol Kriminol 2009; 3 (4): 287–93.
Bierman EJ, Comijs HC, Gundy CM, Sonneberg C, Jonker C, Beekman AT. The effect of chronic benzodiazepine use on cognitive functioning in older persons: good, bad or indifferent? Int J Geriatr Psychiatry 2007; 22: 1194–200.
Bolton JM, Metge C, Lix L, Prior H, Sareen J, Leslie WD. Fracture risk from psychotropic medications: a population-based analysis. J Clin Psychopharmacol 2008; 28: 384–91.
Castelli MP. Multi-faceted aspects of gamma-hydroxybutyric acid: a neurotransmitter, therapeutic agent and drug of abuse. Mini Rev Med Chem 2008; 8: 1188–202.
Ciraulo DA, Sarid-Segal O, Knapp C, Ciraulo AM, Greenblatt DJ, Shader RI. Liability to alprazolam abuse in daughters of alcoholics. Am J Psychiatry 1996; 153: 956–8.
Cowley DS, Roy-Byrne PP, Godon C, Greenblatt DJ, Ries R, Walker RD, Samson HH, Homer DW. Response to diazepam in sons of alcoholics. Alcohol Clin Exp Res 1992; 16: 1057–63.
Dilling H, Mombour W, Schmidt MH (Hrsg). Internationale Klassifikation psychischer Störungen: ICD-10, Kapitel V (F). Klinisch-diagnostische Leitlinien. 6. Aufl. Bern: Huber 2008.
Fukuda M, Nakajima N, Tomita M. Generalized tonic-clonic seizures following withdrawal of therapeutic dose of bromazepam. Pharmacopsychiat 1999; 32: 42–3.
Galloway GP, Frederick SL, Staggers FE, Gonzales M, Stalcup SA, Smith DE. Gamma-butyrate: an emerging drug of abuse that causes physical dependence. Addiction 1997; 92: 89–96.
Glaeske G. Psychotrope und andere Arzneimittel mit Missbrauchs- und Abhängigkeitspotenzial. In: Deutsche Hauptstelle für Suchtfragen (Hrsg). Jahrbuch Sucht 2009. Geesthacht: Neuland 2009; 72–98.
Gonzalez A, Nutt DJ. Gamma hydroxy butyrate abuse and dependency. J Psychopharmacol 2005; 19: 195–204.
Göthert M, Bönisch H, Schlicker E, Maier W. Psychopharmaka. In: Aktories K, Förstermann U, Hofmann F, Starke K (Hrsg). Pharmakologie und Toxikologie. München, Jena: Urban & Fischer 2005; 313–47.
Heberlein A, Bleich S, Kornhuber J, Hillemacher T. Benzodiazepin-Abhängigkeit: Ursachen und Behandlungsmöglichkeiten. Fortschr Neurol Psychiat 2009; 77: 7–15.
Hechler V, Goebaille S, Maitre M. Selective distribution pattern of gamma-hydroxybutyrate receptors in the rat fore-brain and mid-brain as revealed by quantitative autoradiography. Brain Res 1992; 572: 345–8.
Klotz U, Laux G. Tranquillantien. Therapeutischer Einsatz und Pharmakologie. Stuttgart: WVG 1996.
Kraus L. Augustin. R. Repräsentativerhebung zum Gebrauch und Missbrauch psychoaktiver Substanzen bei Erwachsenen in Deutschland. Epidemiologischer Suchtsurvey 2003 (Sonderheft 1). Sucht 2005; 51: S49–S57.
Kupferschmidt H, Rauber-Lüthy C. Akute Vergiftungen. In: Schoenenberger RA, Haefeli WE, Schifferli J (Hrsg). Internistische Notfälle. Stuttgart, New York: Thieme 2009; 456–93.
Laborit H, Buchard F, Laborit G, Kind A, Weber B. Use of sodium 4-hydroxybutyrate in anesthesia and resuscitation. Aggressologie 1960; 1: 549–60.
Ludewig R, Regenthal R (Hrsg). Akute Vergiftungen und Arzneimittelüberdosierungen. Stuttgart: Wissenschaftliche Verlagsgesellschaft 2007.
Lüddens H, Wiedemann K. Anxiolytika und Hypnotika. In: Holsboer F, Gründer G, Benkert O (Hrsg.). Handbuch der Psychopharmakotherapie. Heidelberg: Springer 2008; 627–41.

Maitre M. The gamma-hydroxybutyrate signalling system in brain: organization and functional implications. Progr Neurobiol 1997; 51: 337–61.

Meyer S, Kleinschmidt S, Gottschling S, Gortner L, Strittmatter M. Gamma-Hydroxybuttersäure. Neurotransmitter, Sedativum und Droge. Wien Med Wochenschr 2005; 155: 315–22.

Möhler H. Pharmakotherapie von Schlafstörungen und Erregungszuständen. In: Aktories K, Förstermann U, Hofmann F, Starke K (Hrsg). Pharmakologie und Toxikologie. München, Jena: Urban & Fischer 2005; 283–7.

Nelson J, Chouinard G. Guidelines for the clinical use of benzodiazepines: pharmacokinetics, dependency, rebound and withdrawal. Canadian Society for Clinical Pharmacology. Can J Clin Pharmacol 1999; 6: 69–83.

O'Brien CP. Benzodiazepine use, abuse, and dependence. J Clin Psychiatry 2005; 66 (Suppl 2): 28–33.

Olsen RW, Sieghart W. International Union of Pharmacology. LXX. Subtypes of gamma-aminobutyric acid(A) receptors: classification on the basis of subunit composition, pharmacology, and function. Update. Pharmacol Rev 2008; 60: 243–60.

Petrovic M, Pevernagie D, Mariman A, Van Maele G, Afschrift M. Fast withdrawal from benzodiazepines in geriatric inpatients: a randomised double-blind, placebo-controlled trial. Eur J Clin Pharmacol 2002; 57: 759–64.

Poser W, Poser S. Medikamente – Missbrauch und Abhängigkeit. Stuttgart: Thieme 1996.

Poser W, Böning J, Holzbach R, Schmidt LG. Medikamentenabhängigkeit. Leitlinien der Deutschen Gesellschaft für Suchtforschung und Suchttherapie (DG-Sucht) und der Deutschen Gesellschaft für Psychiatrie, Psychotherapie und Nervenheilkunde (DGPPN). AWMF online 17. Mai 2006. http://www.uni-duesseldorf.de/AWMF/11/076–009

Reed CE, Driggs MF, Foote CC. Acute barbiturate intoxication: a study of 300 cases based on a physiological system of classification of the severity of the intoxication. Ann Intern Med 1952; 37: 290–8.

Schmidt M. Benzodiazepine. In: Vagts DA (Hrsg). Suchtmittel in der AINS. Heidelberg: Springer 2007; 79–89.

Soyka M, Steinberg R, Vollmer M. Entzugsphänomene bei schrittweisem Benzodiazepinentzug. Nervenarzt 1988; 59: 744–8.

Soyka M, Queri S, Küfner H, Rösner S. Wo verstecken sich 1,9 Millionen Medikamentenabhängige? Nervenarzt 2005; 76: 72–7.

Soyka M, Stohler R. Psychische Störungen infolge anderer psychotroper Substanzen. In: Hewer W, Rössler W (Hrsg). Akute psychische Erkrankungen. München Jena: Urban & Fischer 2007; 261–92.

Stewart SA. The effects of benzodiazepines on cognition. J Clin Psychiatry 2005; 66 (Suppl 2): 9–13.

Takahara J, Yunoki S, Yakushiji WL. Stimulatory effects of gamma-hydroxybutyric acid on growth hormone and prolactine release in humans. J Clin Endocrinol Metab 1977; 44: 1014.

Woods JH, Katz JL, Winger G. Benzodiazepines: use, abuse, and consequences. Pharmacol Rev 1992; 44: 151–347.

Zilker T. Intoxikationen. In: Hewer W, Rössler W (Hrsg). Akute psychische Erkrankungen. München, Jena: Urban & Fischer 2008; 199–215.

Zvosec DL, Smith SW, Litonjua R, Westfal RE. Physostigminie for gamma-hydroxybutyrate coma: inefficacy, adverse events, and review. Clin Toxicol (Phila) 2007; 45: 261–5.

7 Kokain und sonstige Stimulanzien

Rudolf Stohler

Unter Stimulanzien werden in diesem Kapitel Substanzen verstanden, die entweder die Wachheit (alertness) erhöhen oder die Müdigkeit reduzieren. Nicht besprochen werden die rund 200 Halluzinogene und Entaktogene, die durch chemische Veränderungen der Amphetamin-Grundstruktur synthetisiert wurden (z. B. das Trimethoxyamphetamin). Nikotin wird in Kapitel 9 abgehandelt, auf Halluzinogene wird in Kapitel 8 eingegangen.

Nichtmedizinischer Gebrauch von Kokain und anderen Stimulanzien ist in verschiedenen Kulturen seit Jahrhunderten prävalent. Am bekanntesten sind wohl Kaffee und Tee, Ephedrin, Khat und das Kauen von Coca-Blättern durch indigene Andenvölker, durch welches Hungergefühl und Müdigkeit unterdrückt werden sollten. Das weltweit am häufigsten konsumierte Stimulans ist vermutlich die Betelnuss, die als hauptsächlichen Wirkstoff Arecolin enthält. Zusammen mit anderen in der Pflanze vorkommenden Wirkstoffen (Phenethylamin-Analoga) soll die Betelpaste ein dem Amphetamin vergleichbares Wirkungsspektrum aufweisen (Sulzer et al. 2005). Je „integrierter" der Konsum eines Stimulans in einer Gesellschaft ist (z. B. Kaffeetrinken), desto weniger wird er als problematisch und die Konsumenten als deviant angesehen.

7.1 Pharmakologie

7.1.1 Kokain

Kokain wird aus den Blättern der Coca-Pflanze (*Erythroxylon coca*) gewonnen. Verschiedene Extraktionsschritte führen schließlich zur Ausfällung von Kokainhydrochlorid-Kristallen (Gaedcke 1855). Alternativ – aber aufwändiger – kann Kokain auch voll synthetisiert werden. Durch so genanntes Basen (Versetzen einer Kokain-Hydrochlorid-Lösung mit einer Base) kann das wasserlösliche Kokainsalz in wasserunlösliche Kokainbase überführt werden.

Kokain wird – abhängig davon, ob es als Salz oder als Base vorliegt – oral, nasal, intravenös oder inhalativ konsumiert. In Europa ist wohl (immer noch) der nasale (Sniffen) oder intravenöse Konsum vorherrschend, während in den USA das Crack-Rauchen am häufigsten ist.

Der hauptsächliche Effekt von Kokain besteht in der Behinderung der neuronalen Wiederaufnahme von Monoaminen (Dopamin, Noradrenalin und Serotonin) aus dem synaptischen Spalt durch eine Blockierung von Proteinen, die dieser Wiederaufnahme dienen (Dopamin-, Noradrenalin- und Serotonin-Transporter). Daraus resultiert eine vermehrte monoaminerge Neurotransmission (Ritz et al. 1987). Weitere Effekte von Kokain bestehen in einer CRH-vermittelten Erhöhung von ACTH und Cortisol. Unmittelbar nach der Applikation sind auch LH und FSH erhöht, wohingegen die Sekretion von Prolactin unterdrückt wird.

Kokain hat eine kurze Plasmahalbwertszeit von etwa 45–60 Minuten. Es wird durch Plasmaesterasen metabolisiert und über den Urin ausgeschieden. Dort lassen sich die Metaboliten nachweisen, während in den Haaren die Ausgangssubstanz gefunden wird. Im Allgemeinen gelingt der Nachweis der Metaboliten bis etwa vier Tage nach Konsum. Bei chronischem Gebrauch von höheren Dosen ist aber ein Nachweis teilweise auch über mehrere Wochen möglich. Von chronisch Kokain-Konsumierenden wird häufig eine extrem kurze Wirkdauer von wenigen Minuten beschrieben, besonders was die euphorisierenden Effekte betrifft. Auch aus diesem Grund entwickeln einige Konsumenten ein binge pattern des Konsums, wobei dann zwei- bis dreimal pro Stunde Kokain, häufig in steigender Dosierung, appliziert wird.

7.1.2 Weitere Stimulanzien

Methylphenidat teilt den Wirkmechanismus mit Kokain, wohingegen die ebenfalls oral, nasal oder intravenös applizierbaren **Amphetamine** – zusätzlich zu ihrer blockierenden Wirkung an Carrier-Proteinen – in das Zellinnere Dopamin-sezernierender Zellen dislozieren, wo sie die Sequestration von Dopamin in Vesikel behindern. Die daraus resultierende Anreicherung von Dopamin im Zytosol führt zu einer Umkehr der Funktion des Dopamin-Transporters (DAT). Statt sezerniertes Dopamin aus dem synaptischen Spalt zu resorbieren, wird nun zusätzliches Dopamin abgegeben (Kalivas 2007). Restlos aufgeklärt ist der Wirkmechanismus aber noch nicht.

Amphetamin und das häufiger missbrauchte **Methamphetamin** weisen nur minimale pharmakokinetische Unterschiede auf. Das Vorherrschen von Methamphetamin auf dem illegalen Markt ist der einfachen Synthesemöglichkeit (aus Ephedrin) zuzuschreiben. Amphetamine werden hepatisch, v. a. über das CYP2D6, metabolisiert. Die Halbwertszeit beträgt 12–13 Stunden.

Koffein wirkt vor allem wachheitsfördernd über eine Blockade von Adenosin-A1-Rezeptoren, mit einem konsekutiven Anstieg der cholinergen Aktivität des Kortex. Die Plasmahalbwertszeit beträgt ca. 1,5 Stunden.

Der pharmakologische Wirkmechanismus von **Modafinil**, einer Substanz, die vor allem gegen Narkolepsie eingesetzt wird, ist nicht komplett aufgeklärt. Am wahrscheinlichsten ist ein Interagieren mit dem Hypocretin/Orexin- und dem Dopamin-System. Die Substanz wird über das cytochromale oxydative Sytem metabolisiert (cave: Induktion des CYP3A4) und hat eine Plasmahalbwertszeit von ca. 10 Stunden (Boutrel u. Koob 2004).

Die (exzessive) Stimulation von Dopamin-Rezeptoren (hauptsächlich D1- und D2-Rezeptoren) wird als elementar für die „Verstärker-Wirkung" von Kokain und anderen Stimulanzien angesehen.

7.2 Wirkungsspektrum

Körperliche Folgen eines Stimulanzienkonsums können sich in folgenden Symptomen äußern: Mydriasis, Hypertonie, Tachykardie und andere Rhythmusstörungen, beschleunigte Atmung, Anorexie, Diarrhö oder Obstipation, exzessives Schwitzen, Kopfschmerzen, Fieber, Tremor, Insomnie, Kälte- und Hitzeschauer, Errektionsstörungen und Hautveränderungen. Nach hohen Dosen können zudem epileptische Anfälle und Infarzierungen (Myokard- und Hirninfarkte) vorkommen.

Psychologische Konsumfolgen umfassen Gefühle von Euphorie und einer erhöhten Leistungsfähigkeit, die sich in größerer Konzentrationsfähigkeit, erhöhter Vigilanz und zielorientierterem Verhalten äußert. Andererseits können sich schon nach relativ kleinen Dosen Angstgefüle, Nervosität und Aggressivität einstellen. Nach dem Konsum einer größeren Dosis können Größenideen, emotionale Labilität, Exzitabilität, Logorrhö und stereotype Bewegungen vorkommen. Nach sehr hohen Dosen oder chronischem Gebrauch sind paranoide Wahrnehmungen typisch, die häufig ein imaginiertes Verfolgtwerden durch die Polizei oder die fälschliche Wahrnehmung eines Parasitenbefalls zum Inhalt haben. Bei chronischem Gebrauch entwickeln einzelne Konsumenten kürzer oder länger anhaltende Psychosen (Mathias et al. 2008).

Stimulanzien weisen zudem ein **Missbrauchs- und Abhängigkeitspotential** auf, das für Kokain und Amphetamin am höchsten, für Betelpaste und Koffein am niedrigsten zu sein scheint. Ob letztere Substanzen überhaupt ein Abhängigkeitssyndrom zur Folge haben können, ist umstritten. Die breite Verfügbarkeit koffeinhaltiger Getränke (Energy drinks), die zum Teil hohe Dosen an Koffein beinhalten (Reissig et al. 2009), ist ein neueres Phänomen, das noch kaum entsprechend untersucht wurde.

7.3 Akute Intoxikation

Eine ausgeprägte Stimulanzienintoxikation ist ein medizinischer Notfall. Sie ist in einer ersten Phase meist durch grobe psychopathologische Auffälligkeiten wie Erregungs- und Angstzustände, ein paranoid-halluzinatorisches Syndrom oder ein maniform-aggressives Zustandsbild gekennzeichnet, auf der körperlichen Ebene treten eine Tachykardie, verbunden mit extrasystolischen Rhythmusstörungen und einer Blutdruckerhöhung sowie häufig Brustschmerzen auf. Wird weiter konsumiert, entwickeln sich Krampfanfälle, die in einen Status epilepticus übergehen können. Schließlich führt die Intoxikation zu Koma, Atemstillstand und Tod. Herzkammerflattern und -flimmern, eine maligne Hyperthermie und hypertone Gehirn-Massenblutungen sind, neben Myokardinfarkten, die gefährlichsten Komplikationen. Differenzialdiagnostisch geben die ausgeprägte Mydriasis und Konsumparaphernalia entscheidende ätiologische Hinweise.

7.3.1 Behandlung

Die Notfallbehandlung einer Stimulanzienintoxikation besteht in der Sicherung der Atmung durch Einsatz eines Guedeltubus (bzw. durch Intubation) und der Zufuhr von Sauerstoff (2–4 l/min) sowie der (möglichst intravenösen) Applikation von Diazepam in Dosen bis zu 30 mg zur Kontrolle bzw. Vorbeugung epileptischer Anfälle. Glyceroltrinitrat (2 Hübe) und Clonidin (0,15 mg i.v.) dienen der Beherrschung einer (sich entwickelnden) Hypertonie und kardialen Hypoxie. Zur Bekämpfung tachykarder Rythmusstörungen ist Verapamil (5 mg i. v.) einem β-Blocker vorzuziehen (Page et al. 2007). Eine Hyperthermie sollte mit physikalischer Kühlung und bei zusätzlichem Bedarf mit Dantrolen (2,5 mg/kgKG) behandelt respektive verhindert werden. Ein Herz-Kreislauf-Stillstand bedarf selbstverständlich einer Reanimationsbehandlung.

Die oder der Stimulanzienintoxikierte ist überwachungsbedürftig, um sich entwickelnde Komplikationen (Hyperthermie, akutes Lungenversagen, toxisches Lungenödem, Rhabdomyolyse mit Nierenversagen) frühzeitig erkennen und behandeln zu können. Auch mit dem Auftreten einer Aspirationspneumonie ist zu rechnen. Die Behandlung ist symptomatisch und unterscheidet sich nicht von der Behandlung vergleichbarer Zustände aufgrund anderer Ursachen.

Psychopathologische Intoxikationssymptome sprechen meist auf das aus Gründen der Anfallsprophylaxe bzw. -behandlung verabreichte Diazepam an. Auch eine neuroleptische Behandlung kann bei deren Persistenz notwendig sein (z. B. Haloperidol 5 mg i. v.).

Angesichts des häufigen Vorliegens von Mischintoxikationen ist mit dem Auftreten zusätzlicher und unvorhersehbarer Symptome zu rechnen (Backmund 2004; Jaffe u. Anthony 2005).

7.4 Entzugssyndrom

Wird ein über längere Zeit andauernder Stimulanzienkonsum eingestellt oder reduziert, kann ein Entzugssyndrom auftreten, das üblicherweise nur wenige Tage anhält, in einigen Fällen, besonders nach intensivem Methamphetamingebrauch, aber auch über Wochen bestehen bleiben kann. Einzelne Entzugssymptome, typischerweise das **Craving** (überwertiges Verlangen nach Stimulanzienkonsum), können zudem auch nach längeren Abstinenzperioden wieder auftreten. Risikosituationen für ein solches Craving entstehen besonders beim Auftauchen stimulanzienassoziierter Stimuli (Weiss et al. 2001).

Die Kriterien für ein Kokain- und Amphetamin-Entzugssyndrom unterscheiden sich nicht, obwohl Letzteres im Allgemeinen länger andauert. Es kann durch drei Faktoren beschrieben werden:
- Der sogenannte Hyperarousal-Faktor umfasst die Symptome Craving, Agitation und Alpträume.
- Der vegetative Faktor ist durch verminderte Energie, Appetitsteigerung und erhöhtes Schlafbedürfnis charakterisiert.
- Der Ängstlichkeitsfaktor beinhaltet Angst, Anhedonie und Bewegungsarmut.

Eine depressive Stimmung ist zudem fast immer vorhanden und wirkt sich auf alle drei Faktoren aus (McGregor et al. 2008). Obwohl das Entzugssyndrom von Stimulanzien allgemein als vergleichsweise mild angesehen wird, muss mit dem Auftreten suizidaler Ideen oder sogar von Suizidhandlungen gerechnet werden. Die Suizidalität kann durch Scham- und Schuldgefühle verstärkt werden.

7.4.1 Behandlung

Übergreifend wichtig ist eine nicht verurteilende Haltung der Behandelnden gegenüber Patienten im Stimulanzientzug, auch um suizidale Tendenzen nicht zu aggravieren.

Nach dem Abklingen der ausgeprägtesten Entzugsphase, während der eine stützende Haltung erforderlich ist, können verschiedene individuelle und gruppenpsychotherapeutische Verfahren eingesetzt werden, die zur Verhinderung respektive zur Verzögerung eines Rückfalls beitragen (s. Kap. 7.4.2).

Kokainabhängige Patienten und solche mit Abhängigkeiten von anderen Stimulanzien, welche vergleichsweise wenig mit zusätzlichen Problematiken belastet sind, erreichen sowohl in ambulanten, teilstationären als auch stationären Behandlungssettings gute Ergebnisse bezüglich Abstinenz und Rückfallhäufigkeit (Simpson et al. 1999; 2002). Sinnvoll scheint deshalb ein Vorgehen nach dem Subsidiaritäts- oder Stepped-care-Prinzip (primär möglichst wenig eingreifende, kostengünstige Intervention, erst bei mangelndem Erfolg Steigerung der Intensität). Kurz dauernde stationäre und tagesklinische Behandlungen (zwei Wochen) resultieren bei Störungen durch Kokain in vergleichbaren Abstinenzraten (Alterman et al. 1994).

In ambulanten Behandlungsmodellen mit einer 12-wöchigen Behandlungsdauer zeigten bei Störungen durch Kokain neun Monate nach Behandlungsbeendigung die Einzelbehandlung, die kombinierte Einzel- und Gruppentherapie und die ambulante hochfrequente Gruppentherapie positive Behandlungsergebnisse hinsichtlich Haltequote, Reduktion des Drogenkonsums, Besserung der psychopathologischen Symptomatik sowie Verbesserungen in individuell definierten Problembereichen (Gottheil et al. 1998).

Kurzhospitalisationen im Rahmen einer Krisenintervention (Initiierung der Behandlung, Begrenzung von Rückfällen) bewähren sich besonders zur Stabilisierung und Verhinderung von Folgeschäden (Stohler 2004). Dabei ist der Leidensdruck im und kurz nach dem Rückfall in der Regel groß. Nach einer ersten körperlichen und psychischen Stabilisierung nimmt der Wunsch, weiterhin eine Behandlung in stationärem Rahmen zu absolvieren, häufig rasch ab. Es ist hier besonders wichtig, die Bereitschaft für eine nachfolgende Behandlung aufzubauen. Repetitive Therapien können bei Therapieabbrüchen indiziert sein.

Für kokainabhängige Patienten mit intravenösen oder inhalativen (Freebase) Konsumformen, die eine psychische, somatische und soziale Mehrfachproblematik aufweisen, scheint eine stationäre Behandlung von mehreren Wochen indiziert. Studien haben gezeigt, dass eine Behandlung von rund 90 Tagen Dauer einer kürzeren überlegen ist (Goldstein et al. 2000).

Kombinierte psychosoziale und pharmakologische Behandlungen sind Behandlungen, die sich auf eine Modalität beschränken, meist überlegen.

7.4.2 Psychosoziale Interventionen

Psychosoziale Methoden sind vor allem in der Postakutphase von Bedeutung. Dabei hat sich bisher kein bestimmter Therapieansatz als generell überlegen erwiesen. Psychosoziale Interventionen umfassen, unabhängig vom Setting, sowohl einzel- als auch gruppentherapeutische Verfahren. Einzeltherapie wird als Drogenberatung, Sozialtherapie, Verhaltenstherapie, Systemische Therapie oder Tiefenpsychologisch fundierte Psychotherapie durchgeführt.

Das Spektrum gruppentherapeutischer Methoden umfasst Psychoedukation, Beratung, themenzentrierte Gruppentherapie, Verhaltenstherapie und psychodynamische Gruppentherapien. **Gruppentherapien** fördern die Einsicht in störungsspezifische Abwehrhaltungen (Verleugnung, Bagatellisierung, Rückfallgefährdung), wirken sich auf Differenzierungs- und Verbalisierungsfähigkeit von Affekten günstig aus und verbessern die Introspektionsfähigkeit sowie kommunikative Fähigkeiten. Gruppen können einer Isolierung von Patienten entgegenwirken; es ist ein Austausch von Erfahrungen möglich. Sie haben aber auch den Nachteil, dass schambesetzte Themen oft unerwähnt bleiben und sich manche Patienten in Gruppen unwohl fühlen (z. B. auch jene, die an sozialen Ängsten leiden, einer häufigen komorbiden Störung). Voraussetzung für eine Gruppentherapie ist zudem eine gewisse Stabilität der Gruppenteilnehmer.

Mit den Betroffenen ist eine Einigung über (vorläufige) Therapieziele und -methoden zu treffen. Besonders zu Beginn und bei Krisen kann eine intensive Behandlung mit bis zu täglichen Kontakten notwendig sein.

Wissenschaftliche Untersuchungen zur Wirksamkeit liegen für den Community Reinforcement Approach, das Kontingenz-Management-Verfahren, die Rückfallverhütung (relapse prevention), das Matrix-Modell, die Behaviorale Familientherapie, die Analytische Gesprächstherapie und die Supportive Therapie vor. Diese Verfahren wurden fast ausschließlich in den USA entwickelt und sind vielfach nur modifiziert in europäischen Ländern anwendbar. Eine genauere Beschreibung der hier aufgezählten Techniken findet sich beispielsweise auf der Webseite http://www.kokainbehandlung.ch/de/index_de.html.

Kognitiv-verhaltenstherapeutische Methoden sind insbesondere bei guten kognitiven Fähigkeiten der Patienten erfolgversprechend (Aharonovich et al. 2006).

7.4.3 Medikamentöse Verfahren

Medikamente können zur Behandlung des Entzugssyndroms wie auch zur längerfristigen Behandlung eingesetzt werden. Die unten aufgeführten Medikamente sind allerdings für die Indikation „Behandlung der Kokainabhängigkeit" nicht zugelassen. Ihre Verschreibung richtet sich daher nach den Bestimmungen des **Off-label-use** im jeweiligen Arzneimittelrecht. Solche Behandlungen sind nur im Einzelfall möglich. Die behandelnden Ärztinnen und Ärzte übernehmen eine erhöhte eigene Verantwortlichkeit für die Behandlungsrisiken; Nebenwirkungen müssen den zuständigen Behörden gemeldet werden. Behandelte (und gegebenenfalls auch deren gesetzliche Vertreter) müssen zudem in jedem Fall über die Anwendung außerhalb der zugelassenen Indikation detailliert informiert werden; eine schriftliche Einverständniserklärung ist zwingend einzuholen. Die Tatsache, dass Alternativen fehlen bzw. dass zugelassene Medikamente schon versucht und nicht vertragen wurden oder nicht geholfen haben, ist in der Krankenakte zu dokumentieren.

Werden Medikamente eingesetzt, die dem Betäubungsmittelgesetz unterliegen, gelten zusätzliche länderspezifische Vorschriften.

Agonistische Therapie

Voraussetzung einer Behandlung mit **Stimulanzien** (Methylphenidat, Modafinil, Dexamphetamin etc.) ist eine gute Verlässlichkeit des Patienten, zumindest bezüglich Überdosierung und Diversifikation. Die Wirksamkeit und Verträglichkeit einer Behandlung mit Stimulanzien (Modafinil, Methylphenidat) ist bei Entzugsbehandlungen (für ca. ein bis zwei Wochen) einigermaßen belegt; für Langzeitbehandlungen nur bei komorbidem ADHS (Dackis et al. 2005; Grabowski et al. 1997). Eventuell sind Stimulanzien auch bei Patienten mit komorbider HIV-assoziierter Fatigue geeignet.

Modafinil induziert einen erhöhten Metabolismus steroidaler Kontrazeptiva. Frauen im gebärfähigen Alter ohne Kinderwunsch müssen auf eine andere effektive Schwangerschaftsverhütungsmethode wechseln.

Disulfiram reduziert die Aktivität der Serumesterasen und der Dopamin-Hydroxylase. Vor allem in Kombination mit Kognitiver Verhaltenstherapie (CBT), aber weniger bei Frauen, ist die Wirksamkeit einer Disulfiram-Medikation vergleichsweise gut belegt. Stimulierende Antidepressiva wirken auch bei Kokainkonsumenten antidepressiv aber kaum konsumreduzierend.

Die **Behandlung mit Kokain** selbst stellt einen Spezialfall dar. Aus verschiedenen Voruntersuchungen geht hervor, dass eine solche Behandlung das Verlangen nach Kokain allenfalls verstärken kann. Ob und wie mit „Settingparametern" der Gefahr einer Konsumeskalation entgegengetreten werden könnte, ist nicht untersucht.

GABAerge Medikation

Sehr präliminäre Evidenz unterstützt den Einsatz von Valproat und Topiramat bei Stimulanzien-Entzugssyndromen. Vigabatrin hemmt selektiv und irreversibel die GABA-Transaminase und steht vor der klinischen Zulassung als Anti-Kokain-Medikation in den USA. Gabapentin, kombiniert mit Relapse Prevention, zeigte sich nur bei starkem Konsum wirksam; es scheint auch weniger effektiv zu sein als Tiagabin (Gonzalez et al. 2007). Der GABA(B)-Agonist Baclofen wurde in einigen Untersuchungen als wirksam gegen das „Reinstatement" (Wiederaufnahme eines abhängigen Konsums) befunden.

7.4.4 Kontrovers diskutierte Behandlungsansätze

- **N-Acetylcystein** soll über eine Normalisierung der während des Kokain-Cravings (und auch des Cravings nach anderen Stimulanzien) überschießenden glutamatergen Neurotransmission zu einer Konsumreduktion führen (Kau et al. 2008).
- In Einzelfalldarstellungen wurde der Einsatz von **Akupunktur** in der Behandlung von Kokainabhängigen als hilfreich beschrieben. In der Regel kommt die Ohrakupunktur zum Einsatz. Sie soll das Craving beeinflussen und vegetative Spannungen reduzieren. Anfänglich günstig scheinende kontrollierte Studienresultate ließen sich nicht sichern (Margolin et al. 2002).
- Die Leitlinien der Deutschen Gesellschaft für Suchtforschung und Suchttherapie und der Deutschen Gesell-

schaft für Psychiatrie, Psychotherapie und Nervenheilkunde über „Psychische und Verhaltensstörungen durch Kokain, Amphethamine, Ecstasy und Halluzinogene" (http://www.awmf-leitlinien.de) unterscheiden eine Akut- von einer Postakutbehandlung. Während der „Akutbehandlung" werden für kokain- und amphetaminabhängige Patienten (antriebssteigernde) trizyklische **Antidepressiva** empfohlen, wohingegen für die „Postakutbehandlung" ausgeführt wird, es ließe sich in Einzelfällen eine günstige Beeinflussung des Verlaufs der Kokainabhängigkeit durch Desipramin (antriebssteigerndes trizyklisches Antidepressivum) oder Fluoxetin (SSRI) erwarten.

Eine neuere Metaanalyse von Torrens et al. (2005) kam zu einem anderen Schluss. Beim Vergleich von 12 Studien zur Effektivität von Antidepressiva bei Kokainabhängigen mit und ohne komorbide Depressionen zeigte sich, dass weder SSRI noch Nicht-SSRI im Hinblick auf eine Reduktion des Kokainkonsums empfohlen werden können.

β-Blocker (und kombinierte α- und β-Blocker) sind wegen der Gefahr einer Aggravation kritischer kardialer Situationen während des Stimulanzienkonsums kontraindiziert. Sie sind nur während einer stationären Entzugsbehandlung oder sonst gesicherter Abstinenz einzusetzen.

7.5 Somatische und psychische Begleitstörungen

7.5.1 Suchtmittelinduzierte somatische Begleitstörungen

Verschiedene körperliche Begleitstörungen wurden bereits weiter oben besprochen (s. Kap. 7.2, S. 127 und 7.3, S. 128). Zusätzliche, nicht zwingend akut auftretende Störungen umfassen Anorexie bis hin zur Kachexie, anhaltende Kopfschmerzen, Subarachnoidalblutungen und ischämische oder hämorrhagische Infarzierungen. MRS-Studienresultate lassen generalisierte Störungen der Gehirndurchblutung bei Kokainabhängigen vermuten. Die appetithemmende Wirkung kann vor allem dann kritisch sein, wenn sie Stimulanzienkonsumenten trifft, die untergewichtig sind, z. B. im Rahmen einer AIDS-Erkrankung. Entzündliche Lungenkrankheiten sind von Crack-Konsumenten berichtet worden, wobei sowohl die Substanz selbst wie auch mitinhalierte Verunreinigungen zu deren Zustandekommen beitragen.

Der eher kurzzeitigen Verwendung von Stimulanzien als Aphrodisiaka stehen deren dämpfende Effekte auf die Libido bei Langzeitverwendung gegenüber. Kokainmissbrauch bei Frauen kann sich in Zyklusstörungen, Amenorrhö und in seltenen Fällen in Galaktorrhö und Infertilität äußern. Männer können von Impotenz betroffen sein.

Tierversuche lassen vermuten, dass Stimulanzien- und speziell ein extensiver Kokainkonsum in Form von Crack während der Schwangerschaft zu kongenitalen Missbildungen (Gliedatresien) führen könnte.

Weil aber Stimulanzienmissbrauch meist mit anderen für die Schwangerschaft ungünstigen Umständen assoziiert ist, wie Malnutrition, exzessivem Tabakkonsum, häufigen Infektionen und Konsum von weiteren psychotropen Substanzen, ließ sich bisher ein „reiner" Stimulanzieneffekt statistisch nicht isolieren.

Das nasale Applizieren von Stimulanzien kann zu chronischen Rhinopathien, speziell zu Ozeana und Nasenseptumdefekten, führen.

7.5.2 Suchtmittelinduzierte psychische Begleitstörungen

Hauptsächliche stimulanzieninduzierte psychische Störungen und Syndrome sind (neben Intoxikation, Entzugssyndrom, schädlichem Gebrauch und Abhängigkeit) Psychosen, Affekt- und Angststörungen, Suizidalität und Fremdaggressivität bis hin zu gewalttätigem Verhalten (Darke et al. 2008).

Chronischer Gebrauch von Kokain, Amphetaminen und anderen Stimulanzien kann Wahnvorstellungen hervorrufen, die typischerweise das Gefühl oder die Gewissheit hervorrufen, verfolgt zu werden und/oder von Parasiten befallen zu sein. Entsprechend gestalten sich vorwiegend visuelle, akustische und taktile Verkennungen und Halluzinationen, die beispielsweise zur Gassenwortschöpfung „Kola-Würmer" geführt haben. „Kola-Würmer" sind halluzinierte Hautparasiten, die Stimulanzienmissbraucher teilweise stundenlang zu entfernen versuchen, was zu Exkoriationen und, wenn dazu spitze Gegenstände verwendet werden, zu ernsthaften, häufig infizierten Verletzungen führen kann. Über Epidemiologie, Ätiologie und Therapie von Stimulanzienpsychosen besteht ein erstaunliches Unwissen (Mathias et al. 2008; Shoptaw et al. 2009).

7.5.3 Suchtmittelassoziierte somatische Begleitstörungen

Stimulanzienkonsumenten leiden häufig an Krankheiten, die dem „drug abusing life style" geschuldet sind. Dazu zählen Malnutrition, mangelnde Hygiene, häufige Verletzungen, Abszesse, „sex for drugs"-Praktiken etc. Insbesondere intravenös Konsumierende sind mit vergleichsweise hohen HIV-, Hepatitis-C- und B-Raten belastet. Stimulanzienwirkungen scheinen auch zu ungeschützten Sexualpraktiken beizutragen, sodass Infektionskrankheiten (HIV, Hepatitis B, andere sexuell übertragbare Infektionen) häufig auch von nicht Injizierenden akquiriert werden.

Häufigste somatische Begleitstörung in der Hausarztpraxis ist die Impetigo contagiosa, der sogenannte Schleppeiter, dessen Verbreitung unter Kokain- und Amphetaminkonsumenten schlechten hygienischen Verhältnissen und dem repetitiven Hautaufkratzen (z. B. im Rahmen eines Epizoonosenwahns) geschuldet ist.

Bei intravenös Konsumierenden werden Wundränder wegen deren pseudovenösen Eigenschaften teilweise als Injektionsort genutzt. Aufgrund der gefäßkonstringierenden Eigenschaften der injizierten Stimulanzien können sich so Ulzerationen vergrößern und großflächig ausbreiten.

Vor allem inguinale Injektionen führen teilweise zu aneurysmatischen Ekchymata (http://www.puk-west.uzh.ch/research/

substanzstoerungen/substanzpubl/seidenberg1.pdf).

7.5.4 Suchtmittelassoziierte psychische Begleitstörungen

Unter Kokain- und Methamphetaminmissbrauchern finden sich regions- bzw. länderspezifische, gegenüber Kontrollgruppen erhöhte Belastungen mit sogenannten „co-occurring mental disorders" (Dualdiagnose-Patienten) (Herrero et al. 2008). Am häufigsten finden sich Persönlichkeitsstörungen vom Cluster B, gefolgt von affektiven und Angststörungen. Unterschiede in der Prävalenz dissozialer respektive antisozialer Persönlichkeitsstörungen zwischen Europa (vergleichsweise niedrig) und den USA (vergleichsweise hoch) scheinen der „kontextuellen Kontamination" der Diagnose geschuldet zu sein. Im formalisierteren diagnostischen Prozedere in den USA erfüllen Kokainkonsumenten allein durch die Tatsache, dass sie illegale Substanzen konsumieren, schon einen Teil der diagnostischen Kriterien für eine Antisoziale Persönlichkeitsstörung.

Andererseits liefern Untersuchungen psychiatrischer Patienten, speziell solcher mit psychotischen Störungen, gegenüber der Normalbevölkerung erhöhte Raten von Kokain- bzw. Methamphetaminmissbrauchern (Ringen et al. 2008). Es wurden verschiedene Hypothesen über die Gründe dieser Assoziationen geäußert (Mueser et al. 2007), die im Übrigen für die meisten Kollektive von Drogen- und auch Alkoholabhängigen gelten. Die vielerorts populäre „Selbstmedikationshypothese" fand, zumindest in ihrer ersten Fassung (Khantzian 1985), empirisch wenig Unterstützung.

7.6 Fallstricke

Reiner Stimulanzienmissbrauch ist eher die Ausnahme als die Regel. Häufig werden „Downers" (Alkohol, Benzodiazepine, Heroin) gleichzeitig oder zur Beendigung einer Kokain- oder Methamphetamin-Konsumepisode verwendet. Alkohol, Benzodiazepine und Heroin sollen das „Kokain-High" von dessen teilweise als unangenehm erlebten Effekten (innere Unruhe) befreien. Gleichzeitig wird die intoxikierende Wirkung von Alkohol weniger wahrgenommen, sodass teilweise große Mengen getrunken werden. Von Heroinabhängigen wird die aktivierende Wirkung von Stimulanzien geschätzt. Das „**Speedballing**" (gleichzeitiger Konsum von Heroin und Kokain) ist unter Heroinabhängigen in einigen europäischen Ländern und in den USA weit verbreitet (Leri et al. 2003). Gleichzeitiger Konsum von Heroin und Stimulanzien erschwert die Erkennung von kardialen (Attaran et al. 2005) und anderen Schädigungen, die durch einen Stimulanzienkonsum hervorgerufen werden können.

Auch das „Crash-Gefühl" beim Abklingen der stimulanzieninduzierten Euphorie soll durch den Konsum von „Downers" gemildert oder gänzlich vermieden werden. Gleichzeitiger Konsum von Kokain und Alkohol führt zur Bildung von Kokaethylen, einem Metaboliten, der die kardiotoxischen Wirkungen der beiden isolierten Substanzen möglicherweise potenziert, zumindest aber addiert (Wilson u. French 2002).

7.7 Empfehlungen zur Weiterbehandlung

Die Behandlung eines längerdauernden Stimulanzienkonsums, in den meisten Fällen die eines schädlichen Gebrauchs oder einer Stimulanzienabhängigkeit, ist ein längerfristiges Unternehmen. Wenn möglich sollte sie interdiziplinär erfolgen, optimalerweise in Form von integrierten Behandlungen, angeboten an einer Behandlungsstelle (Drake et al. 2004). Stimulanzienabhängige fühlen sich (und werden teilweise) diskriminiert in medizinischen Einrichtungen, die selten Kontakt mit Drogenabhängigen haben.

Literatur

Aharonovich E, Hasin DS, Brooks AC, Xinhua L, Bisaga A, Nunes EV. Cognitive deficits predict low treatment retention in cocaine dependent patients. Drug Alcohol Depend 2006; 81(3): 313–22.

Alterman AI, O'Brien CP, McLellan AT, August DS, Sunder EC, Droba M, Cornish JW, Hall CP, Raphaelson AH, Schrade FX. Effectiveness and costs of inpatient versus day hospital cocaine rehabilitation. J Nerv Ment Dis 1994; 182(3): 157–63.

Attaran R, Ragavan D, Probst A. Cocaine-related myocardial infarction: concomitant heroin use can cloud the picture. Eur J Emerg Med 2005; 12(4): 199–201.

Backmund M. Drogen- und Alkoholnotfälle. Berlin: Stumpf & Kossendey 2004.

Boutrel B, Koob GF. What keeps us awake: the neuropharmacology of stimulants and wakefulness-promoting medications. Sleep 2004; 27(6): 1181–94.

Dackis CA, Kampman KM, Lynch KG, Pettinati HM, O'Brien CP. A double-blind, placebo-controlled trial of modafinil for cocaine dependence. Neuropsychopharmacology 2005 30(1): 205–11.

Darke S, Kaye S, McKetin R, Duflou J. Major physical and psychological harms of methamphetamine use. Drug Alcohol Rev 2008; 27(3): 253–62.

Drake RE, Mueser KT, Brunette MF. A review of treatments for people with severe mental illnesses and co-occurring substance use disorders. Psychiatr Rehabil J 2004; 27(4): 360–74.

Gaedcke F. Ueber das Erythroxylin, dargestellt aus den Blättern des in Südamerika cultivirten Strauches Erythroxylon Coca Lam. Archiv der Pharmazie 1855; 132: 141–50.

Goldstein MF, Deren S, Magura S, Kayman DJ, Beardsley M, Tortu S. Cessation of drug use: impact of time in treatment. J Psychoactive Drugs 2000; 32(3): 305–10.

Gonzalez G, Desai R, Sofuoglu M, Poling M, Oliveto A, Gonsai K, Kosten TR. Clinical efficacy of gabapentin versus tiagabine for reducing cocaine use among cocaine dependent methadone-treated patients. Drug Alcohol Depend 2007; 87(1): 1–9.

Gottheil E, Weinstein SP, Sterling RC, Lundy A, Serota RD. A randomized controlled study of the effectiveness of intensive outpatient treatment for cocaine dependence. Psychiatr Serv 1998; 49(6): 782–7.

Grabowski J, Roache JD, Schmitz JM, Rhoades H, Creson D, Korszun A. Replacement medication for cocaine dependence: methylphenidate. J Clin Psychopharmacol 17(6): 485–8.

Herrero MJ, Domingo-Salvany A, Torrens M, Brugal MT. Psychiatric comorbidity in young cocaine users: induced versus independent disorders. Addiction 2008; 103(2): 284–93.

Jaffe JH, Anthony JC. Substance-Related Disorders. In: Sadock BJ, Sadock VA (Hrsg). Kaplan and Sadock's Comprehensive Textbook of Psychiatry.. Philadelphia: Lippincott Williams & Wilkins 2005.

Kalivas PW. Cocaine and amphetamine-like psychostimulants: neurocircuitry and glutamate neuroplasticity. Dialogues Clin Neurosci 2007; 9(4): 389–97.

Kau KS, Madayag A, Mantsch JR, Grier MD, Abdulhameed O, Baker DA. Blunted cystine-glutamate antiporter function in the nucleus accumbens promotes cocaine-induced drug seeking. Neuroscience 2008; 155(2): 530–7.

Khantzian EJ. The self-medication hypothesis of addictive disorders: focus on heroin and cocaine dependence. Am J Psychiatry 1985; 142(11): 1259–64.

Leri F., J. Bruneau, Stewart J. Understanding polydrug use: review of heroin and cocaine co-use. Addiction 2003; 98(1): 7–22.

Margolin A, Kleber HD, Avants SK, Konefal J, Gawin F, Stark E, Sorensen J, Midkiff E, Wells E, Jackson TR, Bullock M, Culliton PD, Boles S, Vaughan R. Acupuncture for the treatment of cocaine addiction: a randomized controlled trial. Jama 2002; 287(1): 55–63.

Mathias S, Lubman DI, Hides L. Substance-induced psychosis: a diagnostic conundrum. J Clin Psychiatry 2008; 69(3): 358–67.

McGregor C, Srisurapanont M, Mitchell A, Longo MC, Cahill S, White JM. Psychometric evaluation of the Amphetamine Cessation Symptom Assessment. J Subst Abuse Treat 2008; 34(4): 443–9.

Mueser KT, Brunette MF, Drake RE. Komorbidität von Schizophrenien sowie Bipolaren Störungen und Substanzstörungen. In: F. Moggi (Hrsg.). Doppeldiagnosen. Bern: Hans Huber 2007; 109–41.

Page RL, Utz KJ, Wolfel EE. Should beta-blockers be used in the treatment of cocaine-associated acute coronary syndrome? Ann Pharmacother 2007; 41(12): 2008–13.

Reissig CJ, Strain EC, Griffiths RR. Caffeinated energy drinks – a growing problem. Drug Alcohol Depend 2009; 99(1–3): 1–10.

Ringen PA, Melle I, Birknæs AB, Engh JA, Færden A, Jónsdóttir H, Nesvåg R, Vaskinn A, Friis S, Larsen S, Opjordsmoen S, Sunder K, Andreassen OA. Illicit drug use in patients with psychotic disorders compared with that in the general population: a cross-sectional study. Acta Psychiatr Scand 2008; 117(2): 133–8.

Ritz MC, Lamb RJ, Goldberg SR, Kuhar MJ. Cocaine receptors on dopamine transporters are related to self-administration of cocaine. Science 1987; 237(4819): 1219–23.

Shoptaw SJ, Kao U, Ling WW. Treatment for amphetamine psychosis. Cochrane Database Syst Rev 2008; (1): CD003026.

Simpson DD, Joe GW, Fletcher BW, Hubbard RL, Anglin MD. A national evaluation of treatment outcomes for cocaine dependence. Arch Gen Psychiatry 1999; 56(6): 507–14.

Simpson DD, Joe GW, Broome KM. A national 5-year follow-up of treatment outcomes for cocaine dependence. Arch Gen Psychiatry 2002 59(6): 538–44.

Stohler R. Krisenintervention bei Suchtkrankheiten. In: Riecher-Rössler A, Berger P, Yilmaz AT, Stieglitz R-D. Psychiatrisch-psychotherapeutische Krisenintervention. Göttingen: Hogrefe 2004; 227–34.

Sulzer D, Sonders MS, Poulsen NW, Galli A. Mechanisms of neurotransmitter release by amphetamines: a review. Prog Neurobiol 2005; 75(6): 406–33.

Torrens M, Fonseca F, Mateu G, Farré M. Efficacy of antidepressants in substance use disorders with and without comorbid depression. A systematic review and meta-analysis. Drug Alcohol Depend 2005; 78(1): 1–22.

Weiss F, Ciccocioppo R, Parsons LH, Katner S, Liu X, Zorrilla EP, Valdez GR, Ben-Shahar O, Angeletti S, Richter RR. Compulsive drug-seeking behavior and relapse. Neuroadaptation, stress, and conditioning factors. Ann N Y Acad Sci 2001; 937: 1–26.

Wilson LD, French S. Cocaethylene's effects on coronary artery blood flow and cardiac function in a canine model. J Toxicol Clin Toxicol 2002; 40(5): 535–46.

8 Halluzinogene

Ulrich von Bardeleben

Die Sammelbezeichnung Halluzinogene stellt den Versuch dar, anhand einer speziellen Wirkung – nämlich dem Auftreten von Halluzinationen –, eine Gruppe von psychotropen Substanzen zu definieren. Dabei werden unter der Bezeichnung **klassische Halluzinogene** die zwei Untergruppen der Indolethylamine bzw. „LSD-Artigen" und der Phenylethylamine bzw. „Ecstasy-Artigen" zusammengefasst, unter **atypischen Halluzinogenen** die Anästhetika PCP und Ketamin sowie einige in Pflanzen vorkommende Tropanalkaloide und die Isoxazolderivate in Pilzen (Tab. 8-1). Diese Unterteilung entspricht der in Halluzinogene 1. und 2. Ordnung von H. Leuner (1981).

Für die Halluzinogene werden auch die Synonyme „bewusstseinserweiternde Substanzen" und „Psychedelika" benutzt, welche auf die beim üblichen Konsum angestrebten, qualitativen Veränderungen des Bewusstseins hinweisen. Erst bei höheren Dosierungen finden sich Halluzinationen; sie treten zudem auch bei anderen Substanzen auf, weshalb dieses Einteilungsprinzip nicht ausreichend ist. Inzwischen ergaben pharmakologische Charakterisierungen der klassischen Halluzinogene eine Aktivierung im serotonergen System. In der Untergruppe der „Ecstasy-Artigen", die als Amphetaminderivate auch Ähnlichkeiten mit den Katecholaminen haben, kommt eine Aktivierung im dopaminergen System hinzu. Aufgrund dieser Sonderstellung findet man Ecstasy und ähnliche Substanzen z. T. auch separat abgehandelt (z. B. Gouzoulis-Mayfrank in Holsboer 2008; Gouzoulis-Mayfrank in Thomasius 2009). Auch die atypischen Halluzinogene mit ihrer divergierenden Pharmakologie werden häufiger gesondert besprochen, z. B. im Klassifikationsschema des DSM-IV-TR (American Psychiatric Association 2000).

Somatische Folgeerscheinungen sind bei den klassischen Halluzinogenen selbst bei Überdosierung in der Regel nicht bedrohlich. Bei den atypischen Halluzinogenen hingegen sind komplikationsreiche Verläufe mit potenziell letalem Ausgang möglich.

Die psychotropen Effekte der Halluzinogene können inter- und sogar intraindividuell erheblich schwanken (Hermle et al. 2008). Als psychiatrische Komplikationen sind bereits bei einmaligem Konsum psychotische Rauschverläufe möglich, ebenso **Flashbacks**. Letztere treten jedoch, ebenso wie die induzierten Psychosen, häufiger bei chronischem Konsum auf. Bei Flashbacks treten die psychischen Rauschwahrnehmungen nach einem konsumfreien Intervall von bis zu mehreren Wochen plötzlich ohne erneuten Drogenkonsum auf. Sie dauern Sekunden bis Minuten, selten über längere Zeit (Abraham et al. 1996; Hermle et al. 1996; Pechnick u. Ungerleider 2005). Ihr Auftreten ist nicht abhängig von Höhe und Dauer des Konsums (Levi u. Miller 1990). Üblicherweise sistieren Flashbacks nach einiger Zeit spontan.

Tab. 8-1 Halluzinogengruppen und Wirkstoffe.

	Einzelsubstanzen (Auswahl)	chemische Bezeichnung
klassische Halluzinogene		
Indolethylamine bzw. „LSD-Artige"	• LSD • Psilocybin („magic mushrooms") • aktiver Metabolit: Psilocin • DMT	• Lysergsäurediethylamid • Dimethyl-4-phosphoryl-tryptamin • Dimethyl-4-hydroxy-tryptamin • Dimethyltryptamin
Phenylethylamine bzw. „Ecstasy-Artige"	• Ecstasy • Adam • Eve • Meskalin (Peyote-Kaktus)	• 3,4-Methylendioxy-Methamphetamin MDMA) • 3,4-Methylendioxy-Amphetamin (MDA) • 3,4-Methylendioxy-Ethamphetamin (MDE) • 3,4,5-Trimethoxyphenyl-ethylamin
atypische Halluzinogene		
Anästhetika	• PCP (Phencyclidin) („Angel Dust") • Ketamin	• 1-(1-Phenylcyclohexyl) piperidin • Ketamin
Tropanalkaloide	• Tollkirsche (Atropa belladonna) • Stechapfel (Datura stramonium) • Engelstrompete (Datura suaveolens) • Bilsenkraut (Hyoscyamus niger)	Atropin, Skopolamin, Hyoscyamin
Isoxazolderivate	• Fliegenpilz (Amanita muscaria) • Pantherpilz (Amanita pantherina)	Ibotensäure, Muscimol

Wenn sie mehr als 1–2 Jahre nach letztem Drogengebrauch nicht auftraten, muss mit ihnen auch nicht mehr gerechnet werden.

Bei psychotischen Rauschverläufen mit Erregungs- und Angstzuständen (sog. „bad trips" oder „horror trips") finden sich taktile und akustische Halluzinationen sowie abnormes Bedeutungserleben mit wahnhaften Umdeutungen und Verfolgungsideen. Diese werden vom Konsumenten nicht mehr als drogeninduziert, sondern als real erlebt.

Über die psychotischen Rauschzustände hinausgehende drogeninduzierte Psychosen können bei entsprechend disponierten Personen auftreten bzw. „getriggert", d. h. ausgelöst werden. Ohne Halluzinogenkonsum würden sich diese Psychosen möglicherweise erst zu einem späteren Zeitpunkt manifestieren. Sie dauern üblicherweise einige Wochen an. Definitionsgemäß ist bei einer Dauer von mehr als sechs Monaten von einer eigenständigen schizophrenen Erkrankung auszugehen. Eine ausführliche Diskussion der möglichen kausalen Zusammenhänge findet sich bei Gouzoulis-Mayfrank (2007).

Atypische Halluzinogene unterscheiden sich von den klassischen insofern, als sie auch bei üblichen Dosierungen neben der qualitativen Bewusstseinsveränderung dämpfende und sedierende Effekte bzw. eine Vigilanzminderung hervorrufen.

Epidemiologisch ergab sich im Rahmen der Drogenaffinitätsstudie bei Jugendlichen von 12 bis 17 Jahren für das Jahr 2008 in Deutschland eine **Konsumprävalenz** während der vorangegangenen 12 Monate von 0,8 % für Ecstasy (männlich wie weiblich je 0,8 %), 0,9 % für psychotrope Pilze (männlich 0,8 %, weiblich 0,9 %), sowie 0,3 % für LSD (männlich 0,1 %, weiblich 0,5 %). Dabei betrug die 12-Monats-Prävalenz für den Konsum irgendeiner illegalen Droge 7,4 % (männlich 9,4 %, weiblich 5,2 %), darunter Cannabis mit 6,6 % (männlich 8,7 %, weiblich 4,4 %) als häufigste Droge (Bundeszentrale für gesundheitliche Aufklärung 2009). Den deutlichen Einfluss des Lebensalters auf die Konsumprävalenz zeigt die entsprechende Erhebung bei Erwachsenen im Alter von 18 bis 64 Jahren (Kraus et al. 2008): Bei einer 12-Monats-Prävalenz für den Konsum irgendeiner illegalen Droge von 5,0 % fanden sich jeweils 0,4 % für Ecstasy und Pilze sowie 0,1 % für LSD. Insgesamt weisen die Daten darauf hin, dass die zuvor über mehr als 10 Jahre beobachtete Konsumzunahme sich zuletzt nicht mehr fortsetzte (Orth u. Kraus 2009).

Die im Weiteren angegebenen pharmakologischen Details wurden den einschlägigen Standardwerken entnommen (z. B. Aktories et al. 2009; Ludewig u. Regenthal 2007).

8.1 Indolethylamine (Hauptvertreter LSD, Psilocybin)

8.1.1 Pharmakologie

Die Indolethylamine sind chemisch mit dem endogenen Transmitter Serotonin verwandt. Der partiell serotoninagonistische Effekt am 5-HT_{2A}-Rezeptor steht im Vordergrund. Der 5-HT_{2A}-Rezeptor gehört zu den G-Protein-gekoppelten Rezeptoren (GPCR). Er ist an die Zellmembran gebunden und leitet die Signale über GTP-bindende Proteine (G-Proteine, Guaninnukleotid-bindendes Protein) in das Zellinnere weiter.

Physiologisch wirken die Indolderivate vor allem auf das Stamm- und Zwischenhirn, hier besonders auf das limbische System mit Auswirkungen auf die emotionalen Reaktionen, auf Sinnesreize und auf das retikuläre System mit Beeinflussung von Intensität und Auswahl von Informationen.

Tab. 8-2 Charakteristika von LSD und Psilocybin.

Substanz	Applikationsform	Wirkungseintritt	Wirkdauer	Toleranzentwicklung
LSD	Lösung auf Zuckerwürfel, bunt bedrucktes Löschpapier (30–300 μg)	nach 3 Stunden	8–12 Stunden	gering
Psilocybin	3–8 Pilze oral (übliche Wirkdosis: unter 10 mg)	nach 30 Minuten	3–6 Stunden	vorhanden

LSD wird in sehr niedrigen Dosen von 30 bis 300 μg als Lösung auf Zuckerwürfel oder bunt bedrucktes Löschpapier, sog. Tickets oder Trips, aufgebracht oder in Wasser gelöst und dann eingenommen. Maximale Plasmaspiegel werden nach ungefähr drei Stunden erreicht; die Wirkung hält etwa acht bis zwölf Stunden an.

Psilocybin wird meist in seiner natürlich vorkommenden Form als Pilz („magic mushrooms") konsumiert. Der psychodelische Zustand tritt nach Einnahme von drei bis acht Pilzen, was etwa 10 mg Psilocybin entspricht, nach einer halben Stunde ein und dauert etwa drei bis sechs Stunden an.

Unter LSD-Einnahme wurde eine gewisse Toleranzentwicklung beobachtet, d. h., die identische Dosierung wirkte bei schnell aufeinander folgenden Einnahmen schwächer. Diese Toleranz ist jedoch nach ein bis zwei konsumfreien Wochen wieder vollständig verschwunden. Eine überdauernde Toleranzentwicklung mit Dosissteigerung sowie körperliche Gewöhnung werden den Indolethylaminen nicht zugeordnet; die psychische Gewöhnung wird als gering angesehen und Entzugserscheinungen nach Absetzen treten praktisch nicht auf (Abraham et al. 1996; Pechnick u. Ungerleider 2005).

Tabelle 8-2 gibt einen Überblick über die Charakteristika von LSD und Psilocybin.

8.1.2 Wirkungsspektrum

Übereinstimmend werden als erster Eindruck eine gesteigerte Farbbrillanz sowie eine allgemeine Intensivierung der akustischen und insbesondere der optischen Wahrnehmung geschildert mit Auftreten von farbigen Ornamenten, bunten geometrischen Figuren, aber auch Masken oder Fratzen, die vor allem bei geschlossenen Augen wahrgenommen werden. Die als Bewusstseinserweiterung bezeichnete qualitative Bewusstseinsveränderung erfolgt ohne quantitative Einschränkungen der Bewusstseinslage, also ohne Vigilanzminderung oder Eintrübung. Das Zeiterleben ist verändert, die Umwelt und die eigene Person werden eher traumartig erlebt, wobei die Grenzen zwischen Ich und Umwelt verschwimmen können (Hofmann 1993). Es kann zu einer euphorischen Grundstimmung mit Glücksgefühlen kommen, aber auch zu rasch wechselnder Affektlage sowie zu Traurigkeit und Angstzuständen.

8.1.3 Akute Intoxikation

Zu Beginn des Rausches kann es zu Übelkeit und Erbrechen kommen; im vegetativen Bereich werden zusätzlich eine Erhöhung der Körpertemperatur und des Blutdruckes beobachtet (Pechnick u. Ungerleider 2005). Schwere somatische Komplikationen sind selbst bei Überdosierung unwahrscheinlich.
Bei den psychischen Symptomen können die Wahrnehmungsveränderungen übergehen in psychotisch-halluzinatorisches Erleben mit ausgeprägten Angst- und Erregungszuständen bis hin zum Delir.

Behandlung

In Regelfall klingt das akute Intoxikationssyndrom innerhalb der Wirkungszeit der einzelnen Substanz wieder ab, d.h. bei LSD binnen 12 Stunden, bei Psilocybin binnen 6 Stunden. Reichen jedoch beruhigende Umgebung und Gespräche („talk down") nicht aus, können vorübergehend Benzodiazepine, z.B. Lorazepam, eingesetzt werden. Neuroleptika sind dagegen im Regelfall nicht indiziert. Sie wirken nur selten und können häufiger Dysphorie und Angst sogar verstärken (Abraham et al. 1996; Thomasius et al. 2004).

8.1.4 Entzugssyndrom

Entzugserscheinungen nach Absetzen treten bei den Indolethylaminen nicht auf, eine spezifische Behandlung ist nicht erforderlich.

8.1.5 Begleitstörungen

Zur Behandlung der möglicherweise auftretenden Flashbacks werden Benzodiazepine empfohlen (Abraham et al. 1996; Rommelspacher 1999). Bei Benzodiazepinresistenz gibt es positive Berichte über den Einsatz von Naltrexon, Clonidin sowie Antidepressiva aus der Gruppe der Serotonin-Wiederaufnahmehemmer, während Antipsychotika bei Flashbacks kontraindiziert sind (Lerner et al. 1997; Lerner et al. 2000; Thomasius et al. 2004; Young 1997).

Tab. 8-3 Häufige somatische und psychische Intoxikationssymptome bei LSD und Psilocybin.

Somatische Intoxikationssymptome	Psychische Intoxikationssymptome
• Mydriasis mit raschem Wechsel der Pupillenweite, Verschwommensehen • Tachykardie, Palpitationen, Hypertonus • Schwitzen • Tremor, Koordinationsstörungen	• Aufmerksamkeitsstörungen • Wahrnehmungsveränderungen • depressive und Angstzustände • Beziehungsideen • Furcht den Verstand zu verlieren • paranoide Vorstellungen • Illusionen bis Halluzinationen • Delir

Auch bei länger andauernden induzierten Psychosen werden Benzodiazepine wegen der besseren Wirkung empfohlen; Neuroleptika sind selten wirksam (Thomasius et al. 2004).

8.1.6 „Fallstricke"

- Nicht zu unterschätzende Gefahren durch LSD-Konsum bestehen in Unfällen oder Aggressionsdelikten, ausgelöst durch halluzinatorische Verkennungen der Realität, beispielsweise Fensterstürze in der Gewissheit fliegen zu können oder körperliche Angriffe gegen andere Personen aufgrund paranoider Verfolgungsideen.
- Die noch Monate nach dem letzten LSD-Konsum möglichen sog. Flashbacks mit intensiven Angst- und Desorientierungsgefühlen können wie ein psychotischer Schub wirken, bei dem sich in der Notfallsituation zunächst keine Hinweise auf LSD-Konsum ergeben.
- Sowohl bei akuten Intoxikationen als auch bei Flashbacks sind Neuroleptika nicht indiziert.
- Bei LSD gibt es häufig Mehrfachkonsum mit Cannabis, Ecstasy, Stimulanzien und Alkohol.

8.2 Phenylethylamine (Hauptverteter Meskalin und Ecstasy)

8.2.1 Pharmakologie

Auch die Phenylethylamine und ihre Derivate weisen partiell serotoninagonistische Effekte am Serotoninrezeptor auf. Ausführlicher besprochen werden hier MDMA (Ecstasy) und 3,4,5-Trimethoxyphenylethylamin (Meskalin). Es handelt sich hauptsächlich um $5-HT_{2A}$-, ferner $5-HT_{2C}$-Agonisten sowie $5-HT_1$-Agonisten. Zusätzlich finden sich in geringerem Maße auch dopaminerge, noradrenerge, histaminerge und muscarinerge Aktivität. MDMA wird in den serotonergen Zellen aufgenommen und führt zu vermehrter Freisetzung von Serotonin, zusätzlich hemmt MDMA die Wiederaufnahme, was zu verlängerter Wirkung führt. Andererseits wird die Neuproduktion von Serotonin verringert, was möglicherweise die nach Konsum auftretenden depressiven Zuständen erklären kann. Aufgrund dieser depressiven Zustände kommt es bei langfristigem Gebrauch meist zu einem periodischen Konsum mit längeren konsumfreien Zeitintervallen.

Nach längerer Zeit der heftigen Diskussionen über die neurotoxischen Effekte von Ecstasy werden diese mittlerweile zunehmend anerkannt. Bereits im Tiermodell nachgewiesen ist die Degeneration serotonerger und möglicherweise auch dopaminerger Axonendigungen (Hatzdimitriou et al. 1999; Ricaurte et al. 2000; Ricaurte et al. 2002). Bei Ecstasy-Konsumenten wurden dementsprechend Defizite verschiedener von Serotonin regulierter psychischer und vegetativer Funktionen wie Schlaf, Schmerzempfinden, neuroendokrine Sekretion und Kognition registriert (Gouzoulis-Mayfrank et al. 2002).

Ecstasy ist als Tablette „im Handel". Die Dosen liegen zwischen 50 und 150 mg. Der Effekt setzt nach ungefähr 30 bis 60 Minuten ein und hält rund drei bis sechs Stunden an.

Meskalin wird nach oraler Einnahme rasch resorbiert. Die Substanz durch-

Tab. 8-4 Charakteristika von Ecstasy und Meskalin.

Substanz	Applikationsform	Wirkungseintritt	Wirkdauer	Toleranzentwicklung
Ecstasy	Tabletten (50–150 mg)	nach 30–60 Minuten	3–6 Stunden	gering
Meskalin	5 mm dicke Kaktusscheiben (200–500 mg), pulversierter Kaktus als Tee	nach 30–90 Minuten	bis zu 10 Stunden	gering

dringt die Blut-Hirn-Schranke kaum. Bis jetzt konnte keine Metabolisierung von Meskalin nachgewiesen werden. Der halluzinogene Effekt der Droge (Wirkdosis 200 bis 500 mg reines Meskalin) setzt 30 bis 90 Minuten nach Einnahme ein und kann bis zu zehn Stunden anhalten. Konsumiert wird Meskalin als getrocknete, rund 5 mm dicke Scheiben des Kaktus, sog. Mescal buttons oder Peyote-Scheiben. Die Scheiben schwellen beim Kauen im Mund an, schmecken bitter und hinterlassen ein stechendes Gefühl im Hals. Eine weitere Einnahmeform ist pulverisierter Kaktus bzw. ein damit aufgegossener Tee. Tabelle 8-4 gibt einen Überblick über die Charakteristika von Ecstasy und Meskalin.

8.2.2 Wirkungsspektrum

Ecstasy vermittelt ein Gefühl der Nähe zu anderen Menschen („entaktogene" Wirkung; Nichols 1986). Die Konsumenten fühlen sich sehr entspannt. Sie berichten über Glücksgefühle und ein starkes Kommunikationsbedürfnis. Aber auch gesteigerte Wahrnehmung und Euphorie gehören zu den psychotropen Wirkungen. Vor allem in der Techno-Szene mit bis zu mehrtägigem Tanzen ist Ecstasy wegen seiner stimulierenden und antriebssteigernden Effekte beliebt.

Nach der Einnahme von **Meskalin** berichten die Konsumenten über farbige visuelle Halluzinationen, alle Sinneseindrücke werden verändert. Denk- und Urteilsvermögen sind beeinträchtigt, die Emotionen reduziert. Das Gefühl für Raum und Zeit geht verloren.

8.2.3 Akute Intoxikation

Bereits unter Ruhebedingungen erhöht sich bei Ecstasy-Einnahme die Körpertemperatur. Blutdruck und Herzfrequenz steigen, die Pupillen erweitern sich. Auch werden Trismus (Verspannung der Kiefermuskulatur), Bruxismus (Aufeinanderbeißen der Zähne) und Mundtrockenheit beobachtet. In Verbindung mit körperlicher Anstrengung und warmen Temperaturen – wie sie bei Techno-Parties oft vorliegen – sind vor allem kritische **Hyperthermien** zu beobachten (Thomasius 1999). Selbst exzessive Wasserzufuhr von bis zu 10 Litern während einer Party bietet keinen ausreichenden Schutz. Der Salzgehalt wird nicht ausgeglichen und es

Tab. 8-5 Häufige somatische und psychische Intoxikationssymptome bei Ecstasy und Meskalin.

Substanz	Somatische Intoxikationssymptome	Psychische Intoxikationssymptome
Ecstasy	• Koordinationsstörungen • epileptische Anfälle • Hyperthermie • Hypertonie • Herzrhythmusstörungen • Delir, Hirnödem, Koma • Rhabdomyolyse • Nierenversagen	• Angst und Panik • Paranoia • akustische Halluzinationen
Meskalin	• Blutdruckveränderungen • Bradykardie • Hyperthermie • Atemdepression	• Erregungszustände • Psychose • visuelle Halluzinationen

kann daher zu einem tödlichen Hirnödem kommen.
Hypertensive Notfälle sind keine Seltenheit. Bereits eine einzige Tablette kann in Verbindung mit Tanzen den systolischen Blutdruck auf über 180 mmHg ansteigen lassen.
In Verbindung mit Hyperthermie resultieren Intoxikationssyndrome mit Rhabdomyolyse, disseminierter intravasaler Gerinnung und Nierenversagen mit potenziell letalem Ausgang (Bodmer et al. 2008). Ferner wurden Herzrhythmusstörungen, Krampfanfälle und Hirnblutungen beschrieben (Hanyu et al. 1995; Holmes et al. 1999). Diese Akutprobleme sind möglicherweise idiosynkratisch (Gouzoulis-Mayfrank 2009).
Unter Ecstasy-Intoxikation finden sich typischerweise Erregungs- und Angstzustände, die sich bis zu psychotischen Rauschverläufen steigern können.

Unter Ecstasy können dosisunabhängig lebensbedrohliche Intoxikationen mit Hyperthermie, disseminierter intravasaler Gerinnung, Rhabdomyolyse und Nierenversagen auftreten.

Meskalinkonsum ist häufiger von Übelkeit, Kopfschmerzen, Mydriasis und einer Verlangsamung der Herzfrequenz begleitet. Blutdruck und Körpertemperatur steigen an. Höhere Dosen können in Einzelfällen Atemdepression, eine Dilatation der Gefäße und somit auch eine Senkung des Blutdruckes verursachen. Es kann zu verstärkter Exzitation und psychotischem Erleben kommen.

Behandlung

Bei einer Intoxikation mit Ecstasy orientiert sich die Akutbehandlung an den Vitalparametern wie Blutdruck, Puls, Atmung und Vigilanz. Gegebenenfalls müssen sofort Maßnahmen zur Unterstützung der Vitalfunktionen eingeleitet werden; bei Hyperthermie sind umgehend Kühlungsmaßnahmen durchzuführen. Ein erhöhter Blutdruck bildet sich meist unter Sedierung mit Benzodiazepinen zurück, ansonsten werden Nitroprussid oder ein Kalziumkanalblocker vorgeschlagen (Holland 2001). Bei einem epileptischen Anfall ist Diazepam das Mittel der Wahl.

Bei agitierten Patienten stehen das „talk down" und die Applikation von Benzodiazepinen, z. B. Lorazepam, im Vordergrund (Bilke 1999). Der Patient sollte von Reizen, wie z. B. lauten Umgebungsgeräuschen, abgeschirmt werden.

Neuroleptika und Antidepressiva sind bei akuten Intoxikationen nicht wirksam. Neuroleptika können die Symptomatik sogar verschlechtern und Serotonin-Wiederaufnahmehemmer könnten ein Serotonin-Syndrom auslösen (Bilke 1999).

Ein Horror-Trip unter Meskalin bedarf in der Regel keiner Behandlung. Hier genügt ein „talk down".

8.2.4 Entzugssyndrom

Ein substanzspezifisches Entzugssyndrom ist nicht beschrieben.

8.2.5 Somatische und psychische Begleitstörungen

Auf somatischem Gebiet weisen einzelne Untersuchungen auf neurotoxische Langzeitschädigungen des zentralen serotonergen Systems durch Ecstasy hin (McCann et al. 1994; 1998). Möglicherweise besteht ein Zusammenhang mit den nach Ecstasykonsum auftretenden mnestischen Beeinträchtigungen (Gouzoulis-Mayfrank 2009).

Nach Abklingen der Akutwirkung der Phenylalkylderivate kann es noch tageweise zu Erschöpfung, Kopfschmerzen und Schlafstörungen mit Schlaflosigkeit und depressiven Zuständen kommen (Curran u. Travill 1997).

Nach längerem Gebrauch können kognitive, depressive und Angststörungen sowie vereinzelt Psychosen auftreten. Für eine eventuell erforderliche antidepressive Behandlung werden Serotonin-Wiederaufnahmehemmer empfohlen, bei länger andauernden psychotischen Zuständen zunächst Benzodiazepine und erst in zweiter Linie behutsamer Einsatz von Neuroleptika (Thomasius et al. 2004).

Unter fortgesetztem Ecstasykonsum wurde gelegentlich eine psychische Abhängigkeitsentwicklung in Form von häufigerer Einnahme beobachtet, sie ist aber wegen der meist vorliegenden Mehrfachabhängigkeit schwierig abzugrenzen (Green et al. 2003).

8.2.6 „Fallstricke"

- Trotz erhöhtem Sympathikotonus wird unter Ecstasy oft subjektiv über ausgeprägte Entspannung und Ruhe berichtet.
- Dosisunabhängig und vermutlich idiosynkratisch können lebensbedrohliche Intoxikationen auftreten mit Hyperthermie, disseminierter intravasaler Gerinnung, Rhabdomyolyse und Nierenversagen.
- In der akuten Intoxikation sind Neuroleptika und Antidepressiva nicht wirksam, eventuell sogar schädlich. Serotonin-Wiederaufnahmehemmer können das sog. Serotonin-Syndrom auslösen.

8.3 Atypische Halluzinogene (Hauptvertreter PCP, Ketamin, halluzinogene Nachtschattengewächse und Pilze)

Hier wird vorwiegend auf **PCP** (Phenylcyclohexylpiperidin; Straßenname „Angel Dust") eingegangen, da die Missbrauchsrate für Ketamin sehr gering ist. Außerdem ähneln sich die beiden Substanzen hinsichtlich Pharmakologie und Wirkungen sehr. Beide Substanzen wurden ursprünglich als Anästhetikum entwickelt. Wegen unerwünschten Nebenwirkungen wie Krampfanfällen und Halluzinationen wurde PCP vom Markt genommen. Ketamin ist weiterhin in der Kinderheilkunde und in der Veterinärmedizin im Gebrauch.

Zu den atypischen Halluzinogenen gehören auch als „biogene Drogen" einige halluzinogene Pflanzen wie z. B. die Nachtschattengewächse Stechapfel und Engelstrompete aus der Gruppe der **Tropanalkaloide** sowie bestimmte Pilzsorten aus der Gruppe der **Isoxazolderivate** wie Fliegenpilz und Pantherpilz, deren pharmakologische Wirkungen von Psilocybin abweichen.

8.3.1 Pharmakologie

Bei PCP und Ketamin handelt es sich um nicht-kompetitive NMDA-Antagonisten, d. h., sie binden an den NMDA-Rezeptor und blockieren damit den Kalziumeinstrom in die Zelle. Wahrscheinlich wirkt PCP auch als indirekter Dopamin-Agonist, was den stimulierenden Effekt der Substanz erklären könnte (Johnson u. Jones 1990).

PCP wird meistens oral als Pulver oder Tablette eingenommen, es kann auch geraucht, geschnupft und i. m. sowie i. v. gespritzt werden. Nach oraler Zufuhr tritt die berauschende Wirkung innerhalb von einer halben bis einer Stunde ein; wird PCP geraucht, erfolgt der Wirkungseintritt sogar nach zwei bis fünf Minuten. Die Wirkung hält – abhängig von der Dosis – 6–48 Stunden an. Die Metabolisierung erfolgt in der Leber mit einer Halbwertszeit von 21–24 Stunden. PCP wird im Fettgewebe gespeichert, woraus eine lange Wirkungsdauer resultiert.

Für die Wirkung der Tropanalkaloide (Nachtschattengewächse) sind anticholinerge Eigenschaften entscheidend. Toxine aus den Fliegen- und Pantherpilzen als Vertreter der Isoxazolderivate wirken an den GABA-Rezeptoren. Im Pilz überwiegt Ibotensäure, deren Konzentration starken regionalen und saisonalen Schwankungen unterworfen ist. Beim Kochen oder Trocknen decarboxyliert Ibotensäure leicht in das 5- bis 10-mal stärker wirksame Muscimol, das strukturell der γ-Aminobuttersäure ähnelt und als direkter GABA-Rezeptor-Agonist wirkt. Der Muscaringehalt beider Pilzsorten ist vernachlässigbar gering.

Tabelle 8-6 gibt einen Überblick über die Charakteristika von PCP und Isoxazolen.

8.3.2 Wirkungsspektrum

Die Effekte von **PCP** auf die Psyche sind sehr dosisabhängig, gelten aber auch als wenig berechenbar. Bei niedriger Dosierung finden sich Euphorie, ein vermehrtes Empathiegefühl sowie ein verändertes Körpergefühl. Bei höheren Dosierungen kommt es zu Störungen der Vigilanz, der

Tab. 8-6   Charakteristika von PCP und Isoxazolen.

Substanz	Applikationsform	Wirkungseintritt	Wirkdauer	Toleranzentwicklung
PCP	oral	nach 30–60 Minuten	6–48 Stunden	rasch
	inhaliert (übliche Wirkdosis 10 mg)	nach 2–5 Minuten	6–48 Stunden	rasch
Isoxazolderivate	oral (meist portionsweiser Konsum einzelner Pilze)	nach 30–90 Minuten	12–15 Stunden	keine

Orientierung, des Denkens sowie der Wahrnehmung mit illusionären Verkennungen und akustischen Halluzinationen (Balster 1987).

Bei **Pantherpilz und Fliegenpilz** kommt es initial zu Schwindelerscheinungen und Koordinationsstörungen, die einem Alkoholrausch ähneln. Es folgt ein traumartiger, entspannter Zustand, wonach auch Halluzinationen auftreten können.

8.3.3   Akute Intoxikation

Bei Intoxikationen mit atypischen Halluzinogenen findet sich als differenzialdiagnostisch wichtiger Unterschied zu den klassischen Halluzinogenen eine quantitative Bewusstseinsveränderung im Sinne einer Vigilanzminderung. Weitere Besonderheiten ergeben sich durch die andersartigen pharmakologischen Wirkmechanismen der einzelnen Untergruppen.

Unter **PCP** kommt es dosisabhängig zunächst zu Miosis, geröteten Bindehäuten, Rötung der Haut, Übelkeit, Erbrechen und verwaschener Sprache; sodann zu Störungen der Motorik, Hyperthermie, Hypertonus, Tachykardie sowie zu epileptischen Anfällen, Rhabdomyolyse und Lungenödem. Bei hohen Dosen gehen Atemfrequenz und Atemzugvolumen sowie Herzschlag und Blutdruck zurück, woraus sich ein im Einzelfall tödliches Koma entwickeln kann.

Psychisch findet sich anfangs eine Agitiertheit mit Impulsivität und Unberechenbarkeit, woraus aggressives Verhalten entstehen kann. Wahrnehmungsstörungen können zu Angstzuständen führen, welche in Verbindung mit dem durch die anästhesierende Wirkung herabgesetzten Schmerzempfinden Fehlverhalten und Verletzungen begünstigen. In höheren Dosierungen können Bewusstseinsstörungen mit z. T. apathischen Zuständen auftreten.

Bei einer PCP-Intoxikation kann nicht nur die typische schizophrene Positiv-Symptomatik mit z. B. Wahn, Halluzinationen und Ich-Störungen ausgelöst werden, sondern auch die Negativ-Symptomatik mit z. B. Apathie, Alogie, Affektverarmung und Anhedonie. Dieser Zustand kann mehrere Tage andauern und muss diagnostisch von schizophrenen und schizoaffektiven Störungen unterschieden werden.

Bei den **Tropanalkaloiden** stehen die anticholinergen Begleitwirkungen im Vor-

Tab. 8-7 Häufige somatische und psychische Intoxikationssymptome bei atypischen Halluzinogenen.

Somatische Intoxikationssymptome	Psychische Intoxikationssymptome
• Nystagmus, typischerweise vertikal, aber auch horizontal oder rotatorisch • Hypertonie, Tachykardie • Taubheitsgefühl, verminderte Schmerzreaktion • Ataxie, Dysarthrie • Muskeltonuserhöhung, Krampfanfälle • Koma	• Verhaltens- und psychische Veränderungen: Streit- und Angriffslust, Impulsivität, psychomotorische Agitiertheit • beeinträchtigtes Urteilsvermögen • beeinträchtigte soziale und berufliche Fähigkeiten • Wahn, Halluzinationen, Ich-Störungen • Affektverarmung, Anhedonie, Alogie, Apathie

dergrund, insbesondere die zentral dämpfenden Wirkungen des Scopolamins.
Bei den pilzbedingten Intoxikationen mit **Isoxazolderivaten** kann zum Rauschende ein Tiefschlaf auftreten, der differenzialdiagnostisch z. B. von Schlafmittelintoxikationen abzugrenzen ist.

Behandlung

Bei den Notfallmaßnahmen im Rahmen einer PCP-Intoxikation stehen Monitoring und Aufrechterhaltung bzw. Wiederherstellung der Vitalfunktionen im Vordergrund. Bei starker Erregung empfiehlt sich die Gabe von 1–3 mg Lorazepam. Von Fixationen sollte abgesehen werden, da diese Rhabdomyolyse fördern könnten. Auf Reizabschirmung ist zu achten.
Von Betarezeptorenblockern sollte man wegen der nicht blockierten adrenergen Komponente absehen, ebenso von Phenothiazinen, Barbituraten und Risperidon. Aus der Gruppe der Neuroleptika kommen eher die atypischen Neuroleptika in Frage. Eine Magenspülung ist allenfalls in Einzelfällen unter Beachtung der üblichen Einschränkungen und lediglich kurz nach Einnahme sinnvoll. Häufiger wird die Gabe von Aktivkohle angezeigt sein.
Durch Verabreichung von Ammoniumchlorid wird der Urin angesäuert und somit die Ausscheidung von PCP sowie Ketamin beschleunigt. Eine Kontraindikation besteht jedoch bei Myoglobinurie, Niereninsuffizienz, schweren Lebererkrankungen und gleichzeitiger Einnahme von Barbituraten oder Salicylaten (Woolf et al. 1980). Stark ausgeprägte anticholinerge Symptome nach Ingestion von Nachtschattengewächsen können gegebenenfalls fraktioniert mit Physostigmin antagonisiert werden.

8.3.4 Entzugssyndrom

Unter PCP kommt es rasch zu einer Toleranzentwicklung. Eine physische Abhängigkeit scheint erst nach langdauerndem Hochdosiskonsum aufzutreten (Gorelick et al. 1986), wobei jedoch beim Menschen kein spezifisches Entzugssyndrom beobachtet wurde. Dieser Umstand beruht möglicherweise auch auf der langen Halbwertszeit.

8.3.5 Begleitstörungen

Als psychische Begleitstörungen, die über eine Intoxikation hinausgehen, treten bei PCP auf:
- das PCP-Intoxikationsdelir mit Bewusstseinsstörung, Veränderung der kognitiven Funktionen und der Wahrnehmung,
- die PCP-induzierte psychotische Störung mit Halluzinationen und Wahnphänomenen,
- die PCP-induzierte affektive Störung mit Stimmungsveränderungen sowie
- die PCP-induzierte Angststörung.

8.3.6 „Fallstricke"

- Bei PCP kann ein Delir bis zu sieben Tage nach Konsum auftreten. Differenzialdiagnostisch finden sich unter PCP Hyperreflexie und Blutdruckerhöhung, im Gegensatz zu dem sonst ähnlichen Intoxikationsbild unter Sedativa und Hypnotika.
- Abgeraten wird von Betarezeptorenblockern wegen der nicht blockierten adrenergen Komponente, ferner von Phenothiazinen, Barbituraten und Risperidon.
- Das Risiko von Rhabdomyolysen ist erhöht.
- Die starke Sedation nach Intoxikation mit Fliegen- und Pantherpilzen kann zu der Fehldiagnose einer Schlafmittelüberdosierung führen.

8.4 Empfehlungen zur Weiterbehandlung

Wie bei anderen psychotropen Substanzen können Intoxikationsereignisse genutzt werden, mit dem Betroffenen die Problematik seines Konsumverhaltens bezüglich körperlicher und psychischer Folgen anzusprechen und ihm professionelle Hilfe zu vermitteln. Bei Konsumenten von Halluzinogenen besteht meist ein Mehrfachkonsum, was bei einer eventuellen Entwöhnungsbehandlung zu berücksichtigen ist.

Literatur

Abraham HD, Aldridge AM, Gogia P. The psychopharmacology of hallucinogens. Neuropsychopharmacology 1996; 14: 285–98.

Aktories K, Förstermann U, Hofmann F, Starke K (Hrsg). Pharmakologie und Toxikologie. 10. Aufl. München, Jena: Urban & Fischer 2009.

American Psychiatric Association. Diagnostic and Statistical Manual of Mental Disorders, 4th ed., Text Revision. Washington DC: American Psychiatric Association 2000.

AWMF (Arbeitsgemeinschaft der Wissenschaftlichen Medizinischen Fachgesellschaften). Leitlinie Psychische und Verhaltensstörungen durch Kokain, Amphetamine, Ecstasy und Halluzinogene. Oktober 2004. http://www.awmf-leitlinien.de

Balster RL. The behavioral pharmacoloy of phencyclidin. In: Meltzer HY (ed). Psychopharmacology: The third generation of progress. New York: Raven Press 1987; 1573–9.

Bilke O. Psychiatrische Notfälle und Langzeiteffekte nach Ecstasy-Gebrauch. In: Thomasius R (Hrsg). Ecstasy – Wirkungen, Risiken, Interventionen. Ein Leitfaden für Klinik und Praxis. Stuttgart: Enke Verlag 1999; 115–126.

Bodmer M, Nemec M, Scholer A, Bingisser R. Intoxikationen mit Amphetaminen: Bedeutung für die Notfallmedizin. Schweiz Med Forum 2008; 8: 534–8.

Bundeszentrale für gesundheitliche Aufklärung (Hrsg). Die Drogenaffinität Jugendlicher in der Bundesrepublik Deutschland 2008. Verbreitung des Konsums illegaler Drogen bei Jugendlichen und jungen Erwachsenen. Köln 2009.

Curran HV, Travill RA. Mood and cognitive effects of +/-3,4-methylenedioxymethamphetamine (MDMA, „Ecstasy"): week-end „high" followed by mid-week „low". Addiction 1997; 92: 821–31.

Gorelick DA, Wilkins JN, Wong C. Diagnosis and treatment of chronic phencyclidine (PCP) abuse. NIDA Res Monogr 1986; 64: 218–28.

Gozoulis-Mayfrank E. Komorbidität Psychose und Sucht – Grundlagen und Praxis. Darmstadt: Steinkopff 2007.

Gozoulis-Mayfrank E. Halluzinogene. In: Holsboer F, Gründer G, Benkert O (Hrsg). Handbuch der Psychopharmakotherapie. Heidelberg: Springer 2008a; 828–32.

Gozoulis-Mayfrank E. MDMA und andere moderne Designerdrogen. In: Holsboer F, Gründer G, Benkert O (Hrsg). Handbuch der Psychopharmakotherapie. Heidelberg: Springer 2008b; 833–836

Gouzoulis-Mayfrank E. Ecstasy. In: Thomasius R, Schulte-Markwort M, Küstner UJ, Riedesser P (Hrsg). Suchtstörungen im Kindes- und Jugendalter. Stuttgart: Schattauer 2009; 499–506.

Gouzoulis-Mayfrank E, Daumann J, Sass H. Neurotoxische Langzeitschäden bei Ecstasy (MDMA)-Konsumenten – Überblick über den aktuellen Wissensstand. Nervenarzt 2002; 73: 405–21.

Green AR, Mechan AO, Elliott JM, O'Shea E, Colado MI. The clinical pharmacology of 3,4-methylenedioxymethamphetamine (MDMA, „Ecstasy"). Pharmacol Rev 2003; 55: 463–508.

Hanyu S, Igekuchi K, Imai H, Imai N, Yoshida M. Cerebral infarction associated with 3,4-methylenedioxymethamphetamine („Ecstasy") abuse. Eur Nedurol 1995; 35: 173.

Hatzidimitriou G, McCann UD, Ricaurte G. Altered serotonin innervation patterns in the forebrain of monkeys treated with +/−3,4-methylenedioxymethamphetamine seven years previously: factors influencing abnormal recovery. Neurosc 1999; 19: 5096–107.

Hermle L, Gouzoulis-Mayfrank E, Spitzer M. Halluzinogen-induzierte psychische Störungen. Fortschr Neurol Psychiatr 1996; 64: 482–91.

Hermle L, Kovar KA, Hewer W, Ruchsow M. Halluzinogen-induzierte psychische Störungen. Fortschr Neurol Psychiatr 2008; 76: 334–42.

Hofmann A. LSD. Mein Sorgenkind: Die Entdeckung einer „Wunderdroge". München: dtv 1993.

Holland J. Ecstasy: The Complete Guide. Rochester: Park Street Press 2001.

Holmes SB, Banerjee AK, Alexander WD. Hyponatraemia and seizures after ecstasy use. Postgrad Med J 1999; 75: 32–3.

Johnson EO, Jones SM. Neuropharmacology of Phencyclidine: Basic mechanisms and therapeutic potential. Ann Rev Pharmacol Toxicol 1990; 30: 707–70.

Kraus L, Pfeiffer-Gerschel T, Pabst, A. Cannabis und andere illegale Drogen: Prävalenz, Konsummuster und Trends. Ergebnisse des Epidemiologischen Suchtsurveys 2006. In: Sucht 2008; 54: S16–25.

Lerner AG, Oyffe I, Isaacs G, Sigal M. Naltrexone treatment of hallucinogen persisting perception disorder. Am J Psychiat 1997; 154: 437.

Lerner AG, Gelkopf M, Oyffe I, Finkel B, Katz S, Sigal M, Weizman A. LSD-induced hallucinogen persisting perception disorder treatment with clonidine: an open pilot

study. Int clin Psychopharmacol 2000; 15: 35–7.
Leuner HC. Halluzinogene – Psychische Grenzzustände in Forschung und Psychotherapie. Bern: Huber 1981.
Levi L, Miller NR. Visual illusions associated with previous drug abuse. J Neuroophthalmol 1990; 10: 103–10.
Ludewig R, Regenthal R (Hrsg). Akute Vergiftungen und Arzneimittelüberdosierungen. Stuttgart: Wissenschaftliche Verlagsgesellschaft 2007.
McCann UD, Ridenour A, Shaham Y, Ricaurte GA. Serotonin neurotoxicity after (+/−) 3,4-methylenedioxymethamphetamine (MDMA; „Ecstasy"): a controlled study in humans. Neuropsychopharmacology 1994; 10: 129–38.
McCann UD, Szabo Z, Scheffel U, Dannals RF, Ricaurte GA. Positron emission tomographic evidence of toxic effect of MDMA („Ecstasy") on brain serotonin neurons in human beings. Lancet 1998; 352: 1433–7.
Nichols DE. Differences between the mechanism of action of MDMA, MBDB and the classic hallucinogens. Identification of a new therapeutic class: entactogens. J Psychoactive Drugs 1986; 18: 305–13.
Orth B, Kraus L. Illegale Drogen – Zahlen und Fakten zum Konsum. In: Deutsche Hauptstelle für Suchtfragen (Hrsg). Jahrbuch Sucht 2009. Geesthacht: Neuland Verlagsgesellschaft 2009; 99–111.
Pechnick RN, Ungerleider JT. Hallucinogens. In: Lowinson JH, Ruiz P, Millman RB, Langrod JG (eds). Substance Abuse. A comprehensive textbook. 4th ed. Baltimore, Maryland: Williams & Wilkins 2005; 313–23.

Ricaurte GA, Yuan J, McCann DU. 3,4-methylenedioxymethamphetamine (Ecstasy)-induced serotonin neurotoxicity: studies in animals. Neuropsychobiology 2000; 42: 5–10.
Ricaurte GA, Yuan J, Hatzidimitriou G, Cord BJ, McCann DU. Severe dopaminergic neurotoxicity in primates after a common recreational dose regiman of MDMA („Ecstasy"). Science 2002; 297: 2260–3.
Rommelspacher H. Amphetamine und Entaktogene. In: Gastpar M, Mann K, Rommelspacher H (Hrsg). Lehrbuch der Suchterkrankungen. Stuttgart: Thieme 1999; 228–36.
Thomasius R. Psychiatrische, neurologische und internistische Komplikationen und Folgewirkungen. In: Thomasius R (Hrsg). Ecstasy – Wirkungen, Risiken, Interventionen. Ein Leitfaden für Klinik und Praxis. Stuttgart: Enke Verlag 1999; 61–9.
Thomasius R, Gouzoulis-Mayfrank E, Karus C, Wiedenmann H, Hermle L, Sack PM, Zeichner D, Küstner U, Schindler A, Krüger A, Uhlmann S, Petersen KU, Zapletalova P, Wartberg L, Schütz CG, Schulte-Markwort M, Obrocki J, Heinz A, Schmoldt A. AWMF-Behandlungsleitlinie: Psychische und Verhaltensstörungen durch Kokain, Amphetamine, Ecstasy und Halluzinogene. Fortschr Neurol Psychiatr 2004; 72: 679–95.
Woolf DS, Vourakis C, Bennett G. Guidelines for management of acute phencyclidine intoxication. Crit Care Update 1980; 7: 16–24.
Young CR. Sertraline treatment of hallucinogen persisting perception disorder. J Clin Psychiatry 1997; 58: 85.

9 Nikotin

Anil Batra

In einer Mikrozensus-Untersuchung des Statistischen Bundesamtes von 2006 geben 27 % der Bevölkerung (Männer: 33 %; Frauen: 22 %) in Deutschland ab einem Alter von mindestens 15 Jahren an, Raucher zu sein (Statistisches Bundesamt Deutschland 2006). Circa 15 Millionen Menschen in Deutschland führen sich damit aktiv und regelmäßig Nikotin zu. Das Einstiegsalter liegt in Deutschland bei 13,6 Jahren; die meisten Raucher entwickeln ein regelmäßiges Rauchverhalten vor dem 18. Lebensjahr.

9.1 Pharmakologie

Die Blätter der Tabakpflanze (*Nicotiana tabacum*) werden überwiegend als Tabakrauch konsumiert, wenige Konsumarten sehen andere Aufnahmemöglichkeiten vor (z. B. Schnupftabak oder Kautabak). Am gebräuchlichsten sind Zigaretten, Zigarillos, Zigarren oder Pfeifentabak.

Mit dem Tabakrauch atmet der Raucher ein Gasgemisch von mehr als 4 800 verschiedenen Substanzen ein. Dazu gehören zahlreiche Substanzen, die karzinogene, teratogene oder andere gesundheitsschädigende Wirkungen haben können, wie beispielsweise polyzyklische aromatische Kohlenwasserstoffe, heterozyklische Kohlenwasserstoffe, N-Nitrosamine, aromatische und N-heterozyklische Amine, Aldehyde, Phenole, flüchtige Kohlenwasserstoffe, Metalle, Schwermetalle und radioaktive Stoffe. Besonders gesundheitsgefährdend sind Kohlenmonoxid, Acetaldehyd, Aceton, Acrolein (2-Propenal), Ammoniak, 4-Aminobiphenyl, Benzol, Benzo[a]pyren, Blei, Cadmium, Cyanwasserstoff, Formaldehyd, Quecksilber, Stickoxid, Phenol oder Toluol. Ein Teil dieser Tabakrauchinhaltsstoffe ist für die langfristige Entstehung gesundheitlicher Schäden verantwortlich.

Nikotin (Abb. 9-1) ist die wichtigste psychotrop aktive Substanz im Tabakrauch und für die Abhängigkeitsentwicklung des Rauchers verantwortlich. Nikotin ist hinsichtlich seiner langfristigen gesundheitsschädigenden Wirkungen jedoch weitaus weniger bedeutsam als die anderen genannten Substanzen.

Nikotin, mit der chemischen Bezeichnung Methylpyridylpyrrolidin, ist ein wasserlösliches Alkaloid. Konzentrierte Nikotin-

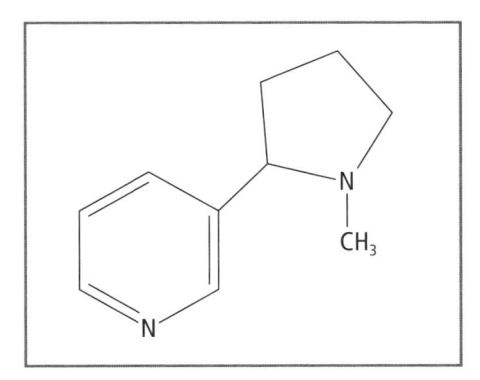

Abb. 9-1 Chemische Formel für Nikotin (Methylpyridylpyrrolidin).

lösung erscheint als eine klare Flüssigkeit, die an der Luft eine Braunfärbung annimmt.

Die Resorption von Nikotin erfolgt beim Rauchen über die Mundschleimhaut und per Inhalation über die Lungenalveolen. Möglich ist auch die Resorption von Nikotin über die Haut und die Schleimhäute des Magen-Darm-Traktes.

Nikotin erreicht nach Inhalation innerhalb von 7–10 Sekunden das Gehirn und entfaltet dort die vom Raucher positiv erlebten psychotropen Wirkungen. Die Menge des aufgenommenen Nikotins (zwischen 5% und 95% des im Zigarettenrauch vorhandenen Nikotins) wird von der Inhalationstiefe („Paffen" oder tiefe Inhalation) bestimmt.

Der enzymatische Abbau von Nikotin findet in der Leber statt, mittels Cytochrom P450 2A6 und 2D6 entstehen Cotinin und Nikotin-N-Oxid. Die Ausscheidung der Abbauprodukte erfolgt biliär und renal, nur 10% des Nikotins werden unverstoffwechselt ausgeschieden. Zu beachten ist, dass im Unterschied zu anderen Darreichungsformen (Pflaster, Kaugummi oder Tablette) die Zufuhr über den Tabakrauch keinem hepatischen First-pass-Effekt unterliegt.

Die Eliminationshalbwertzeit variiert beim Nikotin von 1–4 Stunden, Raucher weisen eine kürzere Halbwertzeit auf als Nichtraucher. Der Abbau erfolgt über Cytochrom P450 2A6 und 2D6 in der Leber überwiegend zu Cotinin oder Nor-Nikotin. Diese Substanzen haben keine ausgeprägte psychotrope Wirkung. Die Elimination der Abbauprodukte erfolgt über die Niere, die Eliminationshalbwertzeit beträgt beim Cotinin ca. 17 Stunden.

9.2 Wirkungsspektrum

Nikotin wirkt an den zentralen und peripheren prä- und postsynaptischen nikotinergen Acetylcholinrezeptoren, in sympathischen und parasympathischen Ganglien sowie an der neuromuskulären Endplatte. Neuronale nikotinerge Acetylcholinrezeptoren sind transmembranale Ionenkanalrezeptoren, die als Pentamer aus fünf Proteinketten bestehen (Abb. 9-2). Nikotin imitiert an diesen Rezeptoren aufgrund der ähnlichen Ladungsverteilung innerhalb des Moleküls den körpereigenen Transmitter Acetylcholin. Die Aktivierung des Rezeptors führt zum Ioneneinstrom und zur Depolarisation der Nervenzelle.

Primär ist die Wirkung nach nikotinerger Stimulation erregend, bei längerer Exposition und höherer Dosis dagegen infolge der anhaltenden Depolarisation blockierend (Forth et al. 2001).

Der Raucher stimuliert mit der Nikotinzufuhr mehrere zentrale Transmittersysteme, darunter Dopamin, Serotonin und Noradrenalin. Aufnahmegeschwindigkeit, Dosis und Kontext der Nikotinaufnahme

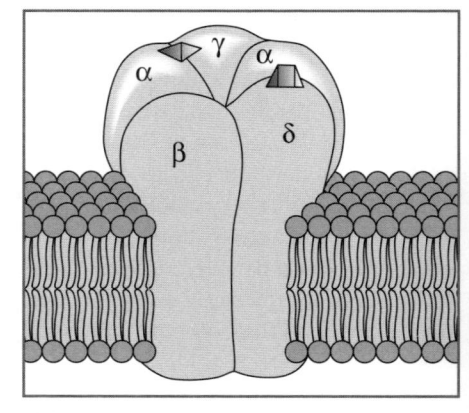

Abb. 9-2 Nikotinerger Acetylcholinrezeptor (nach: Heinz u. Batra 2003).

regeln die Nikotinwirkung. Der Raucher erlebt durch das bivalente Wirkspektrum des Nikotins sowohl stimulierende als auch sedierende oder entspannende Effekte. Viele Raucher nutzen den Tabakkonsum zur Überwindung von Stress, Anspannung, negativen Affekten oder zur Dämpfung von Hungergefühlen.

Die Abhängigkeitsentwicklung des Rauchers wird mit der Stimulation des mesolimbischen dopaminergen Nucleus accumbens sowie mit der Vermehrung zerebraler nikotinerger α4β2-Acetylcholinrezeptoren in Verbindung gebracht (Heinz u. Batra 2003).

> Nikotin ist für die Entstehung der Tabakabhängigkeit hauptverantwortlich. Die psychotropen Wirkungen von Nikotin umfassen sowohl sedierende als auch stimulierende Effekte. Nikotin wird in der Leber zu Cotinin oder Nor-Nikotin verstoffwechselt.

9.3 Akute Intoxikation

9.3.1 Intoxikationsformen und -zeichen

Regelmäßige Raucher sind an Nikotineffekte gewöhnt und erleben aufgrund der Toleranzentwicklung bei täglichem Tabakkonsum keine akuten Intoxikationseffekte. Chronische, klinisch wirksame Intoxikationen sind bei Rauchern bei gleichbleibender durchschnittlicher Konsummenge aufgrund der kurzen Halbwertzeit des Nikotins nicht zu erwarten.

Abgesehen von Intoxikationen im Rahmen von ersten Raucherfahrungen erleben Raucher und Nichtraucher leichte Intoxikationen nur bei relativen Überdosierungen durch einen ungewohnt intensiven aktiven oder passiven Rauchkonsum oder bei nicht bestimmungsgemäßem Gebrauch von Nikotinprodukten, die zur Entwöhnungsbehandlung von Rauchern zugelassen sind. Von größerer Bedeutung sind einerseits Nikotinintoxikationen, die sich Kinder und Jugendliche in Unwissenheit durch den Konsum von Tabakprodukten oder Nikotinprodukten zuziehen und andererseits vorsätzliche Intoxikationen mit Tabaksud oder Nikotinprodukten in suizidaler Absicht (Saxena u. Scheman 1985).

Nikotin ist in höheren Dosierungen hoch toxisch. Etwa 1 mg pro Kilogramm Körpergewicht gelten als letale Dosis. Bei einem durchschnittlich schweren Erwachsenen errechnet sich daraus eine minimale letale Dosis von 60 bis 70 mg Nikotin, bei Kindern können mehr als 10 bis 20 mg Nikotin (aus ein bis zwei geschluckten oder zerkauten Zigaretten) bereits gefährlich sein.

Der Nikotingehalt von Tabakprodukten wird je nach Herkunft und Tabaksorte sehr unterschiedlich hoch angegeben. Eine Zigarette enthält ca. 8–10 mg Nikotin, Zigarren enthalten 80–200 mg Nikotin. Eine tödliche Nikotinvergiftung wäre demnach je nach Körpergewicht theoretisch bei vollständiger Resorption nach Konsum von zwei bis acht Zigaretten zu erwarten. Tatsächlich ist die Bioverfügbarkeit geringer, hoch ist sie insbesondere dann, wenn das Nikotin zuvor aus dem Tabak extrahiert und dann als Lösung getrunken oder injiziert wurde.

Unfälle durch Nikotinüberdosierungen mit zum Teil letalen Folgen wurden in früheren Jahren aus der Landwirtschaft berichtet (infolge des Einsatzes von Nikotin als Pestizid) oder beispielsweise infolge einer versehentlichen Aufnahme großer Mengen von Tabak (bei oralem Konsum der Tabakpflanze). Suizidhandlungen oder allgemein vorsätzliche Selbstintoxikationen in suizidaler Absicht wurden in der Literatur mehrfach geschildert (z. B. Metzler et al. 2005).

In der Literatur sind andererseits auch einige Falldarstellungen über Patienten zu finden, die trotz oraler Aufnahme von 7 bis 20 Zigaretten außer mäßiggradigen Intoxikationszeichen wie einer Hypertonie, Tachykardie, Schwindel und Übelkeit unter intensivmedizinischer Behandlung und Überwachung keine schwerwiegenden oder letalen Komplikationen erlebten (Metzler et al. 2005). Unvollständige Resorptionen aber auch eine geringere relative Toxizität bei Personen mit einer guten Adaptation an die Wirkungen des Nikotins erklären diese Variabilität.

Von Bedeutung für mögliche Intoxikationseffekte des Rauchens ist noch Kohlenmonoxid (CO), ein Verbrennungsprodukt im Tabakrauch, das in der Atemluft normalerweise nicht vorhanden ist. Kohlenmonoxid hat eine ca. 200-fach höhere Affinität zu Hämoglobin als Sauerstoff. Milde Intoxikationszeichen (infolge des Rauchens) sind Schwindelgefühle oder Kopfschmerzen. Die Eliminationshalbwertszeit beträgt ca. 8 Stunden. An die CO-Bindung sind Raucher adaptiert, bis zu 10 % des Hämoglobins sind bei starken Rauchern durch CO besetzt.

9.3.2 Diagnostik

Der Verdacht auf eine Nikotinintoxikation ist klinisch aus den vegetativen Intoxikationszeichen abzuleiten (Tab. 9-1). Aufgrund der mangelnden Spezifität der Symptome kann eine Nikotinintoxikation leicht übersehen werden.

Ein laborchemischer Nachweis von Nikotin kann qualitativ oder semiquantitativ erfolgen. Hilfreich für die Beurteilung des Nikotinkonsums ist aufgrund der kurzen Halbwertszeit des Nikotins auch die Bestimmung des Cotinins als wesentlichem Abbauprodukt von Nikotin (Stoffwechselprodukt mit einer Halbwertszeit von ca. 17 Stunden). Bestimmungsmethoden für Cotinin und Nikotin verwenden die HPLC-Technik (Hochleistungsflüssigkeitschromatographie) (Hariharan et al. 1988). Nur wenige Labore bieten eine Bestimmung von Nikotin und Cotinin routinemäßig an. Durchschnittliche Raucher (Konsum von ca. 20 Zigaretten pro Tag) weisen Nikotinkonzentrationen zwischen 20 bis 40 ng/ml bzw. Cotininkonzentrationen von mehr als 100 ng/ml im Serum auf (Tutka et al. 2005).

Das Ausmaß einer Überdosierung von Nikotin aus Tabakrauch lässt sich indirekt, aber kostengünstiger (bei vorhandenem Messgerät) und schneller durch eine Bestimmung des Kohlenmonoxidgehaltes (CO) in der Ausatemluft erfassen (Werte für Nichtraucher: 0–5 ppm [parts per million]; bei Rauchern: 10–40 ppm).

9.3.4 Behandlung

Behandlung von Nikotinintoxikationen bei Erwachsenen

Bei Erwachsenen gilt die orale Aufnahme von mindestens 6 Zigaretten als potenziell lebensbedrohlich. Allerdings wurden auch Fälle berichtet, bei denen die Patienten deutlich mehr – oraler Konsum von bis zu 20 Zigaretten oder die Applikation von bis

Tab. 9-1 Auswirkungen der Nikotinintoxikation (mod. nach: Lavoie u. Harris 1991).

Organsystem	Symptomatik
gastrointestinal	• Hals- und Magenschmerzen (bei oraler Einnahme) • Übelkeit, Erbrechen, Durchfälle
Speicheldrüsen	• Speichel- und Tränenfluss • vermehrte Bronchialsekretion • Schweißausbruch
Atmung	• primär: Tachypnoe, Dyspnoe • sekundär: Atemstillstand
kardiovaskulär	• Tachykardie (initial) • Arrhythmie • Vorhofflimmern • Bradykardie • Herzstillstand • initial Hyper-, dann Hypotonie
neuromuskulär	• Muskelschwäche • Faszikulationen • Blockade der Depolarisation
neurologisch	• Kopfschmerzen • Verwirrtheit • Unruhe • Sehstörungen • Schlafstörungen • Schwindel • Grand-mal-Krampfanfälle • Tremor • Ataxie • Bewusstlosigkeit, Koma • initial Miosis, dann Mydriasis
psychisch	• bizarre Träume • Affektlabilität • Derealisation

zu 20 Nikotinpflastern in suizidaler Absicht – trotz Auftreten von schweren Intoxikationszeichen (mit Grand-mal-Anfällen und gastrointestinalen Beschwerden) gut überlebt haben (Metzler et al. 2005; Woolf et al. 1996).

Die Behandlungsvorschläge reichen von einer Magenspülung, forciertem Erbrechen oder der Gabe von Carbo medicinalis (Aktivkohle), Kaliumpermanganat oder Glaubersalz (widersprüchliche Empfehlungen, da Glaubersalz ebenfalls zum Durchfall führt) bei noch nicht lange zurückliegender Intoxikation über eine forcierte Diurese bis hin zur Gabe von Biperiden (5 mg, langsame intravenöse Gabe) als Antidot (Ludewig u. Regenthal 2007; Madler et al. 2005; Metzler et al. 2005). Angesichts der raschen Resorption von oral oder per Inhalation verabreichtem Nikotin mit spontanem Erbrechen als Intoxikationsfolge sind diese Maßnahmen schon kurze Zeit nach der Einnahme weniger entscheidend für das Überleben als weitere atmungs- und kreislaufstabilisierende Maßnahmen. Bei Aufnahme von Nikotin über die Haut ist die Aufnahmequelle (z. B. transdermales Nikotinpflaster) sofort zu entfernen, gegebenenfalls sind Spülungen (Wasser, Kaliumpermanganatlösung oder Essig) erforderlich.

Die saure forcierte Diurese wird nicht mehr empfohlen. Aufgrund der kurzen Halbwertzeit und des raschen hepatischen oxidativen Abbaus von Nikotin ist kein wesentlicher Erfolg im Sinne einer Beschleunigung der Ausscheidung durch die forcierte Diurese zu erwarten.

> Eine Überdosierung mit Nikotin (letale Dosis: 1 mg/kg/KG) kann kurzfristig durch Magenspülung oder Erbrechen behandelt werden. Mittelfristig sind vor allem atmungs- und kreislaufstabilisierende Maßnahmen relevant.

Bei leichten bis mittelschweren Intoxikationszeichen (Kopfschmerzen, Schwindel, Übelkeit, Muskelfaszikulationen, Miosis, Polyurie), die infolge der parasympathischen Ganglienstimulation auftreten können, ist die Gabe von Atropin zur Linderung der Beschwerden hilfreich (Lavoie u. Harris 1991). Bei schweren Intoxikationen dagegen ist die Gabe von Atropin nicht indiziert.

In jedem Fall muss bei schweren Intoxikationen eine intensivmedizinische symptomatische Behandlung zur Überwachung und Stabilisierung der kardiovaskulären (Monitoring, evtl. Reanimationsbedingungen) und neurologischen Situation (evtl. Muskelrelaxation mit Benzodiazepinen), der Elektrolyte (evtl. Elektrolytausgleich) und der Atmung (evtl. Intubation und Beatmung) erfolgen.

Wird die akute Intoxikation überlebt, sind in der Regel keine bleibenden Schäden zu erwarten, da Nikotin keine direkten gewebsschädigenden Wirkungen aufweist (Lavoie u. Harris 1991).

Behandlung von Nikotinintoxikationen bei Kindern

Die breite Verfügbarkeit von rezeptfreien Nikotinersatzprodukten, Nikotinpflastern und Nikotinkaugummis, aber auch Nikotininhalern oder Nikotinnasalspray birgt neben Tabak und Zigaretten eine weitere Gefahrenquelle für kindliche Nikotinintoxikationen. Insbesondere Nikotinkaugummis sind in Form, Farbe und Geschmack (Mint oder Frucht) zum Teil für Kinder nur schwer als Arzneimittel erkennbar. Der Konsum von mehreren Kaugummis im Sinne eines „Genusskaugummis" kann gravierende Überdosierungserscheinungen nach sich ziehen. Die Quelle der Nikotinintoxikation ist bei Kaugummis noch relativ rasch zu entdecken und die Zufuhr damit einfach zu beenden, ein Nikotinpflaster dagegen kann relativ lange unentdeckt bleiben (Wain u. Martin 2004).

Aufgrund des geringeren Körpergewichtes sind akzidentielle Intoxikationen bei Kindern bei weitem gefährlicher als bei Erwachsenen. Schon relativ geringe Mengen an Nikotin aus Nikotinersatzpräparaten oder aus gekautem oder verschlucktem Tabak oder Zigaretten (schon mehr als eine Zigarette kann bei kleinen Kindern lebensbedrohliche Konsequenzen haben) können leichte (Schwindel, Übelkeit, Erbrechen, Kopfschmerzen) bis schwere Intoxikationserscheinungen (Kreislaufdysregulation, Ateminsuffizienz, Bewusstlosigkeit, epileptische Anfälle, Atemstillstand, Exitus) nach sich ziehen (Lavoie u. Harris 1991; von Mühlendahl et al. 2007; Wain u. Martin 2004; s. auch Tab. 9-1, S. 157). Bei leichteren Intoxikationen kann eine Überwachung ausreichend sein, bei schweren Intoxikationen sind die gleichen Maßnahmen wie bei Erwachsenen indiziert.

9.4 Entzugssyndrom

Raucher erleben bei Abstinenzbeginn für die Zeit von durchschnittlich zwei bis sechs Wochen mit einem Höhepunkt der Symptome in den ersten Tagen der Abstinenz psychische und physische Entzugssymptome mit individuell sehr unterschiedlich starker Ausprägung (Batra et al. 2006; Hughes 2007). Dazu gehören:
- depressive/dysphorische Stimmung,
- Schlafstörungen,
- vermehrte Reizbarkeit, Nervosität oder Aggressivität, Unruhe oder Besorgnis,
- verminderte Konzentrationsfähigkeit,
- verlangsamter Puls,
- gesteigerter Appetit und Gewichtszunahme.

Das starke Rauchverlangen (Craving) ist für die hohe Rückfallquote auch bei abstinenzwilligen Rauchern verantwortlich.

Im Unterschied zum Entzugssyndrom bei Alkoholabhängigkeit bzw. einer Abhängigkeit von illegalen Drogen ist das Nikotinentzugssyndrom weder vital bedrohlich noch mit extremen körperlichen Einschränkungen verbunden.

Nur in seltenen Fällen treten schwerwiegendere Komplikationen auf: Infolge einer Tabakentwöhnung erleben nicht wenige Raucher ein subklinisches depressives Syndrom, das im Einzelfall in eine behandlungspflichtige depressive Störung übergehen kann und auch suizidale Gedanken und Handlungen nach sich ziehen könnte. Delirante Syndrome im Nikotinentzug werden nur anekdotisch berichtet und wurden nicht als Folge des Nikotinentzugs validiert (Hughes 2007).

9.4.1 Behandlung

Die Überwindung des bei vielen Rauchern milden Entzugssyndroms kann durch supportive Kontakte, psychotherapeutische Gespräche oder bei guter intrinsischer Motivation durch eigene Leistung gelingen. Allerdings belegen zahlreiche Untersuchungen eine Steigerung der langfristigen Abstinenzerfolge durch den vorübergehenden Einsatz von medikamentösen Entwöhnungshilfen. Die US-amerikanischen (Fiore et al. 2008) und deutschen Behandlungsleitlinien (Arzneimittelkommission der Deutschen Ärzteschaft 2001; Batra et al. 2006) empfehlen daher zusätzlich zu motivationsfördernden Maßnahmen oder psychotherapeutischer Unterstützung die vorübergehende Anwendung von Nikotinersatzmitteln (Nikotinpflaster,

Tab. 9-2 Medikamente zur Behandlung des Nikotinentzugs.

Präparat	Anwendung	Dosierung
Nikotinpflaster	tägliche Applikation eines 16- oder 24-Stunden-Pflastersystems, wechselnde Klebestellen zur Vermeidung von Hautirritationen	drei verfügbare Dosierungen empfohlen: höchste Stufe für 4 Wochen, die weiteren Stufen jeweils 2–4 Wochen
Nikotinkaugummi	max. ein Kaugummi alle 30 Min., vorsichtiges Kauen zur Freisetzung des Nikotins	2 mg (max. 25 Stück tgl.) und 4 mg Kaugummis (max. 15 Stück tgl.), sukzessive Reduktion über einen Verlauf von 2 bis 3 Monaten
Nikotinsublingualtablette/Nikotinlutschtablette	Sublingualtabletten über einen Zeitraum von 10–20 Min. zergehen lassen, Lutschtabletten aktiv lutschen, nicht verschlucken, max. 1 Tablette alle 30 Min.	Sublingualtabletten: 2 mg (max. 30 Stück tgl.) Lutschtabletten: 1 mg (max. 30 Stück tgl.) und 2 mg Tablette (max. 15 Stück tgl.), sukzessive Reduktion über einen Verlauf von 2 bis 3 Monaten
Nikotinnasalspray	Nasalspraysprühflaschen enthalten 100 mg Nikotin, Verabreichung eines Hubes in jedes Nasenloch zur Substitution einer Zigarette	0,5 mg Nikotin pro Sprühstoß Cave: festes Anwendungsschema, keine rein bedarfsmäßige Applikation zur Prophylaxe einer Suchtentwicklung!
Bupropion	orale Einnahme von Bupropion-Hydrochlorid (retardiert), Kontraindikation bei bekanntem erhöhtem Risiko für epileptische Anfälle	erste Woche: 150 mg Bupropion pro Tag, ab zweiter Woche 2 × 150 mg für weitere 7–9 Wochen
Vareniclin	orale Einnahme, Kontraindikation bei bekannter Depressivität	Tag 1–3: 0,5 mg, Tag 4–7 1,0 mg, ab Tag 8 2 × 1,0 mg, Behandlung über insgesamt 12 Wochen, evtl. bei gutem Erfolg Fortsetzung für weitere 12 Wochen

Nikotinkaugummi, Nikotinnasalspray oder Nikotintabletten, in einigen Ländern auch Nikotininhaler) oder anderen Medikamenten, die das Rückfallrisiko durch eine Minderung der Entzugssymptomatik und des Cravings reduzieren. Zugelassen sind neben den verschiedenen Nikotinersatzprodukten Vareniclin, ein partieller $\alpha 4\beta 2$-Nikotinrezeptoragonist, und Bupropion, ein monozyklisches Antidepressivum, das durch eine Wiederaufnahmehemmung von Dopamin und Noradrenalin die Wirkung des Nikotins vorübergehend ersetzt (Tab. 9-2).

Nikotinpflaster haben den Vorteil, dass sie bei konstanter transdermaler Zufuhr die Wirkung des Nikotins von der Zufuhr entkoppeln. Aus suchttherapeutischer Sicht ist dies als optimale Substitutionsform anzusehen. Allerdings sind die durch Nikotinpflaster erreichten Serumspiegel häufig zu niedrig, es besteht daher die Gefahr der Unterdosierung. Der Raucher hat im Moment der Rückfallgefahr auch keine Alternative zur Zigarette zur Verfügung, die Anwendung des Nikotinpflasters geht erst nach ca. zwei Stunden mit einer ausreichenden Nikotinsättigung einher. Alternativ dazu kann der Raucher durch die Anwendung eines **Nikotinkaugummis** oder einer **Nikotinsublingual- oder Nikotinlutschtablette** rascher (innerhalb von 20 Minuten) Nikotinspiegel aufbauen, die das Craving und die Entzugssymptome wirksam unterdrücken. Die Anwendung von **Nikotinnasalspray** führt neben der unmittelbaren sensorischen Stimulation innerhalb von 5 Minuten zu einer ausreichenden Sättigung mit Nikotin.

Die Gefahr bei der Nikotinsubstitution beschränkt sich – abgesehen von lokalen Irritationen der Haut, Mund-, Magen- oder Nasenschleimhaut – auf die Gefahr der Abhängigkeit von Nikotinersatzprodukten (besonders relevant bei Nikotinnasalspray, nicht vorhanden bei Nikotinpflaster). Bei allen Nikotinersatzprodukten ist daher zu beachten, dass im Verlauf der Anwendung eine schrittweise, kontrollierte Reduktion der Tagesdosis vorgenommen werden sollte.

Bupropion weist im Vergleich hierzu mehr Nebenwirkungen auf: Beschrieben wurden neben Übelkeit, Schwindel und Schlafstörungen auch epileptische Ereignisse, insbesondere bei Personen mit einem erhöhten Risiko für Krampfanfälle.

Bei der Anwendung von **Vareniclin** ist ebenfalls auf Nebenwirkungen wie Schwindel oder Übelkeit hinzuweisen, zusätzlich wurden in jüngster Zeit schwerwiegende Komplikationen in Form von Suizidgedanken berichtet. Die Anwendung sollte zunächst dem Einsatz bei psychisch gesunden Rauchern vorbehalten sein. Eine Abhängigkeitsentwicklung von Vareniclin oder Bupropion wurde bislang nicht beschrieben. Vareniclin und Bupropion sollten nach dem empfohlenen Anwendungszeitraum von 12 bzw. 8 Wochen abgesetzt werden. Nur im begründeten Ausnahmefall kann ärztlicherseits eine Fortsetzung der Behandlung empfohlen werden.

Die diversen medikamentösen Unterstützungen sollen für die Dauer von zwei bzw. drei Monaten eingesetzt werden. Parallel dazu wird abhängigen Rauchern empfohlen, eine psychotherapeutisch orientierte Unterstützung (z. B. eine „Raucherentwöhnungsgruppe") in Anspruch zu nehmen.

Die langfristigen Erfolgsquoten in der Behandlung von Rauchern (bezogen auf die kontinuierliche Abstinenz) betragen je nach Untersuchung und behandeltem Klientel nach einem Jahr durchschnittlich 20 bis 30 %.

> Nikotin ist als Pharmakon in der Behandlung des abhängigen Rauchers gut etabliert. Die Nikotinersatztherapie erhöht die Aussichten auf eine langfristige Tabakabstinenz.

9.5 Somatische und psychische Begleitstörungen

9.5.1 Suchtmittelinduzierte und -assoziierte somatische Begleitstörungen

Während dem isolierten Nikotinkonsum – in den von Rauchern aufgenommenen Mengen – keine somatischen Begleiterkrankungen zugeschrieben werden, sind die zahlreichen anderen Tabakrauchinhaltsstoffe für verschiedene somatische Begleitstörungen verantwortlich.

Jährlich sterben alleine in Deutschland 110 000–140 000 Menschen an den Folgekrankheiten des Tabakkonsums (John u. Hanke 2001), von größter Bedeutung sind dabei die Atherosklerose und damit verbundene kardiovaskuläre Erkrankungen, Bronchial- und andere Karzinome sowie pulmonale Erkrankungen (v. a. die chronisch obstruktive Lungenerkrankung).

Ein nicht selten zeitgleich bestehender Alkoholmissbrauch erhöht das Risiko für eine suchtmittelbedingte Frühmortalität (vor dem 60. Lebensjahr) und insbesondere für Karzinome im oberen gastrointestinalen Bereich.

9.5.2 Suchtmittelinduzierte und -assoziierte psychische Begleitstörungen

Nikotin- und Tabakkonsum treten gehäuft in Verbindung mit psychischen Störungen auf. Die Prävalenz des Rauchens ist bei Alkohol- (Anteil der Raucher: ca. 80%) oder Drogenabhängigkeit (> 95%) und schizophrenen Störungen (60–70%) erhöht, aber auch Patienten mit depressiven Störungen, Hyperaktivität (ADHS), Bulimie oder Persönlichkeitsstörungen weisen erhöhte Raucherprävalenzen auf. Die Koinzidenz wird über eine erhöhte Vulnerabilität für eine Tabakabhängigkeit oder eine geringere Abstinenzfähigkeit infolge der psychischen Störung, eine Selbstmedikation durch Nikotin und andere Tabakrauchbestandteile sowie soziale Umgebungsvariablen (Bildung, Schichtzugehörigkeit) erklärt. Umstritten ist die Annahme, ein früher Nikotinkonsum begünstige das Auftreten anderer Suchterkrankungen, depressiver oder Angststörungen.

9.6 Empfehlungen zur Weiterbehandlung

Ein großer Teil der Raucher ist bezüglich des eigenen Rauchverhaltens ambivalent. Akute somatische Ereignisse bzw. Befunde geben Gelegenheit, die bestehende kognitive Dissonanz durch eine ärztliche Beratung zugunsten eines Aufhörversuches zu beeinflussen.

Mittel der Motivierenden Gesprächsführung unterstützen den Raucher bei der Entscheidung zur Abstinenz, regelmäßige Beratungskontakte bei Ärzten oder Psychologen, beratende Rauchertelefone (z. B. der Bundeszentrale für gesundheitliche Aufklärung oder des Deutschen Krebsforschungszentrums), Beratungsstellen und ambulante Therapieangebote im Sinne von Raucherentwöhnungsgruppen, aber auch internetbasierte Programme und Selbsthilfemanuale können den Raucher in seinem Abstinenzvorhaben unterstützen. Behandlungsempfehlungen zur psychotherapeutischen und medikamentösen Unterstützung geben die deutschen Behandlungsleitlinien der Arzneimittelkommission der Deutschen Ärzteschaft (2001) und die AWMF-Leitlinien der Deutschen Gesellschaft für Suchtforschung und Suchttherapie sowie der Deutschen Gesellschaft für Psychiatrie, Psychotherapie und Nervenheilkunde (DGPPN) aus dem Jahre 2004 (www.leitlinien.net; Batra et al. 2006).

Literatur

Arzneimittelkommission der Deutschen Ärzteschaft. Therapieempfehlungen Tabakabhängigkeit. Arzneiverordnungen in der Praxis, Sonderheft 2001.
Batra A, Schütz CG, Lindinger P. Tabakabhängigkeit. In: Schmidt LG, Gastpar M, Falkai P, Gaebel W (Hrsg). Evidenzbasierte Suchtmedizin. Behandlungsleitlinie Substanzbezogene Störungen. Köln: Deutscher Ärzte-Verlag 2006; 91–142.
Fiore MC, Jaén CR, Baker TB et al. Treating Tobacco Use and Dependence: 2008 Update. Clinical Practice Guideline. Rockville, MD: U. S. Department of Health and Human Services. Public Health Service. May 2008.
Forth W, Henschler D, Rummel W. Allgemeine und spezielle Pharmakologie. München: Elsevier (Urban & Fischer) 2001.
Hariharan M, VanNoord T, Greden JF. A high-performance liquid-chromatographic method for routine simultaneous determination of nicotine and cotinine in plasma. Clin Chem 1988; 34: 724–9.
Heinz A, Batra A. Neurobiologie der Alkohol- und Nicotinabhängigkeit. Stuttgart: Kohlhammer 2003.
Hughes JR. Effects of abstinence from tobacco: valid symptoms and time course. Nicotine Tob Res 2007; 9: 315–27.
John U, Hanke M. Tabakrauch-attributable Mortalität in den deutschen Bundesländern. Das Gesundheitswesen 2001; 63: 363–9.
Lavoie FW, Harris TM. Fatal nicotine ingestion. J Emerg Med 1991; 9: 133–6.
Ludewig R, Regenthal R (Hrsg). Akute Vergiftungen und Arzneimittelüberdosierungen. Stuttgart: Wissenschaftliche Verlagsgesellschaft 2007.
Madler C, Jauch KW, Werdan K, Siegrist J, Pajonk FG. Das NAW-Buch. München, Jena: Urban & Fischer 2005.
Metzler W, Wronski R, Bewig B. Die tödliche Zigaretten-Ingestion bei Erwachsenen. Gibt es sie wirklich? Dtsch Med Wochenschr 2005; 130: 1491–3.
Saxena K, Scheman A. Suicide plan by nicotine poisoning: a review of nicotine toxicity. Vet Hum Toxicol 1985; 27: 495–7.
Tutka P, Mosiewicz J, Wielosz M. Pharmacokinetics and metabolism of nicotine. Pharmacol Rep 2005; 57: 143–53.
von Mühlendahl KE, Oberdisse U, Bunjes R, Brockstedt M. Vergiftungen im Kindesalter. Stuttgart: Thieme 2007.
Wain AA, Martin J. Can transdermal nicotine patch cause acute intoxication in a child? A case report and review of literature. Ulster Medical Journal 2004; 73: 65–6.
Woolf A, Burkhart K, Caraccio T, Litovitz T. Self-poisoning among adults using multiple transdermal nicotine patches. J Toxikol Clin Toxikol 1996; 34: 691–8.

10 Inhalanzien

Ulrich von Bardeleben

Inhalanzien sind bei Raumtemperatur flüchtige Substanzen, die zur Erzielung eines Rauschzustandes durch die Atemluft über Mund und/oder Nase dem Körper zugeführt werden. Zur Gruppe der Inhalanzien gehören synthetisch hergestellte, chemisch-pharmakologisch sehr unterschiedliche Substanzen. Sie werden überwiegend in Haushalt und Industrie eingesetzt und sind sowohl ohne große Kosten als auch legal zu erwerben. Sie liegen in flüssiger Form, als Aerosol oder als Gas vor. Wegen des Konsums durch Einatmen werden diese Substanzen als Inhalanzien oder „Schnüffelstoffe" bezeichnet. Da auf diese Weise eine Applikationsform zum Einteilungsprinzip einer Gruppe von Suchtmitteln wird, ergeben sich Überschneidungen mit anderen Substanzen, welche zwar auch durch Inhalation, aber ebenso auf anderen Applikationswegen zugeführt werden können, z.B. Kokain. Im Interesse einer eindeutigeren Definition werden Suchtmittel jedoch nur dann zu den Inhalanzien gerechnet, wenn ihre Zufuhr praktisch ausschließlich durch Inhalation erfolgt (Hollister 1968). Dabei hat sich seit Längerem eine Aufteilung der Inhalanzien in folgende vier Untergruppen etabliert (Tab. 10-1; NIDA 2004; Ridenour et al. 2007): flüchtige Lösungsmittel, Aerosole, Gase und flüchtige Nitritverbindungen.

Das Klassifikationssystem des DSM-IV-TR (APA 2000) weicht hiervon ab, indem es trotz des gleichen Applikationsweges die Inhalationsanästhetika und die flüchtigen Nitritverbindungen nicht unter Inhalanzien einordnet, sondern unter „andere Substanzen". Hintergrund hierfür sind vor allem spezifische Besonderheiten in der Pharmakologie und Zusammensetzung der Konsumentengruppen wie weiter unten ausgeführt wird.

Schon vor der ersten Anwendung von Lachgas und Äther als **Inhalationsanästhetika** bei allgemeinchirurgischen und zahnärztlichen Operationen Mitte des 19. Jahrhunderts wurden diese Substanzen als Rauschmittel eingesetzt, nicht selten im Rahmen von größeren Parties und öffentlichen Veranstaltungen. Dies traf besonders auf das weniger narkotisch wirksame Distickstoffmonoxid zu, welches man z. B. auf Jahrmärkten Besucher einatmen ließ, deren Euphorie und auffälliges Benehmen im Rauschzustand dann mindestens andere zum Lachen brachte. Daraus resultierte vermutlich auch die Bezeichnung „Lachgas". Die Verwendung von Lachgas, Äther und später Chloroform als Rauschmittel erfolgte vor allem durch medizinisches Personal, Apotheker und Drogisten, welche den für sie leichteren Zugang nutzten; auf diese Weise wurden allerdings z.T. auch die Einsatzmöglichkeiten zur Verminderung der Schmerzwahrnehmung und als Anästhetikum entdeckt (Brandt 1997; Glowa 1986).

Mitte des 20. Jahrhunderts kamen erste Berichte aus den USA über das Schnüffeln von Feuerzeugbenzin, später von Kleb-

Tab. 10-1 Inhalanziengruppen und Wirkstoffe (Auswahl).

Inhalanziengruppe	Produkte im Handel	Wirkstoffe
flüchtige Lösungsmittel	Kontaktklebestoffe, Klebstoffverdünner	Alkohole, Butylacetat, Ketone (z. B. Aceton), Hexan, Toluol
	Farben, Farbverdünner; Lacke, Lackverdünner	Aceton, Alkohol, Butylacetat, Toluol
	Feuerzeug-, Wasch-, Kraftfahrzeugbenzin	Alkane, Benzol, Butan, Hexan, aliphatische Kohlenwasserstoffe
	Schnellreinigungsmittel	Dichlormethan, Tri-, Perchlorethylen
	Fleckenentferner	Butylacetat, Benzin, Dichlormethan, Trichlorethylen, Tetrachlorkohlenstoff
	Filzfarbstifte	Xylol
	Nagellackentferner	Aceton, Toluol
Aerosole	Farb-, Lack-, Haar-, Reinigungs- und Wundsprays	Butan, Chlordifluormethan, Di-, Trichlorfluormethan, Propan
Gase	Inhalationsanästhetika (z. B. Chloroform, Äther); Lachgas (z. B. als Treibmittel für Sprühsahneflaschen)	Trichlormethan, Diethylether Distickstoffmonoxid
flüchtige Nitritverbindungen	Vasodilatatoren („Poppers")	Amylnitrit, Isobutylnitrit

stoffen („glue sniffing") und von Lösungsmitteln („thinner sniffing"), was sich im weiteren Verlauf besonders in der Gruppe der Kinder und Jugendlichen in Entwicklungs- und Schwellenländern in Lateinamerika, Südostasien und Afrika verbreitete (Ackerly u. Gibson 1964; Medina-Mora u. Real 2008; WHO 1993).
In den 1970er Jahren führte die aphrodisierende Nebenwirkung der **„Poppers"** vor allem in der homosexuellen Szene in den USA zu einer breiteren Anwendung. „Poppers" enthalten Amyl- sowie Butylnitrit. Beide Inhaltsstoffe wurden wegen ihrer vasodilatierenden Eigenschaften ursprünglich als Medikament gegen Angina pectoris entwickelt. Ihre Slang-Bezeichnung verdanken sie dem knallenden Geräusch, das bei der Öffnung der Ampullen entsteht, in denen diese Substanzen enthalten sind. Der Versuch, den Konsum durch Verschreibungsreglementierung einzuschränken misslang; in Spezialläden werden die Substanzen, getarnt z. B. als Raumsprays oder Videokopfreiniger, weiterhin vertrieben.
Insgesamt kann eine große Zahl der in Industrie und Haushalt verwendeten **Lösungsmittel** bei Inhalation Rauschwirkungen entfalten, die denen anderer Sucht-

mittel sehr nahe kommen können. Wegen ihrer leichten Zugänglichkeit und den geringen Kosten werden Inhalanzien insbesondere von Kindern und Jugendlichen konsumiert, meist jedoch nur vorübergehend (Thomasius 2009). Eine besondere Bedeutung könnten sie als Einstiegsdroge haben (Thomasius 2009; Wu u. Howard 2007). Von Jugendlichen mit Inhalanzienkonsum wurde sehr viel häufiger über zusätzlichen Konsum von Cannabinoiden, Kokain und Opiaten berichtet und Opiatabhängige wiesen bei Befragungen eine überproportionale Häufung früheren Inhalanzienkonsums auf (Dinwiddie 1996; Thomasius 1996). Dabei zeigten Untersuchungen aus den USA und Deutschland, dass Kinder zwar bereits im frühen Alter von 12 bis 14 Jahren Inhalanzien ausprobieren, dies aber oft nur ein einziges oder allenfalls einige wenige Male (Oetting et al 1988; Thomasius 1995; Volkow 2005). Eine Rolle spielen hierbei möglicherweise die unerwünschten Begleitwirkungen wie Übelkeit und Kopfschmerzen. So ergab sich bei den jährlichen Erhebungen zum Drogenkonsum bei Jugendlichen an den Sekundarschulen der USA im Rahmen der Erhebung „Monitoring the future", dass von diesen Schülern zwar in den letzten zwei Jahrzehnten fast jeder Fünfte bis Sechste mindestens einmal in seinem Leben Inhalanzien konsumiert hatte, die Jahresprävalenz bei den älteren Schülern betrug aber z. B. 2008 nur noch 4 % (Johnston et al. 2009). Und in den letzten repräsentativen Befragungen der Gesamtbevölkerung der USA mit einem Lebensalter von mindestens 12 Jahren ergaben sich von 2002 bis 2007 für das Jahr vor der Befragung jeweils 0,1 % Inhalanzienkonsumenten (SAMHSA 2008). In Europa gaben 2003 im Rahmen der ESPAD-Befragungen von den 15- bis 16-jährigen Schülerinnen und Schülern im Durchschnitt 10 % an, mindestens einmal Inhalanzien konsumiert zu haben (Hibell et al. 2004). Deutlich überdurchschnittliche Werte ergaben sich für Grönland (22 %), Irland (18 %) und Zypern (17 %); in Österreich waren es 14 %, in Deutschland 11 % und in der Schweiz 7 %. Als aktuelle Jahresprävalenz ergaben sich 2008 für Deutschland für die Gruppe der 12- bis 17-Jährigen 0,4 % (BZgA 2009).

10.1 Pharmakologie

Pharmakologisch handelt es sich bei den Inhalanzien um sehr heterogene Substanzen. Deswegen muss im Rahmen dieser Darstellung auf die substanzbezogene, detaillierte Beschreibung in den pharmakologisch-toxikologischen Standardwerken verwiesen werden (u. a. Aktories et al. 2009; Flomenbaum et al. 2006; Ludewig u. Regenthal 2007).

Gemeinsam ist den Inhalanzien eine hohe Lipidlöslichkeit, was die Anreicherung in entsprechenden Geweben, z. B. dem Gehirn, fördert. Chemisch-toxikologisch handelt es sich vor allem um Kohlenwasserstoffe, unterteilt in aromatische (z. B. Benzol, Toluol, Xylol), aliphatische (z. B. Benzin, Butan, Propan) und halogenierte aliphatische (z. B. Di-, Tri- und Tetrachlormethan, Dichlorethylen), sodann Alkohole (z. B. Ethanol, Butanol, Methanol), Ketone (z. B. Aceton), Ester (z. B. Ethylacetat), Ether (z. B. Diethylether) und Nitrite (z. B. Amylnitrit, Butylnitrit).

Im Wesentlichen werden drei **Applikationsformen** verwandt, um diese Substanzen aufzunehmen:

- direktes Einsprühen in die Mundhöhle,
- Einatmen der Dämpfe aus einem mit der Substanz getränkten Tuch, das direkt vor den Mund gehalten wird, und
- Inhalation der Dämpfe aus einer Plastiktüte, in welcher sich die Substanz pur oder wiederum in Tücher eingebracht befindet.

Vor allem letztere Anwendungsform kann lebensgefährlich werden, wenn entweder die Sauerstoffzufuhr unzureichend wird, die Substanzaufnahme nicht mehr beendet werden kann, weil es zur Bewusstlosigkeit kommt oder, bei Anwendung im kriminellen Bereich, dem Konsumenten die Tüte gewaltsam über dem Kopf fixiert wird.

Bei der Inhalation selbst werden die Substanzen nicht einfach eingeatmet, sondern es wird versucht, sie mit möglichst tiefen Atemzügen weit in die Lunge einzubringen. Wegen der raschen Resorption über das Lungenkapillarnetz entspricht die Aufnahmegeschwindigkeit einer intravenösen Verabreichung, wobei durch Umgehung des hepatischen First-pass-Effekts der Konzentrationsgipfel in den Hirngefäßen sogar noch rascher erreicht wird; die Wirkung setzt bereits nach wenigen Sekunden ein (Dinwiddie 1994). Andererseits kann die Konzentration aber auch rasch wieder abfallen, weshalb die Inhalation fortgesetzt wird, gelegentlich über mehrere Stunden. Einige Substanzen, z. B. Toluol, werden über die Leber metabolisiert und die Metabolite über die Niere ausgeschieden, andere, z. B. Trichlorethan, werden unverändert abgeatmet.

Zeitweilig wurden für die Inhalanzien vor allem unspezifische hypoxische und azidotische Wirkmechanismen vermutet (Zur u. Yule 1990a). Inzwischen rückte die Wirkung auf spezifische Rezeptoren im Gehirn – vor allem auf GABA-Rezeptoren und NMDA-Rezeptoren (Balster 1998) – mehr in den Vordergrund des Interesses. Im Tierversuch erwies sich, dass Toluol die Aktivität im Dopaminsystem im ventralen Tegmentum beeinflusst und die extrazelluläre Konzentration von Dopamin im präfrontalen Kortex erhöht, was für die Entwicklung von Missbrauch und Abhängigkeit bedeutsam wäre (Gerasimov et al. 2002; Riegel u. French 1999).

Bei der Untergruppe der „Poppers" dagegen, also Amyl- und Butylnitriten, stehen vasodilatierende und muskelrelaxierende Wirkungen im Vordergrund, was zur bevorzugten Anwendung als Aphrodisiakum unter homosexuellen Männern führte.

10.2 Wirkungsspektrum

Die einzelnen Substanzen aus diesen unterschiedlichen Strukturgruppen weisen dennoch einander recht ähnliche zunächst stimmungsaufhellende, dann berauschende und schließlich sedierende Wirkungen auf, die z. T. denen von Alkohol und Barbituraten entsprechen, z. T. denen von Halluzinogenen. Besonders die subjektiven Effekte von Toluol und Trichlorethan ähneln denen von Alkohol und Barbituraten. Der Rausch verläuft typischerweise ähnlich den vier Stadien einer Äthernarkose:
- Es kommt zunächst zu einem ersten, nicht zuletzt wegen begleitender Übelkeit oft als unangenehm empfundenen Erregungsstadium, welches durch schnelleres Einatmen verkürzt werden kann.
- Danach entwickeln sich gewöhnlich Entspannung, Euphorie und Allmachts-

gefühle, sodann Veränderungen in der optischen und akustischen Wahrnehmung bis hin zu Halluzinationen.
- Im dritten Stadium tritt ein schlafähnlicher Zustand ein.
- In einem vierten Stadium kann dieser Zustand in völligen Bewusstseinsverlust bis hin zum tödlichen Koma übergehen.

Die Konsumenten streben meist das zweite Stadium an, wobei häufig die Dauer des Rausches zwischen 15 und 45 Minuten beträgt. Neben diesen kürzer dauernden Intoxikationszuständen wurden auch tagelange Verläufe mit überwachungspflichtigen Symptomen nach z. B. Inhalation von petroleumartigen Substanzen beschrieben (Seymour u. Henry 2001).

10.3 Akute Intoxikationen

Gemäß DSM-IV-TR und in weitgehender Übereinstimmung mit den ICD-10-Kriterien sprechen für die **Diagnose** einer Intoxikation infolge Inhalanzienkonsum, neben dem Nachweis der entsprechenden Exposition und nach Ausschluss anderer Ursachen, klinisch bedeutsame Verhaltensauffälligkeiten wie Streitlust, beeinträchtigte Urteils-, soziale und berufliche Funktionsfähigkeit und Apathie sowie **mindestens zwei** der folgenden Symptome:
- Schwindel,
- Nystagmus,
- Koordinationsstörungen,
- undeutliche Sprache,
- unsicherer Gang, Lethargie,
- schwache Reflexe,
- psychomotorische Hemmung,
- Tremor,

- allgemeine Muskelschwäche,
- verschwommenes Sehen oder Doppelbilder sowie
- Euphorie.

Diagnostisch wegweisend können neben dem Geruch nach Lösungsmitteln auch Gegenstände sein, die anlässlich einer Intoxikation vorgefunden werden, wie Lösungsmittelbehälter, Gaskartuschen oder Plastiktüten. Im Bereich von Mund und Nase können Hautreizungen vorliegen. Als Störungsbild, das wegen des Ausmaßes der kognitiven Symptome über eine Intoxikation hinausgeht, findet sich im DSM-IV-TR das **Inhalationsintoxikationsdelir** mit den Kriterien Bewusstseinsstörung, Veränderung der kognitiven Funktionen und Wahrnehmungsstörungen. Das Delir entwickelt sich meist in einer kurzen Zeitspanne und zeigt ein sehr fluktuierendes Bild.

Bei einer inhalanzieninduzierten psychotischen Störung, z. B. durch Benzin, finden sich Halluzinationen und Wahn (Goldbloom u. Chouinard 1985), bei einer affektiven rasche Stimmungsschwankungen (Zur u. Yule 1990b), bei einer inhalanzieninduzierten Angststörung allgemeine Ängstlichkeit und Panikzustände (Byrne et al. 1991).

Sowohl bei Erst- wie bei Wiederholungskonsum kann eine Inhalanzienintoxikation tödlich enden, sei es durch direkte toxische Wirkungen der Substanzen oder durch sekundäre Folgeschäden. Besonders bei organischen Lösungsmitteln finden sich Myokardschädigungen, die während einer Intoxikation, aber auch noch Stunden danach zu einem „sudden sniffing death syndrome" führen können (Bass 1970; Elsner 2006). Dieses wird auch in Zusammenhang mit extremer Stimulation des autonomen Nervensystems gesehen. Andererseits kann beim direkten Einbringen von Gasen in den Rachenraum, z. B. Lachgas aus Kartuschen, die damit verursachte abrupte Abkühlung vagal vermittelt zu Bradykardien bis hin zum Herzstillstand führen. Zu den sekundären Folgeschäden mit möglicher Todesfolge gehören vor allem Aspiration von Mageninhalt und Ersticken in der Plastiktüte wegen intoxikationsbedingtem Bewusstseinsverlust. Im desorientierten Zustand und bei eingeschränkter Koordinationsfähigkeit können sich zudem Unfälle ereignen. Da die Lösungsmittel, Aerosole und Gase zum Teil leicht entzündlich sind, kann es zu Verbrennungen und Explosionen von Aufbewahrungsbehältern kommen.

Differenzialdiagnostisch müssen je nach klinischem Bild vor allem Intoxikationen mit Alkohol, sodann mit Sedativa und Hypnotika beachtet werden; in vielen Fällen muss auch mit einer Mischintoxikation z. B. mit Alkohol oder Cannabinoiden gerechnet werden.

> Sowohl beim Erstkonsum von Inhalanzien als auch beim wiederholten Konsum können tödliche Zwischenfälle auftreten. Dies kann durch direkt toxische Wirkungen erfolgen, z. B. am Herzen, aber auch durch indirekte Folgeschäden, z. B. durch Ersticken, wenn zum Inhalieren eine Plastiktüte über den Kopf gezogen wird und dann eine Bewusstlosigkeit auftritt.

10.3.1 Behandlung

Akute Intoxikationssymptome klingen bei unkompliziertem Verlauf in der Regel rasch ab. Bei agitierten Patienten kann neben einem „talk down" die Verabreichung niedrig dosierter Neuroleptika, z. B. Haloperidol in Dosen von 2 bis 5 mg hilfreich sein. Benzodiazepine können die Inhalanzieneffekte verstärken und werden nicht allgemein empfohlen. Bei einem sehr agitierten Patienten kann ausnahmsweise eine vorübergehende Fixierung notwendig werden. Im Umgang mit den Patienten sind mögliche akute wie chronische Einschränkungen der Urteilsfähigkeit und der kognitiven Fähigkeiten zu beachten.

Bei stark bewusstseinsgetrübten Patienten muss rasch anhand der Sauerstoffsättigung (möglichst mit Pulsoxymetrie) entschieden werden, ob nur eine Intoxikation oder zusätzlich eine Asphyxie vorliegt. Bei manchen Substanzen kann es zu Übelkeit und Erbrechen kommen, was insbesondere bei Bewusstlosigkeit eine Aspiration begünstigt. Deshalb ist eine frühzeitige Intubation auch als Aspirationsschutz in Erwägung zu ziehen. Induziertes Erbrechen ist wegen der hohen Aspirationsgefährdung selbst dann nicht indiziert, wenn die entsprechende Substanz in flüssiger Form ingestiert wurde (Seymour u. Henry 2001).

Das Herz kann unter Inhalanzien auf Katecholamine so sensibilisiert sein, dass ein behutsamer Umgang mit Intoxikierten erfolgen sollte, um nicht durch zusätzlichen Stress kardiale Arrhythmien mit eventueller Todesfolge hervorzurufen. Auch die Gabe von Noradrenalin und Adrenalin sollte vermieden werden (Bass 1970; Seymour u. Henry 2001).

Die grundsätzlich durchzuführende ausführliche klinische Untersuchung wird ergänzt durch weitere medizinisch-technische Untersuchungsmethoden wie EKG, Röntgen-Thoraxaufnahme, arterielle Blutgasanalyse, Bestimmung von insbeson dere Leber- und Nierenfunktionsparametern, Blutbild und Serumelektrolyten sowie labordiagnostische Verifizierung der konsumierten Substanzen vor allem bei protrahiertem Verlauf und bei Verdacht auf Mischintoxikation.

Schnüffelstoffe gehören eher zu den sehr gefährlichen Drogen, denn somatische Folgeschäden sind im akuten Befund nicht immer ersichtlich, treten aber zumindest bei Patienten mit regelmäßigem Inhalanzienkonsum häufiger auf und müssen mit in Betracht gezogen werden. Während Atem- oder Herz-Kreislauf-Insuffizienz rasch bemerkt werden, können tödliche Zwischenfälle nach mittelfristigem Ausfall anderer Organe mit zeitlicher Verzögerung erfolgen.

10.4 Entzugssyndrom

Ein charakteristisches Entzugssyndrom allgemein für Inhalanzien ist nicht bekannt und bei der Verschiedenheit der Substanzen auch kaum zu erwarten. Durch den oft vorliegenden gleichzeitigen Gebrauch anderer Substanzen ist es zudem schwierig, auftretende Entzugssymptome einer bestimmten Einzelsubstanz zuzuordnen. Während einige Autoren überhaupt ein Inhalanzien-Entzugssyndrom in Frage stellen, fanden andere entsprechende Angaben bei 11 % der Befragten (Ridenour et al. 2007). Am häufigsten handelte es sich um eher unspezifische Entzugssymptome, darunter über mehrere Tage hinweg erhöhte psychische Irritabilität, Ängstlichkeit, Schlafstörungen, Hyperhidrosis, Diarrhö und Tremor (Keriotis u. Himanshu 2000). Wegen der bei chronischem Inhalanzienkonsum häufigen Mehrfachabhängigkeit muss differenzialdiagnostisch vor allem ein möglicher Benzodiazepin- und Alkoholentzug beachtet werden.

10.4.1 Behandlung

Zur Behandlung eines Inhalanzien-Entzugssyndroms gibt es keine allgemeinen pharmakotherapeutischen Empfehlungen; von einigen Autoren wurde die Verabreichung von Benzodiazepinen als hilfreich angesehen (Brouette u. Anton 2001; Westermeyer 1987). Kommt es bei Mehrfachabhängigkeit zu Entzugssyndromen von anderen Substanzen, sind diese entsprechend zu behandeln.

Das Gefährdungspotenzial der Inhalanzien bezüglich Folge- und Begleitschäden besonders bei chronischem Gebrauch erfordert eine entsprechende ausführlichere diagnostische Abklärung. Dabei wird es oft sehr schwierig sein, die Betroffenen zur Teilnahme an medizinischen Untersuchungen zu motivieren, und noch viel mehr, sie erfolgreich an Beratungsstellen und/oder den Hausarzt im Hinblick auf langfristige Abstinenz zu vermitteln.

10.5 Begleitstörungen

10.5.1 Suchtmittelinduzierte somatische Begleitstörungen

Somatische Begleitstörungen können neben dem ZNS praktisch auch alle anderen Organsysteme betreffen (Anderson u. Loomis 2003): z. B. Herz, Lunge, Verdauungstrakt, Leber, Niere, Haut und Muskulatur (Tab. 10-2).

Tab. 10-2 Somatische Begleitstörungen unter Inhalanzien (Auswahl).

Organ	Symptome
Herz	Arrhythmie, Herzstillstand, Kardiomyopathie
Lunge	Husten, Dyspnoe, Hypoxie, Aspirationspneumonie, chemisch bedingte Pneumonie, Emphysem
Verdauungstrakt	Übelkeit, Erbrechen
Leber	Hepatitis, hepatorenale Insuffizienz
Niere	Glomerulonephritis, Goodpasture-Syndrom, Hypokaliämie, renale tubuläre Azidose Typ I
Haut	periorale Infektionen, Ausschläge
Muskulatur	Rhabdomyolyse
hämatopoetisches System	Knochenmarksdepression, aplastische Anämie, Leukämie

Systematische Untersuchungen zur Zuordnung von Schädigungen zu den zahlreichen Einzelsubstanzen fehlen bislang. Spezielle Besonderheiten ergaben sich aber sowohl aus Tierversuchen als auch aus Kasuistiken. So ist die hohe Hepatotoxizität von Tetrachlorkohlenstoffen und Chloroform seit langem bekannt und führte dazu, dass diese Substanzen kaum noch verwendet werden (McIntyre u. Long 1992). Toluol kann renale tubuläre Azidose, Hypokaliämie, Hypophosphatämie und Goodpasture-Syndrom bewirken. Benzol, das vor allem in der chemischen Industrie und der Schuhfabrikation verwendet wird, kann Knochenmarksdepression, aplastische Anämie und Leukämie verursachen (Sharp u. Rosenberg 1997). Chronische Schädigungen der Blutbildung (Bogart et al. 1986) sind möglicherweise zum Teil durch Mangelernährung mitbedingt.

10.5.2 Suchtmittelinduzierte neurologische Begleitstörungen

Neurologische Begleitstörungen sind ebenfalls äußerst vielfältig, da das gesamte Nervensystem zu unterschiedlichen Anteilen geschädigt werden kann. Einen Überblick mit einer Auswahl an nachweislich substanzspezifischen Schädigungen gibt Tabelle 10-3.

Bei chronischem Konsum kann es mehrere Jahre dauern, bis manifeste Symptome im Sinne einer zunächst diffusen Hirnschädigung mit Nachlassen der kognitiven und mnestischen Leistungen, Schlafstörungen, Kopfschmerzen und allgemeiner Unruhe auftreten (Rosenberg et al. 2002). Diskretere Schäden sollen jedoch schon deutlich früher auftreten (Chadwick et al. 1990; Zur u. Yule 1990a). Der Schweregrad der Schädigung der weißen Substanz und deren Auswirkung auf psychische Funktionen kann über eine neuropsychologische Testung evaluiert werden (Filley et al. 1990; Yamanouchi 1997). Störungen

Tab. 10-3 Neurologische Begleitstörungen unter spezifischen Inhalanzien (Auswahl).

Symptome	Einzelsubstanz
Parkinsonismus, periphere Polyneuropathie	N-Hexane, Methyl-Butyl, Ketone
Trigeminusneuropathie	Trichlorethylen
Optikusneuropathie, Schädigung der weißen Substanz, Hirnstammatrophie, Kleinhirnatrophie, Demenz	Toluol

des Arbeitsgedächtnisses und Störungen der Exekutivfunktionen sind besonders ausgeprägt (Rosenberg et al. 2002). Schäden des Kleinhirns führen zu Tremor, Ataxie und Gangabnormalitäten, was wiederum zu Stürzen führen kann.

10.5.3 Suchtmittelinduzierte psychische Begleitstörungen

Bis auf dementielle Syndrome, die besonders unter Toluol auftreten, dauern die anderen inhalanzieninduzierten psychischen Störungen in der Regel nur einige Tage bis wenige Wochen an und benötigen keine spezifische Psychopharmakotherapie. Dabei werden an Prägnanztypen psychotische, affektive und Angststörungen unterschieden. Auch in diesem Bereich erschwert der meist vorliegende Mehrfachkonsum von Suchtmitteln oft eine direkte Zuordnung. Nicht eindeutig beantwortet werden kann auch, inwieweit die bei chronischem Konsum häufiger auftretenden dissozialen Verhaltensmuster und Entwicklungsstörungen eher als Teilursache oder als Folgeschaden anzusehen sind.

Eine **Abhängigkeit** von Inhalanzien entwickelt sich im Vergleich zu anderen Suchtmitteln deutlich seltener, trotz relativ hoher Lebenszeitprävalenz und frühem Erstkonsum. Kommt es zu einer Abhängigkeit, findet sich jedoch eine hohe Rate an zum Teil irreversiblen Organschäden.

Ein längerfristiger Missbrauch oder gar eine Abhängigkeit von Inhalanzien entwickelt sich überwiegend bei Personen, die materiell schlechter gestellt sind oder aber weitere psychische Beeinträchtigungen aufweisen, z. B. die sogenannten Straßenkinder in Südamerika (Arif et al. 1988). Die oben beschriebenen Langzeitschäden treten gehäuft in diesen Gruppierungen auf, die sich zudem oft jeglichen Therapieangeboten entziehen. Gerade bei Kindern und Jugendlichen, deren Gehirn noch in der Entwicklung begriffen ist, können Inhalanzien gravierende Langzeitschäden verursachen (Yamanouchi et al. 1997).

10.5.4 Suchtmittelinduzierte Schädigungen des ungeborenen Kindes

Während der bei chronischem Inhalanzienkonsum oft vorliegende Mehrfachkonsum die genauere Zuordnung erschwert, ergaben sich dennoch eindeutigere Hinweise aufgrund von beruflich bedingten Expositionen. Es fanden sich vor allem mehr Spontanaborte, Ösophagusstenosen und Missbildungen im Bereich von Gaumen, Herz und Extremitäten (Dinwiddie 1994; Jones u. Balster 1998). Bei Inhalanzienkonsum während der Schwangerschaft zeigten die Nachkommen Verzögerungen in der allgemeinen und insbesondere sprachlichen Entwicklung sowie im Wachstum.

10.5.5 Suchtmittelassoziierte Begleitstörungen

In mehreren Untersuchungen konnte gezeigt werden, dass Inhalanzienkonsum oft mit Mehrfachabhängigkeit von weiteren Substanzen verknüpft ist (Dinwiddie u. Reich 1991), mit späterem intravenösem Drogenkonsum (Johnson et al. 1995; Schütz et al. 1994) sowie mit bestimmten Persönlichkeitsstörungen (Dinwiddie et al. 1990).

10.6 „Fallstricke"

- Bereits beim Erstkonsum, aber auch bei jedem erneuten Konsum können sowohl durch direkte toxische Wirkungen wie durch indirekte Konsumfolgeschäden **tödliche Zwischenfälle** auftreten.
- Bei chronischem Konsum liegt häufig eine **Mehrfachabhängigkeit** vor, darunter Alkohol, Cannabinoide, aber auch Heroin und Kokain, was differenzialdiagnostisch und -therapeutisch zu beachten ist.

- Die eher seltene **Abhängigkeit** von Inhalanzien ist mit einer hohen Rate an z. T. irreversiblen Organschäden verbunden.

10.7 Empfehlungen zur Weiterbehandlung

Häufig ist bei schweren Inhalanzienintoxikationen aufgrund der oben geschilderten möglichen Komplikationen (s. Kap. 10.3, S. 168) eine stationäre klinische Überwachung mit Labor und EKG für zumindest einige Stunden einschließlich differenzialdiagnostischen Abklärungen mit Röntgen-Thoraxaufnahme und gegebenenfalls psychiatrischem Konsil erforderlich.
Nach ausreichender Stabilisierung und Abklärung kann die Entlassung in die ambulante Weiterbehandlung durch den Hausarzt erfolgen, wobei in Absprache mit diesem und bei Kindern gegebenenfalls den Eltern das Intoxikationsereignis als Ausgangspunkt für die Anbindung an eine Beratungsstelle und Einleitung einer entsprechenden längerfristigen professionellen Begleitung genutzt werden sollte.

Literatur

Ackerly WC, Gibson G. Lighter fluid „sniffing". Am J Psychiatry 1964; 120: 1056–61.
Aktories K, Förstermann U, Hofmann FB, Starke K (Hrsg). Pharmakologie und Toxikologie. 10. Aufl. München, Jena: Urban & Fischer 2009.
American Psychiatric Association. Diagnostic and Statistical Manual of Mental Disorders, 4th ed., Text Revision. Washington DC: American Psychiatric Association 2000.

Anderson CE, Loomis GA. Recognition and prevention of inhalant abuse. Am Fam Physician 2003; 68: 869–74.

Arif AE, Grant M, Navaratnam N (Hrsg). Abuse of volatile substances and inhalants: Papers presented at the WHO advisory meeting. International Monograph Series: Penang 1988.

Balster RL. Neural basis of inhalant abuse. Drug Alcohol Depend 1998; 51: 207–14.

Bass M. Sudden sniffing death. JAMA 1970; 212: 2075–9.

Bogart L, Bonsignore J, Carvalho A. Massive hemolysis following inhalation of volatile nitrites. Hematology 1986; 22: 327–9.

Brandt L (Hrsg). Illustrierte Geschichte der Anästhesie. Stuttgart: Wissenschaftliche Verlagsgesellschaft 1997.

Brouette T, Anton R. Clinical review of inhalants. Am J Addict 2001; 10: 79–94.

Bundeszentrale für gesundheitliche Aufklärung (BZgA). Die Drogenaffinität Jugendlicher in der Bundesrepublik Deutschland 2008. Verbreitung des Konsums illegaler Drogen bei Jugendlichen und jungen Erwachsenen. In: Deutsche Hauptstelle gegen die Suchtgefahren (Hrsg). Jahrbuch Sucht 2009. Geesthacht: Neuland 2009; 107.

Byrne A, Kirby B, Zibin T, Ensminger S. Psychiatric and neurological effects of chronic solvent abuse. Can J Psychiatry 1991; 36: 735–8.

Chadwick O, Yule W, Anderson R. The examination attainments of secondary school pupils who abuse solvents. Br J Educ Psychol 1990; 60: 180–91.

Dinwiddie SH. Abuse of inhalants: a review. Addiction 1994; 89: 925–39.

Dinwiddie SH. Volatile substances. In: Rommelspacher H, Schuckit MA (Hrsg). Bailliers' Clinical Psychiatry: Drugs of Abuse. London, Philadelphia, Sydney, Tokyo, Toronto: Bailliers Tindall 1996; 501–16.

Dinwiddie SH, Reich T. The relationship of solvent use to other substance use. Am J Drug Alcohol Abuse 1991; 17: 173–86.

Dinwiddie SH, Reich T, Cloninger CR. Solvent abuse and psychiatric comorbidity. Addiction 1990; 85: 1647–56.

Elsner H. Die unbekannte Gefahr: schwerwiegende Gesundheitsschäden und Todesfälle durch Schnüffelstoff-Konsum. Suchtmedizin 2006; 1: 15–22.

Filley CM, Heaton RK, Rosenberg NL. White matter dementia in chronic toluene abuse. Neurology 1990; 40: 532–4.

Flomenbaum NE, Goldfrank LR, Hoffmann RS, Howland MA, Lewin NA, Nelson LS (eds). Goldfrank's Toxicologic Emergencies. 8th ed. New York: McGraw Hill 2006.

Gerasimov MR, Schiffer WK, Marstellar D, Ferrieri R, Alexoff D, Dewey SL. Toluene inhalation produces regionally specific changes in extracellular dopamine. Drug Alcohol Depend 2002; 65: 243–51.

Glowa JR. Inhalants – The toxic fumes. New York: Chelsea House Publishers 1986.

Goldbloom D, Chouinard G. Schizophreniform psychosis associated with chronic industrial toluene exposure. J Clin Psychiatry 1985; 46: 350–1.

Hibell B, Andersson B, Bjarnason T, Ahiström S, Balakireva O, Kokkevi A, Morgan M. The ESPAD report 2003: alcohol and other drug use among students in 35 European countries. Stockholm: Swedish Council for Information on Alcohol and Other Drugs 2004.

Hollister LE. Chemical psychoses. Springfield, IL: Charles C. Thomas 1968.

Johnson EO, Schutz CG, Anthony JC, Ensminger E. Inhalants to heroin: a prospective analysis from adolescence to adulthood. Drug Alcohol Depend 1995; 40: 159–64.

Johnston LD, O'Malley PM, Bachman JG, Schulenberg JE. Various stimulant drugs show continuing gradual declines among teens in 2008, most illicit drugs hold steady. University of Michigan News Service: Ann Arbor 2009.

Jones HE, Balster RL. Inhalant abuse in pregnancy. Obstet Gynecol Clin North Am 1998; 25: 153–67.

Keriotis AA, Himanshu U. Inhalant dependence and withdrawal symptoms. J Am Acad Child Adolesc Psychiatry 2000; 29: 679–80.

Ludewig R, Regenthal R (Hrsg). Akute Vergiftungen und Arzneimittelüberdosierungen. Stuttgart: Wissenschaftliche Verlagsgesellschaft 2007.

McIntyre AS, Long RG. Fatal fulminant hepatic failure in a „solvent abuser". Postgrad Med J 1992; 68: 29–30.

Medina-Mora ME, Real T. Epidemiology of inhalant use. Curr Opin Psychiatry 2008; 21: 247–51.

NIDA (National Institute on Drug Abuse). NIDA InfoFacts, Inhalants 2004.

Oetting ER, Ewards RW, Beauvais F. Social and psychological factor underlying inhalant abuse. NIDA Res Monogr 1988; 85: 172–203.

Ridenour TA, Bray BC, Cottler LB. Reliability of use, abuse, and dependence of four types of inhalants in adolescents and young adults. Drug Alcohol Depend 2007; 91: 40–9.

Riegel AC, French ED. An electrophysiological analysis of rat ventral tegmental dopamine neuronal activity during toluene exposure. Pharmacol Toxicol 1999; 85: 37–43.

Rosenberg NL, Grigsby J, Dreisbach J, Busenbark D, Grigsby P. Neuropsychologic impairment and MRI abnormalities associated with chronic solvent abuse. J Toxicol Clin Toxicol 2002; 40: 21–34.

Schütz CG, Chilcoat HD, Anthony JC. The association between sniffing inhalants and injecting drugs. Compr Psychiatry 1994; 35: 99–105.

Seymour FK, Henry JA. Assessment and managenent of acute poisoning by petroleum products. Hum Exp Toxicol 2001; 20: 551–62.

Sharp CW, Rosenberg NL. Inhalants. In: Lowinson JH, Ruiz P, Millman RB (Hrsg). Substance Abuse: A Comprehensive Textbook. 3rd ed. Baltimore, MD: Williams & Wilkins 1997; 246–64.

Substance Abuse and Mental Health Services Administration (SAMHSA). Results from the 2002 National Survey on Drug Use and Health: Detailed Tables (Office of Applied Studies, NHSDA Series H-22, DHHS Publ No SMA 03–3836). Rockville, MD: Substance Abuse and Mental Health Services Administration 2003.

Substance Abuse and Mental Health Services Administration (SAMHSA). Results from the 2007 National Survey on Drug Use and Health: National Findings (NSDUH Series H-34, DHHS Publication No. SMA 08–4343). Rockville, MD. (Januar 2009).

Thomasius R. Schnüffelstoffe. In: Deutsche Hauptstelle gegen die Suchtgefahren (Hrsg). Jahrbuch Sucht 1996. Geesthacht: Neuland 1995; 178–90.

Thomasius R. Inhalanzien. In: Thomasius R, Schulte-Markwort M, Küstner UJ, Riedesser P (Hrsg). Suchtstörungen im Kindes- und Jugendalter. Stutgart: Schattauer 2009; 521–7.

Volkow ND. Inhalant abuse. U.S. Department of Health and Human Services. NIDA Research Report Services. NIH Publications 2005; 5: 3818.

Westermeyer J. The psychiatrist and solvent-inhalant abuse: recognition, assessment, and treatment. Am J Psychiatry 1987; 144: 903–7.

World Health Organization (WHO). Programme on substance abuse. Report on phase I of the street children project. Geneva: WHO 1993.

Wu LT, Howard MO. Is inhalant use a risk factor for heroin and injection drug use among adolescents in the United States? Addict Behav 2007; 32: 265–81.

Yamanouchi N, Okada S, Kodama K, Sakamoto T, Sekine H, Hirai S, Murakami A, Komatsu N, Sato T. Effects of MRI abnormalities on WAIS-R performance in solvent abusers. Acta Neurol Scand 1997; 96: 34–9.

Zur J, Yule W. Chronic solvent abuse. Cognitive sequelae. Child Care Health Dev 1990a; 16: 1–20.

Zur J, Yule W. Chronic solvent abuse. Relationship with depression. Child Care Health Dev 1990b; 16: 21–34.

11 Problematische Einnahme von nicht primär psychotropen Medikamenten

Ulrich von Bardeleben

Im Vordergrund stehen hier Mischanalgetika, die zu Notfallsituationen in Form schwer beherrschbarer Kopfschmerzen bzw. Migräneattacken führen können. Diese Medikamente enthalten meist Acetylsalicylsäure oder Paracetamol als Analgetikum und zusätzlich Opioide in Form von Codein oder Dihydrocodein, ferner Mutterkornalkaloide wie Ergotamin und/oder Coffein. Bezüglich der Drogennotfälle, wie sie im Zusammenhang mit der Einnahme von reinen Opioidanalgetika auftreten können, wird auf die Ausführungen im Kapitel Opioide (Kap. 4, S. 79) verwiesen.

Weitere wichtige Gruppen sind anabole Steroide einschließlich Glukokortikoiden sowie Laxanzien und Diuretika.

11.1 Mischanalgetika

Die Medikamentengruppe der Mischanalgetika ist sehr heterogen. Ihre Problematik besteht in der Kombination von peripher und zentral wirksamen Schmerzmitteln, wobei zusätzliche psychotrop wirksame Substanzen beigefügt sind, die wenig bis gar nicht zu einer vermehrten Schmerzlinderung beitragen (Zhang u. Po 1996; 1997). Viele dieser Medikamente sind frei verkäuflich, werden ohne ärztlichen Rat und damit oft länger als sinnvoll eingenommen. Erfreulicherweise hat sich grundsätzlich der Einsatz von Monopräparaten mit vor allem Acetylsalicylsäure oder Paracetamol beim Gebrauch von nichtopioiden Analgetika in den letzten Jahren weiter fortgesetzt. Aber auch verordnete Monosubstanzen wie Triptane können nach längerem und häufigerem Gebrauch zu einem problematischen Einnahmemuster führen.

Man schätzt, dass etwa 3% der europäischen Allgemeinbevölkerung unter chronischen Kopfschmerzen leidet, ein Drittel davon unter medikamenteninduzierten (Zwart et al. 2003). Es konnte bei langjährig bestehender Migräneprophylaxe ein Risiko für die Entstehung **medikamenteninduzierter Kopfschmerzen** von jährlich 10% ermittelt werden (Katsarava et al. 2004). Frauen sind meist häufiger betroffen als Männer. Die zugrunde liegenden pathophysiologischen Abläufe werden kontrovers diskutiert und reichen von Änderungen in schmerzleitenden Systemen über Rezeptordownregulationen bei chronischem Analgetikagebrauch bis zu spezifischen Dispositionen bei Patienten mit Migräne und Spannungskopfschmerz (Übersicht bei Limmroth 2007). Bei Kopfschmerzpatienten, die wegen anderer Erkrankungen, z.B. Rheuma, Analgetika benötigen, entwickelt sich ein medikamentös induzierter Kopfschmerz eher als bei Rheumatikern ohne primäre Kopfschmerzen. Bei ergotaminhaltigen Präparaten und Triptanen kann sich ein medikamenteninduzierter Kopfschmerz bereits nach ein bis zwei Jahren einstellen, bei den anderen Analgetika liegen meist mehr als vier Jahre übermäßiger Gebrauch vor (Limmroth et al. 2002). Kopfschmerzen können sowohl Ausgangserkrankung sein, die einen problematischen Konsum von Mischanalgetika nach sich zieht, als auch durch diesen induziert werden.

Der medikamenteninduzierte Kopfschmerz hat meist einen drückenden, den ganzen Schädel betreffenden Charakter, selten pulsierend, was eher unter Ergotamin und Triptanen beobachtet wird, Letzteres auch häufiger einseitig und migräneartig. Die differenzialdiagnostische Abgrenzung von chronischen Spannungskopfschmerzen ist im Querschnitt kaum durchführbar und wird erst im weiteren Verlauf nach Medikamentenentzug möglich. Hinweise auf eine chronische Migräne als weitere Differenzialdiagnose sind eine vorbestehende Migräneerkrankung und die anamnestische Angabe, dass nur selten Akutmedikamente eingenommen werden. Im Gegensatz zu diesen sich meist langsam über mindestens Monate entwickelnden Kopfschmerzformen lässt sich die insgesamt seltene Form des „new daily persistent headache" dagegen durch den abrupten Beginn meist ausreichend gut abgrenzen (Olesen et al. 2004).

Therapeutisch wird bei Kopfschmerzen, die durch Einnahme von kodeinhaltigen Präparaten oder Analgetika in Verbindung mit pyschotropen Substanzen wie Hypnotika und Sedativa induziert wurden, die Gabe von Acetylsalicylsäure i.v. maximal alle 8 Stunden 500 bis 1000 mg/d oder Naproxen 2 × 500 mg/d vorgeschlagen (Limmroth 2007). Bei durch konventionelle Analgetika induzierter Kopfschmerzsymptomatik sollten nichtsteroidale Antirheumatika vermieden und stattdessen Prednison 100 mg morgens i.v. verabreicht werden. Zusätzlich können wegen des häufigen Erbrechens ein Antiemetikum wie Metoclopramid 3 Ampullen/d und Betablocker wie Metoprolol bis 150 mg/d hilfreich sein, daneben ausreichende, gegebenenfalls intravenöse Flüssigkeitszufuhr.

Neben Kopfschmerzen als typischer Begleitstörung beim problematischen Konsum von Mischanalgetika, musste früher auch stets an mögliche Nierenschäden gedacht werden, da z. B. in Deutschland erst 1986 das Analgetikum Phenacetin aus dem Handel genommen wurde. Phenacetin besaß aufgrund einer zentral stimulierenden Wirkung ein hohes Missbrauchspotenzial. Nach längerem Gebrauch konnten eine chronisch-interstitielle Nephritis mit Papillennekrosen sowie Karzinome der ableitenden Harnwege auftreten. Derartige Folgeschäden sind bei **Paracetamol**, dem Hauptmetabolit des Phenacetins, nicht zu erwarten. Paracetamol seinerseits – bei bestimmungsgemäßem Gebrauch ein sicheres Medikament mit guter analgetischer und antipyretischer Wirkung – hat bei toxischen Dosen ein hohes Gefährdungspotenzial. Die minimal hepatotoxische Dosis beim lebergesunden Erwachsenen wird mit 7,5 g angegeben, die Letaldosis mit 10−15 g (Kupferschmidt u. Rauber-Lüthy 2009; Ludewig u. Regenthal 2007).

> Bei Paracetamolintoxikationen können bei lebergesunden Erwachsenen letale Verläufe ab 10 g auftreten. Neben der Gabe von Aktivkohle wird als Antidot Acetylstein intravenös oder per os empfohlen.

Paracetamol wird in der Leber abgebaut, wo jedoch bei Überdosierung toxische Metaboliten entstehen mit nachfolgenden zentrilobulären Leberzellnekrosen. Paracetamolintoxikationen erfordern deshalb umgehende stationäre Abklärung, gegebenenfalls bei hohen Dosen Gabe von Aktivkohle innerhalb der ersten Stunde nach Einnahme sowie von Acetylstein als Antidot intravenös oder per os (initial 140 mg/kg/KG, dann 70 mg/kg/KG viertelstündlich). Ab der vierten Stunde nach Einnahme sowie erneut in der zwölften Stunde sollten Plasmaspiegelbestimmungen erfolgen, anhand derer mittels Nomogrammen die zu erwartende Leberschädigung und damit die Notwendigkeit und Dauer der Acetylsteingabe beurteilt werden können (Kupferschmidt u. Rauber-Lüthy 2009; Rentsch 2009).

11.2 Anabole Steroide und Glukokortikoide

Anabole androgene Steroide wie Testosteron u. a. werden zumeist eingesetzt, um den Aufbau von Muskeln und ein entsprechendes äußeres Erscheinungsbild zu erzielen, wie es bei Sportlern und Bodybuildern erwünscht ist. Bei Leistungssportlern erfolgen dementsprechende Kontrollen, bei Amateuren, insbesondere im Bereich Bodybuilding, Fitness und allgemeine Wellness, jedoch kaum. Es liegt auf der Hand, dass der Einsatz von anabolen Steroiden insbesondere bei Frauen problematisch ist, da er neben vermehrter Muskelmasse zu einer primär nicht gewünschten Vermännlichung führt. Diese äußert sich u. a. in Bartwuchs und vermehrter Körperbehaarung, aber auch in einer massiven Beeinflussung der Hormonsysteme, insbesondere der Regelkreise der Sexualhormone. Letzteres kann bei Männern zu Hodenatrophie und Rückgang der Behaarung führen.

Bei Frauen wie bei Männern treten zahlreiche weitere unerwünschte unmittelbare Wirkungen auf, z. B. Stimmungsschwankungen und Aggressivität gegen andere und gegen sich selbst sowie die Auslösung psychotischer Symptome (Haupt 1993). In diesen Situationen ist gegebenenfalls die Gabe von Benzodiazepinen und Neuroleptika erforderlich; begleitend sollte die Situation genutzt werden, um mit dem Betroffenen ein Gespräch hinsichtlich einer Beendigung des Gebrauchs unter professioneller Beratung zu führen. In diese Beratung sind oft zusätzlich zum Hausarzt interdisziplinär Endokrinologe, Gynäkologe und Sportmediziner einzubeziehen, auch um dem Patienten adäquatere Alternativen aufzuzeigen.

Bei längerfristigem Konsum von anabolen Steroiden erfolgen Schädigungen der Herz-Kreislauf-Funktion, des Immunsystems, des muskuloskeletalen Systems sowie der Leber mit Hepatitis und Ikterus. An psychischen Begleitstörungen ergeben sich bei längerem Gebrauch Schlafstörungen, Rastlosigkeit, Minderung von Appetit und Libido sowie depressive Zustände.

Der Gebrauch von **Glukokortikoiden** kann aufgrund der psychotropen, euphorisierenden Wirkung zu Missbrauch führen. Diese Fälle sind jedoch sehr selten und führen kaum zu Notfallsituationen, abgesehen von depressiven oder psychotischen Zuständen, die im Einzelfall auftreten können.

11.3 Laxanzien und Diuretika

Die nicht bestimmungsgemäße, zu häufige oder zu lange Verwendung der überwiegend frei verkäuflichen Laxanzien im Sinne eines problematischen Gebrauchs erfolgt zumeist vor dem Hintergrund von „falschen Vorstellungen über die Schwankungsbreite der natürlichen Stuhlfrequenz" (Poser u. Poser 1996), aber auch als vermeintliches Hilfsmittel zum Abnehmen. Letzteres trifft auch auf Diuretika zu. Bei beiden Substanzen werden also keine psychotropen Wirkungen erwartet. Typischerweise werden diese Medikamente eher von Frauen eingesetzt, welche damit ihr Körpergewicht und Aussehen positiv beeinflussen wollen.

Bei akuter **Überdosierung von Laxanzien** kann es zu heftigen Bauchkrämpfen, Bauchschmerzen und massivem Durchfall kommen. Dies kann zu Elektrolytstörungen mit Schwächegefühl und Müdigkeit und damit zur Inanspruchnahme von Notfalldiensten führen, aber selten zu eigentlichen Notfallsituationen, außer bei entsprechend disponierten Patienten, z. B. im höheren Lebensalter. Bei längerer Laxanzieneinnahme kann es zu gravierenderen Erkrankungen wie z. B. spastischer Kolitis, toxischem Megakolon und Nephritis kommen.

Die bei Diuretika insbesondere möglichen Elektrolytstörungen wie Hypokaliämie führen ebenfalls zu Schwächezuständen, wobei bei längerer Anpassung gelegentlich erstaunlich niedrige Elektrolytwerte gemessen werden können, ohne dass subjektiv stärkere Beeinträchtigungen vorliegen, z. B. bei Patienten mit Anorexie oder Bulimie. Diese Erkrankungen sind ihrerseits typische psychische Begleitstörungen bei Diuretika- und gelegentlich Laxanzienmissbrauch. Hier muss im Einzelfall entschieden werden, ob erst eine stationäre intensivmedizinische Behandlung stattfindet, bis nach einer Teilnormalisierung von Elektrolyten und Körpergewicht eine psychiatrisch-psychotherapeutische Behandlung erfolgt.

Literatur

Aktories K, Förstermann U, Hofmann FB, Starke K (Hrsg). Pharmakologie und Toxikologie. 10. Aufl. München, Jena: Urban & Fischer 2009.

Glaeske G. Psychotrope und andere Arzneimittel mit Missbrauchs- und Abhängigkeitspotenzial. In: Deutsche Hauptstelle für Suchtfragen (Hrsg). Jahrbuch Sucht 2008. Geesthacht: Neuland 2008; 7395.

Haupt HA. Anabolic steroids and growth hormone. Am J Sports Med 1993; 21: 468–74.

Katsavara Z, Schneeweiss S, Kurth T, Kroener U, Fritsche G, Eickermann A, Diener HC, Limmroth V. Incidence and predictors for de novo chronification of headache in patients with episodic migraine. Neurology 2004; 62: 788–91.

Kupferschmidt H, Rauber-Lüthy C. Akute Vergiftungen. In: Schoenenberger RA, Haefeli WE, Schifferli J (Hrsg). Internistische Notfälle. Stuttgart, New York: Thieme 2009; 456–93.

Limmroth V (Hrsg). Kopf- und Gesichtsschmerzen. Stuttgart, New York: Schattauer 2007.

Limmroth V, Katsarava Z, Fritsche G, Prywara S, Diener HC. Features of medication overuse headache – a prospective evaluation on 98 patients. Neurology 2002; 59: 1010–4.

Ludewig R, Regenthal R (Hrsg). Akute Vergiftungen und Arzneimittelüberdosierungen. Stuttgart: WissenschaftlicheVerlagsgesellschaft 2007.

Olesen J, Bousser MG, Diener H, Dodick D, First M, Goadsby P, Göbel H, Lainez M, Lance J, Lipton R, Nappi G, Sakai F, Schoenen J, Silberstein S, Steiner T for the International Headache Society. The International Classification of Headache Disorders. 2nd ed. Cephalalgie 2004; 24 (Suppl 1): 1–160.

Poser W, Böning J, Holzbach R, Schmidt LG. Medikamentenabhängigkeit. Leitlinien der Deutschen Gesellschaft für Suchtforschung und Suchttherapie (DG-Sucht) und der Deutschen Gesellschaft für Psychiatrie, Psychotherapie und Nervenheilkunde (DGPPN). AWMF online 17. Mai 2006. http://www.uni-duesseldorf.de/AWMF/11/076-009

Poser W, Poser S. Medikamente – Missbrauch und Abhängigkeit. Stuttgart: Thieme 1996.

Rentsch KM. Analytik bei akuter Vergiftung – was macht Sinn? Ther Umschau 2009; 66: 365–71.

Zhang WY, Po AL. Analgesic efficacy of paracetamol and its combination with codeine and caffeine in surgical pain – a meta-analysis. J Clin Pharm Ther 1996; 21: 261–82.

Zhang WY, Po AL. Do codeine and caffeine enhance the analgesic effect of aspirin? A systematic overview. J Clin Pharm Ther 1997; 22: 79–97.

Zwart JA, Dyb G, Hagen K, Sveback S, Holmen J. Analgesic use: a predictor of chronic pain and medication overuse headache: the Head-HUNT Study. Neurology 2003; 61: 160–4.

12 Mischintoxikationen

Ulrich von Bardeleben

Mischintoxikationen (Polyintoxikationen) stellen einen erheblichen Anteil der psychiatrischen Notfallsituationen in der täglichen Arbeit der Rettungsdienste. Bei leichteren Mischintoxikationen ist der Betroffene üblicherweise ansprechbar. Dadurch können meist von ihm selbst Hinweise auf die auslösenden Substanzen erhalten werden. Falls erforderlich, kann eine substanzspezifische Behandlung eingeleitet werden.

Bei schweren Mischintoxikationen mit vital bedrohlichen Zuständen dagegen sind primär lebenserhaltende Maßnahmen erforderlich. Differenzialdiagnostische Einordnungen erfolgen sekundär.

Schwere Mischintoxikationen finden sich besonders bei **Suizidversuchen**. Abgesehen von den Alkoholintoxikationen, die nicht in suizidaler Absicht erfolgten, gehen mehr als zwei Drittel der Intoxikationen bei Erwachsenen auf Suizidversuche zurück. Dabei werden in 80 % der Fälle handelsübliche Medikamente eingenommen, meist Hypnotika und Sedativa, am häufigsten Benzodiazepine. In etwa 50 % der klinisch behandelten Fälle muss mit einer Kombination unterschiedlicher Substanzen gerechnet werden (von Mach u. Weilemann 2003).

Bei den nicht aus suizidaler Absicht erfolgten Drogennotfällen mit illegalen Substanzen findet sich ebenfalls oft eine kombinierte Anwendung verschiedener Suchtmittel. Damit soll meist die erwünschte Rauschwirkung verstärkt und/oder verlängert werden.

Zu beachten ist auch, dass eine akute Intoxikation eine bereits vorhandene Dauermedikation überlagern kann, z.B. ein Antidepressivum oder ein Substitutionsmittel wie Methadon. Außerdem können über die Intoxikation hinaus noch weitere, vorbestehende internistische Erkrankungen vorliegen, z.B. ein Diabetes mellitus. Es kann auch eine Krankheit vorliegen, die die Verstoffwechslung oder Ausscheidung der Suchtmittel beeinflusst, wie Leber- und Niereninsuffizienz.

Wenn sich die Wirkungen mehrerer Substanzen und Krankheitszustände überlagern, kann die diagnostische Zuordnung klinisch gänzlich unmöglich sein. Doch stehen bei derartigen Drogennotfällen mit Mischintoxikationen anfangs nicht ätiologische Überlegungen im Vordergrund, sondern vielmehr die Aufrechterhaltung bzw. Wiederherstellung der Vitalfunktionen.

Nach erster Stabilisierung sollte versucht werden, eine **Notfallanamnese** vom Betroffenen selbst oder Personen aus seinem Umfeld zu erhalten. Diagnostisch relevante Hinweise ergeben sich auch aus situativen Gegebenheiten wie Medikamentenresten, Spritzenbesteck oder einem Abschiedsbrief. Anhand dieser Informationen sollten die sechs anamnestischen W-Fragen (was?, wo?, wie viel?, wie?, wann?, warum?; s. Kap. 2.2.3, S. 17) abgeklärt werden. Es sollte auch nach möglichen Begleiterkrankungen physischer wie psychischer Art einschließlich der jeweiligen Dauermedikation gefragt werden. Von Bedeutung sind des Weiteren Informationen über den bisherigen Verlauf der Intoxikation sowie über bereits durchgeführte Erste-Hilfe-Maßnahmen und deren Ergebnis.

12.1 Klinisches Bild

Bei unklaren Störungen des Bewusstseins oder der psychischen Befindlichkeit einer zuvor unauffälligen Person ist immer an die Möglichkeit einer Vergiftung zu denken. Dabei sind differenzialdiagnostisch psychiatrische Erkrankungen wie z. B. Psychosen sowie andere Erkrankungen mit primären oder sekundären Auswirkungen auf das Zentralnervensystem abzugrenzen. Zu diesen Erkrankungen gehören u. a. Stoffwechselstörungen wie Diabetes mellitus, Infektionskrankheiten wie Meningoenzephalitiden, ferner auch Blutungsereignisse wie Subduralhämatome z. B. bei chronischer Alkoholabhängigkeit und Schädel-Hirn-Traumata (zu Differenzialdiagnosen bei komatösen Zuständen und Delirien s. Tab. 12-2, S. 187). Diese Beispiele illustrieren bereits die Notwendigkeit, auch bei zunächst eher eindeutigen Intoxikationen stets an mögliche Begleiterkrankungen und Unfallfolgen zu denken und entsprechend differenzialdiagnostisch abzuklären.

Im Vordergrund der Symptomatik stehen Auffälligkeiten im Bereich von

- Zentralnervensystem (Somnolenz bis Koma; Erregungszustände; Halluzinationen; Delir),
- Kreislaufsystem (Tachykardie/Bradykardie; Hypertonie/Hypotonie) und
- Atmung (Hyperventilation/Hypoventilation), ferner
- Temperaturregulation (Hyperthermie/Hypothermie) und
- Peristaltik (Diarrhö/Obstipation).

Sehr oft gehen Drogennotfälle mit Beeinträchtigungen des Bewusstseins einher. Diese ist ohne ausreichende Spezifität für eine einzelne Substanz. Die zusätzlich vorliegende Symptomatik aber kann Hinweise auf die angewandten Suchtmittel ergeben. Beispiele bekannter klassischer **Leitsymptome** bei Drogenintoxikationen sind der Foetor alcoholicus bei Alkohol, die Bildung von Blasen an den Aufliegestellen bei Barbituratvergiftung sowie die ausgeprägte Miosis mit stecknadelkopfgroßen Pupillen bei Opioiden. Eine Übersicht zu Leitsymptomen findet sich in Tabelle 12-1. Im Hinblick auf häufige Begleitumstände finden sich in der Tabelle auch Hinweise auf verschreibungspflichtige Psychopharmaka und Antikonvulsiva sowie auf mögliche Entzugssyndrome und auf Hypoglykämie. In Ergänzung zu den einzelnen Leitsymptomen wurden die sogenannten **Toxidrome** beschrieben (Mofenson u. Greensher 1974). Es handelt sich dabei um Symptomkomplexe bzw. Syndrome, die typischerweise bei einer Substanz oder Substanzgruppe auftreten. Eine ausführliche Beschreibung der klinisch wichtigsten Toxidrome findet sich in Kapitel 2.2.1, S. 9 und in entsprechenden toxikologischen Übersichten (Flomenbaum et al. 2006; von Ow u. Osterwalder 2009).

12 Mischintoxikationen

Tab. 12-1 Leitsymptome und zugehörige Substanzen. Anticholinergika: z. B. Atropin, Antihistaminika, trizyklische Antidepressiva, Scopolamin; Cholinergika: z. B. Physostigmin, muskarinerge Rauschpilze; Sympathomimetika: z. B. Amphetamine, Kokain, Ephedrin.

Störungs-bereich	Leitsymptom	Auslösung durch	
		Zufuhr/Einnahme von	Entzug von (bzw. Glukosemangel)
Zentral-nervensystem	Erregungszustände	• Amphetamine • Halluzinogene • Kokain • Inhalanzien	• Entzug von Alkohol, Hypnotika, Sedativa • Hypoglykämie
	Halluzinationen	• Alkohol • Amphetamine • Anticholinergika • Halluzinogene • Kokain • LSD • Phencyclidin	• Alkohol • Hypnotika • Sedativa
	Delir	• Alkohol • Anticholinergika • Halluzinogene • Neuroleptika • trizyklische Antidepressiva	• Alkohol
	Bewusstseins-störung (Somnolenz bis Koma)	• Alkohol • Barbiturate • Hypnotika, Sedativa • Inhalanzien • Kokain • Neuroleptika • Opiate, Opioide	
	Mydriasis (Weit-stellung der Pupille)	• Anticholinergika • Halluzinogene • Sympathomimetika	• Entzug von Opiaten, Opioiden
	Miosis (Engstellung der Pupille)	• Cholinergika • Opiate, Opioide • Phenothiazin • Phencyclidin	

Tab. 12-1 (Fortsetzung)

Störungs-bereich	Leitsymptom	Auslösung durch	
		Zufuhr/Einnahme von	Entzug von (bzw. Glukosemangel)
Zentral-nervensystem	Nystagmus	• Alkohol • Antikonvulsiva (Barbiturate, Carbamazepin, Phenytoin) • Inhalanzien • Lithium • MAO-Hemmer • Phencyclidin	
	Ataxie	• Alkohol • Antikonvulsiva • Hypnotika, Sedativa	• Hypoglykämie
	Tremor	• Alkohol • Cholinergika • Halluzinogene • Lithium • Neuroleptika • Sympathomimetika	
Herzfrequenz	Tachykardie	• Anticholinergika • trizyklische Antidepressiva • Alkohol-Disulfiram-Interaktion • Cannabinoide • Halluzinogene • Sympathomimetika • Phencyclidin	• Entzug von Alkohol, Hypnotika, Sedativa
	Bradykardie	• Opiate, Opioide	
Blutdruck	Hypertension	• Inhalanzien • Halluzinogene • Sympathomimetika • MAO-Hemmer • serotonerge Substanzen • Phencyclidin • psychoaktive Pilze	

Tab. 12-1 (Fortsetzung)

Störungs-bereich	Leitsymptom	Auslösung durch	
		Zufuhr/Einnahme von	Entzug von (bzw. Glukosemangel)
Blutdruck	Hypotension	• Alkohol • Hypnotika, Sedativa • trizyklische Antidepressiva • Kokain • Phenothiazine • Opiate, Opioide	
Atmung	Tachypneu	• Sympathomimetika • Epinephrine	
	Bradypneu	• Alkolhol, Sedativa, Hypnotika • Opiate, Opioide	
Körpertemperatur	Hyperthermie	• Sympathomimetika • Anticholinergika • MAO-Hemmer • serotonerge Substanzen • Phencyclidin • psychoaktive Pilze	• Entzug von Alkohol, Hypnotika, Sedativa
	Hypothermie	• Alkohol • Hypnotika, Sedativa • Inhalanzien • Opiate, Opiode	
Schweißsekretion	Hypersekretion	• Amphetamine • Cholinergika • Kokain	• Entzug von Alkohol, Hypnotika, Sedativa • Hypoglykämie
	Hyposekretion	• Anticholinergika	
Peristaltik	Diarrhö	• Cholinergika • Lithium • psychoaktive Pilze	• Entzug von Opiaten, Opioiden
	Obstipation	• Anticholinergika • Opiate, Opioide	

12.2 Diagnostik

Wie bei anderen Drogennotfällen ist auch bei einer eventuellen Mischintoxikation als erstes zu entscheiden, ob sofort mit lebenserhaltenden Maßnahmen begonnen werden muss. Je nach Situation, Fähigkeiten und Ausrüstung des oder der Ersthelfer muss die Notwendigkeit der Alarmierung von Zusatzkräften festgelegt und umgesetzt werden.

Nach der Kurzanamnese unter Berücksichtigung von indirekten Hinweisen vor Ort (leere Flaschen, Tablettenreste, Spritzenbesteck) sind mit der Notfalluntersuchung Bewusstseinslage, psychische Auffälligkeiten und Vitalzeichen zu erfassen sowie ein orientierender neurologischer und Herz-Lungen-Befund.

Bei **komatösen Zuständen** erfolgt möglichst frühzeitig eine Blutzuckerbestimmung. Aus diesen Befunden ergibt sich bereits eine erste syndromatische Zuordnung. Sie lässt sich weiter einengen mit der Untersuchung des Abdomens hinsichtlich Peristaltik und Blasenfüllung und der Haut hinsichtlich Temperatur, Schweißproduktion und Einstichstellen (s. auch Tab. 12-1). Sofern technisch möglich, werden Sauerstoffsättigung sowie die Herzfunktion mittels EKG-Monitoring bestimmt. Eine Übersicht zu typischen Differenzialdiagnosen bei komatösen Rauschzuständen und bei Delirien findet sich in Tab. 12-2.

> Bei Mischintoxikationen mit unbekannten Substanzen können Leitsymptome und Toxidrome helfen, die möglichen auslösenden Substanzen einzugrenzen.

Eine diagnostisch aussagekräftige **quantifizierte Erfassung eines Suchtmittels** wird am ehesten bei nicht zu schweren Alkoholintoxikationen mittels einer Atemalkoholkonzentrationsbestimmung möglich sein, sofern die betroffene Person die erforderliche Menge an Ausatemluft ohne Unterbrechung produzieren kann. Über ein entsprechendes Gerät verfügen gegebenenfalls die bereits vor Ort befindlichen Polizeikräfte. Zu beachten ist, dass ein Foetor alcoholicus zwar diffferenzialdiagnostisch hilfreich sein kann, aber kaum einen quantitativen Rückschluss auf den Blutalkoholgehalt zulässt.

Bei den zahlreichen im Handel erhältlichen Urin-Schnelltests werden im Immunoassay-Verfahren meist mehrere Drogen bzw. deren Metabolite sowie einige bei Intoxikationen häufige Medikamente wie Benzodiazepine und trizyklische Antidepressiva qualitativ erfasst. Sie werden als Tauch- oder Tropftests angeboten, wobei Letztere den Vorteil haben, dass pro Nachweissubstanz nur wenige Tropfen Urin benötigt werden. Diese Tests können aber im Regelfall in der akuten Notfallsituation nicht angewandt werden, sondern kommen erst im weiteren Verlauf zum Einsatz. In bestimmten Situationen kann auch die Gabe eines Antidots wie Naloxon bei Opioidintoxikation oder Flumazenil bei Verdacht auf Benzodiazepinintoxikation differenzialdiagnostische Hinweise liefern, womit ex iuvantibus auf zumindest eine Mitbeteiligung dieser Substanzen geschlossen werden kann. Bei diesen beiden Antidoten ist daran zu denken, dass sie unter Umständen ein Entzugssyndrom auslösen können (s. Kap. 12.3.2, S. 189).

Besonders in unklaren Fällen und bei unzureichenden anamnestischen Angaben kann es sinnvoll sein, mindestens 10 ml

Tab. 12-2 Typische Differenzialdiagnosen bei komatösen Rauschzuständen und Delirien.

Zustand	Differenzialdiagnosen
Koma	• Intoxikationen durch Alkohol, Inhalanzien, Kokain, Opiate und Opioide sowie Mischintoxikationen • Coma diabeticum • Coma hepaticum • Hirn-Infarkt, Hirnblutung • Psychosen • Schädel-Hirn-Trauma • zerebrales Anfallsleiden
Delir	• Krankheitszustände mit primärer Hirnbeteiligung – Intoxikationen durch Alkohol, Anticholinergika (z. B. trizykl. Antidepressiva), Halluzinogene – Entzug von Alkohol – Blutungen – demenzielle Prozesse – Infarkt – Infektionen – Neoplasien – Schädel-Hirn-Trauma – zerebrales Anfallsleiden • Krankheitszustände mit sekundärer Hirnbeteiligung – Herzinfarkt – Stoffwechsel- und Elektrolytstörungen (z. B. Diabetes mellitus, Dehydratation) – Wernicke-Korsakow-Syndrom

venöses Blut bzw. 50 ml Urin sowie aufgefundene Reste zugeführter Substanzen zu asservieren. Dabei ist auf entsprechende Kennzeichnung mit Namen des Patienten, Datum und Uhrzeit und ggf. Angabe der unmittelbar zuvor gegebenen Medikamente zu achten. In größeren Labors und insbesondere rechtsmedizinischen Instituten können dann entsprechende Analysen durchgeführt werden, um die verursachenden Substanzen zu identifizieren (s. auch Kap. 2.4.3, S. 27).

12.3 Therapie

Das anfängliche therapeutische Vorgehen bei Hinweisen auf Mischintoxikation orientiert sich in besonderem Maße an der jeweils vorliegenden **Notfallsymptomatik**. Sie kann im Gegensatz zu einer Intoxikation mit nur einer Substanz ein sehr viel bunteres Bild mit einem viel wechselhafteren und weniger gut vorhersehbaren Verlauf aufweisen. Deshalb sind in kurzen Zeitabständen erneute Beurteilungen der klinischen Symptomatik erforderlich, bis eine zufriedenstellende Stabilisierung und eine vorläufige diagnostische Einordnung erreicht sind. Danach können die Intervalle verlängert werden. Wurde jedoch Naloxon oder Flumazenil verabreicht, müssen deren kurze Halbwertzeiten von etwa einer Stunde bzw. noch kürzer mit entsprechendem Wirkungsverlust beachtet werden.

12.3.1 Erstversorgung

Die allgemeinen notfallmedizinischen Regeln gelten auch bei Mischintoxikationen, einschließlich der Empfehlungen für den Eigenschutz wie z. B. Verwendung von Einmalhandschuhen.

Die intoxikierte Person wird, sofern möglich, angesprochen, womit Bewusstseinslage, psychische Befindlichkeit und Kooperationsfähigkeit erfasst und ggf. eine kurze Aussage zu dem oder den angewandten Suchtmitteln und dem Intoxikationsvorgang erhalten werden können.

Das weitere Vorgehen orientiert sich an der ABCD-Regel im Rahmen des **Basic Life Support** (BLS) beim Kreislaufstillstand (s. dazu Kap. 2.4.1, S. 24).

Dann erfolgt der Übergang zum **Advanced Cardiac Life Support** (ACLS). Dieser beinhaltet je nach Situation die Intubation, manuell ausgelöste Defibrillationen, ein erweitertes Monitoring mit vor allem EKG und Blutdruckmessung, Legen eines intravenösen Zugangs sowie Medikamentengabe, z. B. Adrenalin (s. auch Kap. 2.4.1, S. 25). Die BLS-Massnahmen sind dabei mit höchstens ganz kurzen Unterbrechungen, z. B. für eine Defibrillation, fortzusetzen, bis sich ein ausreichender klinischer Erfolg einstellt.

12.3.2 Zusatzmaßnahmen

Da bei den während der BLS- und ACLS-Maßnahmen regelmäßig durchzuführenden Verlaufsuntersuchungen des Intoxikierten neben Puls und Blutdruck auch weitere Leitsymptome wie z. B. die Pupillenweite erfassbar sind, ergeben sich bereits während einer notfallmäßigen Erstversorgung weitere Hinweise auf mögliche Suchtmittel. So findet sich z. B. bei Opioidintoxikationen als charakteristisches Leitsymptom eine ausgeprägte Miosis, die aber auch bei Intoxikationen durch Cholinergika und Phencyclidin auftreten kann und zudem bei Mischintoxikationen sowie präfinal nicht immer vorhanden sein muss (Backmund 1999). Deshalb erlaubt erst eine Gesamtbewertung der Situation den Schluss auf eine eventuelle Opioidintoxikation, wenn also ergänzend zu den Leitsymptomen Miosis, Atemstillstand und Koma z. B. noch Bradykardie, Hypotonie, herumliegendes Spritzenbesteck und Einstichstellen oder anamnestische Angaben vorliegen.

In der Mehrzahl der Fälle ergibt sich am ehesten eines der in Kapitel 2.2 beschriebenen Toxidrome, was auf die im Vordergrund stehende Substanzgruppe hinweisen kann. Bei einigen Kombinationen von Suchtmitteln, z. B. Benzodiazepine mit Alkohol, ergibt sich trotz der Mischintoxikation aufgrund der ähnlichen Wirkungen ein typisches, wegweisendes Toxidrom. Bei anderen Kombinationen, z. B. Benzodiazepine mit LSD, wird die angstlösende Wirkung der Benzodiazepine die mögliche Angstauslösung unter LSD überlagern.

Bei ausgeprägten Angstzuständen im Rahmen von Intoxikationen durch Kokain, Amphetamine und Halluzinogene empfiehlt sich die orale oder langsame i. v.-Gabe von **Diazepam** 5–10 mg. Bei Misch-

12 Mischintoxikationen

intoxikationen mit Beteiligung von Alkohol muss die verstärkte atemdepressorische Wirkung beachtet werden. Diazepam genügt gelegentlich auch schon gegen Halluzinosen. Bei ausgeprägten Halluzinosen sind Antipsychotika erforderlich, günstigerweise **Haloperidol** 5–10 mg/d, welches wenig anticholinerge Wirkungen hat und oral, intramuskulär und intravenös verabreicht werden kann. Haloperidol wird auch zur Behandlung unklarer Erregungszustände empfohlen, dann in eher niedrigerer Dosierung. Zu berücksichtigen ist dabei die Senkung der Krampfschwelle unter Haloperidol. So muss z. B. bei der Behandlung von Halluzinationen beim Alkoholentzug mit Haloperidol eine ausreichende antikonvulsive Behandlung vorliegen.

Differenzialdiagnostisch hilfreich und unter Umständen lebensrettend kann die Gabe der Antidote Naloxon und Flumazenil sein. Doch muss der Einsatz sorgfältig überlegt werden, da beide Substanzen bei entsprechend Abhängigen Entzugssyndrome auslösen können, die zu weiteren Komplikationen führen können.

Wenn bei einer Intoxikation mit wesentlicher Opioidbeteiligung die Atemdepression nicht mit Sauerstoffgabe und/oder Beatmung mit Maske beherrscht werden kann, muss eine Intubation erfolgen. Ist diese nicht möglich oder liegt eine sehr schwere Intoxikation vor, wird **Naloxon** in Fraktionen von 0,1 mg langsam intravenös appliziert, mit jeweils einer halben Minute Beobachtungszeit dazwischen, bis sich die Atmung des Intoxikierten bessert. Als Alternative zur intravenösen Applikation kann im Notfall auch eine intramuskuläre Gabe erfolgen. Ab einer Gesamtmenge von 10 mg Naloxon muss die diagnostische Zuordnung überdacht werden. Es gibt Hinweise, dass durch eine initiale Beatmung und erst anschließende Gabe von Naloxon die unerwünschten Wirkungen wie Lungenödem und Arrhythmien seltener auftreten. Auf jeden Fall muss auch bei Naloxon-Gabe die Behandlung der Atemdepression durch lebenserhaltende Sofortmaßnahmen erfolgen. Da die klinisch relevante Wirkdauer von Naloxon zwischen 20 und 60 Minuten liegt, die von Heroin jedoch bei 3 bis 5 Stunden und die von Methadon zwischen 24 und 72 Stunden, je nach Einnahmemuster, ist einerseits eine engmaschige Überwachung erforderlich und andererseits Naloxon gegebenenfalls mehrfach nachzuspritzen. Dies ist praktisch nur im Rahmen einer stationären Überwachung möglich.

Ein weiteres Problem ist die Entzugssymptomatik, die durch Naloxon ausgelöst werden kann. Dabei kann es neben Krampfanfällen und Erbrechen mit Aspiration zu unkooperativem Verhalten des Intoxikierten kommen, der aufgrund der erzielten klinischen Besserung die weitere Beobachtung und Betreuung ablehnt. Gelegentlich ist es hilfreich, auf die im Regelfall spätestens am Folgetag zu erwartende Entlassung hinzuweisen. Bleibt es jedoch bei der Ablehnung der indizierten Überwachung nach Naloxon-Gabe, muss der Intoxikierte gegebenenfalls auch gegen seinen Willen unter Beachtung der Unterbringungsgesetze eingewiesen werden, da ansonsten nach Abklingen der Naloxon-Wirkung z. B. wieder anflutendes Methadon zu einem erneuten Drogennotfall mit eventuellem letalem Ausgang führen kann. Naloxon sollte deshalb nur nach sorgfältiger Indikationsstellung gegeben werden.

Bei Mischintoxikationen mit wesentlichem Benzodiazepinanteil, bei denen neben einer Bewusstlosigkeit auch eine Atemdepression und ggf. ein Herzstillstand vorliegen, sind zunächst Atmung und Kreislauf zu stabilisieren, wobei häufig eine Intubation erforderlich ist. Ist diese nicht durchführbar und besteht weiter eine lebensbedrohliche Ateminsuffizienz, kann **Flumazenil** differenzialdiagnostisch wie therapeutisch hilfreich sein. Flumazenil wird in Fraktionen von 0,1 mg intravenös appliziert, wobei ggf. schon nach wenigen Minuten eine klinische Besserung beobachtet werden kann, weshalb die Beobachtungszeit nach einer Einzelgabe etwa eine Minute betragen sollte. Die Angaben für eine Maximalgesamtdosis liegen bei 5 mg, doch spätestens ab einer Gesamtdosis von 2 mg sollte sich eine klinische Besserung abzeichnen. Die klinische relevante Wirkdauer beträgt etwa 10 Minuten, also deutlich kürzer als die der Benzodiazepine, die bei Drogennotfällen zu erwarten sind. Daraus ergibt sich das Risiko einer erneuten Sedierung und eventuell muss entweder nachgespritzt oder eine Infusion angelegt werden; die empfohlene Applikationsmenge beträgt 0,1 bis 0,4 mg pro Stunde je nach Verlauf. Zu den seltenen Nebenwirkungen von Flumazenil gehören Übelkeit und Erbrechen sowie Herzklopfen und Angstgefühle.

Von größerer Bedeutung ist bei Mischintoxikationen mit Kombinationen von Benzodiazepinen mit tri- und tetrazyklischen Antidepressiva sowie mit Kokain das Risiko, dass es durch den Flumazenil-induzierten Wegfall der Benzodiazepinwirkung zu Krampfanfällen und Herzrhythmusstörungen kommen kann. Das Risiko von Krampfanfällen unter Flumazenil besteht natürlich auch bei Epilepsie-Patienten mit einer Benzodiazepinbehandlung. Ebenso kann bei einer Benzodiazepinabhängigkeit durch Flumazenil ein Entzug ausgelöst werden. Dieses Risiko kann durch behutsames Eintitrieren verringert werden. Dadurch kann auch meist eine so abgestufte und behutsame Aufhebung der Sedierung erreicht werden, dass die nach Flumazenil-Gabe erforderliche Überwachung des Intoxikierten unproblematisch bleibt.

Im Rahmen der allgemeinen Zusatzmaßnahmen muss auch bei Mischintoxikationen nach erster Stabilisierung und vorläufiger Ermittlung der auslösenden Substanzen entschieden werden, ob Maßnahmen zur Verringerung einer weiteren Substanzaufnahme – also eine primäre Dekontamination, wie z. B. Gabe von Aktivkohle, Magenspülung oder eine orthograde Darmspülung – in Frage kommen. Dabei ist neben den jeweiligen Vorsichtsmaßnahmen und Kontraindikationen der Zeitfaktor zu beachten. Eine Magenspülung wird heute im Regelfall nur noch in der ersten Stunde nach Einnahme und vorheriger Intubation durchgeführt. Verfahren zur beschleunigten Elimination, also eine sekundäre Dekontamination, sind wiederholte Gabe von Aktivkohle, Alkalisierung des Urins, Hämodialyse und Hämoperfusion.

Literatur

Backmund M. Drogen- und Alkoholnotfälle im Rettungsdienst. Edewecht: Stumpf & Kossendey 1999.

Flomenbaum NE, Goldfrank LR, Hoffmann RS, Howland MA, Lewin NA, Nelson LS (eds). Goldfrank's Toxicologic Emergencies. 8th ed. New York: McGraw Hill 2006.

Mofenson HC, Greensher J. The unknown poison. Pediatrics 1974; 54: 336–42.

von Mach MA, Weilemann LS. Aktuelle Diagnostik von Intoxikationen. Dtsch med Wschr 2003; 128: 1121–3.

von Ow D, Osterwalder JJ. Beurteilung und Notfallmanagement bei akuten Vergiftungen. Ther Umschau 2009; 66: 322–30.

Teil III
Behandlung spezieller Gruppen

13 Drogennotfälle bei Kindern und Jugendlichen

Martin Stolle und Rainer Thomasius

Der mitunter exzessive Konsum legaler wie illegaler psychotroper Substanzen ist im Kindes- und Jugendalter weit verbreitet, stellt aber für die Mehrzahl der Jugendlichen ein passageres, auf die Adoleszenz beschränktes Entwicklungsphänomen dar. Die Adoleszenz ist wie kein anderer Lebensabschnitt mit Experimentierfreude und Risikobereitschaft („sensation bzw. novelty seeking") verknüpft. Der Substanzkonsum wird im weiteren Entwicklungsverlauf eingestellt, wenn keine psychischen oder sozialen Beeinträchtigungen aus der Kindheit diesen Entwicklungsschritt behindern und soziale Netzwerke als protektive Faktoren wirken („maturing out"). Nur ein relativ kleiner Teil der konsumierenden Jugendlichen entwickelt relevante Missbrauchs- oder Abhängigkeitsformen. Bei diesen Jugendlichen treffen meist lebensgeschichtlich frühe Risikofaktoren mit problematischen Folgen des Konsums zusammen. Hier ist die frühzeitige Einleitung einer kinder- und jugendpsychiatrischen, suchtspezifischen Diagnostik und Therapie geboten (Stolle et al. 2007; vgl. Thomasius et al. 2009).

Drogennotfälle im Kindes- und Jugendalter ereignen sich zum einen vor dem Hintergrund akzidentieller Intoxikationen. Dabei wird von den unerfahrenen Kindern und Jugendlichen bei gleichzeitiger Neugier auf den psychotropen Effekt die pharmakogene Wirkung der konsumierten Substanzen unterschätzt. Zum anderen können bei den weit verbreiteten polyvalenten Konsummustern Wechselwirkungen der verschiedenen konsumierten psychotropen Substanzen eine Rolle spielen. Ein Teil der Intoxikationsereignisse wird mit dem Ziel eines schnellen Wirkungseintritts und intensiven Rauscherlebens bewusst herbeigeführt (v. a. bei exzessivem episodischen Alkoholkonsum).

13.1 Epidemiologie des Substanzkonsums im Kindes- und Jugendalter

Das Einstiegsalter in den Konsum psychotroper Substanzen liegt für Tabak und Alkohol etwa bei 12 Jahren, bei Cannabis etwa zwischen 14 und 15 Jahren (Kraus et al. 2008). Für den **Tabakkonsum** sind die Prävalenzen (Lebenszeit-, 12-Monats- und 30-Tage-Prävalenz) bei den 12- bis 17-Jährigen in den letzten Jahren rückläufig. Rauchten 2001 noch 28 % der Jugendlichen dieser Altersklasse, so waren es 2007 nur noch 18 % (BZgA 2007a).

Der **Alkoholkonsum** ist in derselben Altersgruppe nach einem vorläufigen Rückgang deutlich angestiegen. 2007 betrug der durchschnittliche wöchentliche Konsum 16- bis 17-jähriger männlicher Jugendlicher 154 g Alkohol, was etwa 12 Flaschen Bier à 0,3 l oder 2½ Flaschen Wein entspricht. Riskante Konsummuster wie das Binge drinking (definiert als vier [Mädchen] bzw. fünf [Jungen] und mehr Standardeinheiten Alkohol pro Trinkgelegenheit) stellen dabei ein zunehmendes Problem dar: 12% der 12- bis 15-Jährigen und 51% der 16- bis 17-Jährigen berichten über mindestens ein Binge-drinking-Erlebnis in den letzten 30 Tagen (BZgA 2007b). Männliche Jugendliche zeigen sowohl beim regelmäßigen wie auch beim episodisch-exzessiven Konsum um etwa 30% höhere Prävalenzraten als weibliche Jugendliche.

Legale psychotrope Substanzen wie Tabak und Alkohol spielen für den Einstieg in den Konsum illegaler Drogen eine wichtige Rolle. Belegt ist, dass Erfahrungen mit dem Rauchen und mit Alkoholräuschen den Konsum von Cannabis oder anderen Drogen wahrscheinlicher machen (Hohm et al. 2007). Hierbei ist besonders der frühe Einstieg in den Alkohol- und Tabakkonsum als Risikofaktor für die Entwicklung einer späteren substanzbezogenen Störung anzusehen (Laucht u. Schmid 2007).

Cannabis stellt die bedeutendste illegale Droge im Jugendalter dar. Zwar sank die Lebenszeitprävalenz der 14- bis 17-Jährigen von 2004 (22%) bis 2007 (12%) deutlich (BZgA 2007c), regelmäßige Konsummuster von Cannabis zeigten dabei aber keinen Rückgang und lagen konstant zwischen 2% (14- bis 17-Jährige) und knapp 5% (18- bis 19-Jährige).

Etwa 80% der Kinder und Jugendlichen, die illegale psychotrope Substanzen konsumieren, beschränken sich ausschließlich auf den Konsum von Cannabis (BZgA 2004). Bei einer Teilpopulation sind polyvalente Konsummuster anzutreffen, bei denen der Cannabisgebrauch durch den Konsum von Ecstasy, Amphetaminen, Kokain und LSD ergänzt wird. Weiterhin wird im Kindes- und Jugendalter häufig mit psychotropen Pflanzen und Pilzen sowie mit Inhalanzien experimentiert. Der Gebrauch von Opiaten ist bei Kindern und Jugendlichen in den letzten Jahren deutlich rückläufig. Die Lebenzeitprävalenz des Inhalanziengebrauchs wird bei 15- bis 16-Jährigen mit 11,5% (Kraus et al. 2008) angegeben, wobei es sich häufig um einen kurzfristigen und experimentellen Konsum handelt.

Aktuelle epidemiologische Studien, die Aussagen nicht nur zum Konsumumfang, sondern auch zur Prävalenz von Missbrauchs- und Abhängigkeitsdiagnosen im Kindes- und Jugendalter im Sinne der ICD-10 erlauben, stehen nicht zur Verfügung. In einer älteren längsschnittlich angelegten Untersuchung für den Münchener Raum (EDSP) ergaben sich für die unterschiedlichen Substanzen in der Altersgruppe der 14- bis 17-Jährigen für die Diagnose Missbrauch (Abhängigkeit) folgende Prävalenzen: Alkohol 10% (5%), Cannabis 3,6% (1,5%), Ecstasy/Amphetamine 0,6% (0,4%), Kokain 0,2% (0%) (Perkonigg et al. 1997).

13.2 Prävalenz und Behandlung von Drogennotfällen im Kindes- und Jugendalter

Über die Prävalenz von Drogennotfällen im Kindes- und Jugendalter liegen keine verlässlichen Daten vor. Aus der ESPAD-Studie für Deutschland (European School Survey Project on Alcohol and other Drugs; Kraus et al. 2008) können indirekte Rückschlüsse gezogen werden. So berichteten 2,2% der befragten 15- bis 16-Jährigen über eine Einweisung in ein Krankenhaus oder eine Notaufnahme innerhalb der letzten 12 Monate im Zusammenhang mit Alkoholkonsum (Jungen: 2,5 %, Mädchen: 2,0 %). Infolge des Konsums illegaler Drogen inklusive psychotroper Pilze und Pflanzen wurden im gleichen Zeitraum 0,5 % der Jugendlichen stationär notfallmedizinisch behandelt (Jungen: 0,8 %, Mädchen: 0,3 %).

Bei der Diagnostik und der Behandlung sowohl von Drogennotfällen als auch von substanzbezogenen Störungen im Kindes- und Jugendalter allgemein gelten die Grundsätze der **Leitlinien zu Diagnostik und Therapie psychischer Störungen im Säuglings-, Kindes- und Jugendalter** der drei Fachverbände für Kinder- und Jugendpsychiatrie und Psychotherapie (DGKJP, BAG, BKJPP 2007).

13.2.1 Alkoholintoxikation

Die häufigsten Drogennotfälle im Kindes- und Jugendalter ereignen sich im Zusammenhang mit exzessivem Alkoholkonsum. Hier stellen vor allem hoch riskante Konsummuster wie Rauschtrinken (Binge drinking) eine erhebliche Gefährdung dar. Dabei werden hohe Blutalkoholspiegel erreicht und ein Großteil der behandlungsbedürftigen Kinder und Jugendlichen wird den Versorgungskliniken bewusstlos oder komatös zugeführt (Schöberl et al. 2008). Alkoholbedingte Drogennotfälle haben sich bei Kindern und Jugendlichen in den letzten Jahren deutlich erhöht. Nach Berichten des Statistischen Bundesamtes 2008 ist die Zahl alkoholbedingter Krankenhausaufenthalte bei Jugendlichen bis 20 Jahre von 9 500 im Jahr 2000 um etwa 105 % auf 19 500 in 2006 gestiegen (62 % männliche und 38 % weibliche Jugendliche); im Jahr 2007 waren es bereits 23 165 Kinder und Jugendliche. Knapp ein Drittel dieser Patienten war zwischen 10 und 15 Jahre alt. Insgesamt mussten 2006 auf 10 000 Kinder und Jugendliche bis 20 Jahre je 22 Personen stationär aufgrund einer akuten Alkoholintoxikation behandelt werden.

Die hohen Prävalenzraten der Alkoholintoxikationen werden neben entwicklungspsychologischen Aspekten auch neurobiologisch mit einigen Besonderheiten des Kindes- und Jugendalters in Verbindung gebracht. In der Pubertät laufen im Gehirn des Jugendlichen tief greifende Entwicklungsprozesse in Form synaptischer Umbauvorgänge ab, die bis in das 20. Lebensjahr andauern. Hiervon sind besonders der präfrontale Kortex (wichtig für die Impulskontrolle, die Entwicklung zielgerichteten Verhaltens und die emotionale Verarbeitung des Erlebens) und der Hippocampus (relevant für Lern- und Gedächtnisprozesse) betroffen. Der episodische exzessive Alkoholkonsum von Jugendlichen wird u. a. mit der noch nicht voll ausgereiften Impulskontrolle in Verbindung gebracht.

Untersuchungen an Nagetieren belegen, dass sich Jugendliche und Erwachsene auch bezüglich der Alkoholeffekte auf das Gehirn unterscheiden. So scheinen Jugendliche weniger stark auf die sedierenden Effekte des Alkohols anzusprechen. Diese höhere sogenannte akute Toleranz führt zur Aufnahme größerer Alkoholmengen, wodurch der Organismus toxischen Ethanoldosen ausgesetzt wird. Eine erhöhte initiale Verträglichkeit von Alkohol wird häufig zusätzlich bei Kindern von Alkoholabhängigen beobachtet (Schuckit u. Smith 1996) und stellt für sich genommen einen Risikofaktor für die Entwicklung einer Alkoholabhängigkeit dar.

Neben den unmittelbaren somatischen Komplikationen der Alkoholintoxikation (s. u.) sind Kinder und Jugendliche durch folgende Risiken gefährdet (Stolle et al. 2009):

- das Risiko (tödlicher) Unfälle steigt erheblich
- alkoholintoxikierte Jugendliche werden häufiger Opfer von Gewaltdelikten und üben selbst öfter Gewalt aus als moderat konsumierende Gleichaltrige
- alkoholintoxikierte Mädchen werden überdurchschnittlich häufig Opfer sexueller Gewalt
- das Risiko für Suizidhandlungen steigt an
- das Risiko von Unterkühlungen bis zum Erfrierungstod steigt in den Wintermonaten stark an
- organische Schäden treten im Jugendalter schneller auf als im Erwachsenenalter
- die Zeitspanne zwischen schädlichem Gebrauch und Abhängigkeit ist kürzer als bei Erwachsenen
- episodischer exzessiver Alkoholkonsum gefährdet die psychosoziale Entwicklung von Kindern und Jugendlichen

Behandlung

Anders als bei Erwachsenen ist im Kindes- und Jugendalter jeder Verdacht auf eine Alkoholintoxikation auf einer pädiatrischen/internistischen Station überwachungspflichtig. Gerade beim Binge drinking werden innerhalb kurzer Zeit große Mengen Alkohol zugeführt, was auch nach Einsetzen der Bewusstseinstrübung zu einer nachhaltigen Resorption und damit zu schweren Stadien der Vergiftung führen kann. Da eine akute Alkoholintoxikation mit Hypotonie, Hypothermie und einem abgeschwächten Würgereflex einhergeht, können durch Aspiration von Erbrochenem, Atemstillstand, Erfrieren oder (Verkehrs-)Unfälle unmittelbar lebensbedrohliche Ereignisse eintreten.

Prinzipiell gilt, dass die allgemeine Alkoholtoleranz geringer ist, je jünger die Kinder und Jugendlichen sind und folglich ein alkoholisches Koma bereits bei niedrigeren Blutalkoholspiegeln erreicht werden kann. Die Bestimmung der Alkoholkonzentration ist indiziert, wobei die Messung über die Atemluft oft aufgrund des Intoxikationsgrades und der eingeschränkten Fähigkeit (oder Bereitschaft) zur Mitarbeit nicht möglich ist. Die sicherste Methode ist die Messung der Blutalkoholkonzentration (BAK) im Blut. Mischintoxikationen mit anderen Substanzen sollten durch die Anamnese (eventuell können Freunde oder Familienmitglieder Auskunft geben) und wenn möglich durch ein Drogenscreening ausgeschlossen werden.

Bei kurz zurückliegender Alkoholintoxikation oder dem Verdacht auf eine zusätzliche Intoxikation mit Tabletten ist eine Magenspülung sinnvoll. Aufgrund der Hypoglykämiegefahr (zerebrale Folgeschäden) sind Glukoseinfusionen indiziert. Bei Vigilanzminderung oder respiratorischer Insuffizienz wird Sauerstoff über eine Nasensonde zugeführt oder intubiert. Ausgeprägte psychomotorische Erregungszustände können mit hochpotenten Neuroleptika (Haloperidol 5–10 mg) behandelt werden, wobei die Absenkung der Krampfschwelle berücksichtigt werden muss. Auf den Übergang in ein mögliches Entzugssyndrom/Delir, das auch bei Jugendlichen beobachtet wird, muss geachtet werden. Das Entzugssyndrom/Delir wird entsprechend der Behandlung von Erwachsenen mit Benzodiazepinen oder Chlomethiazol therapiert (s. Kap. 3.5.1, S. 69).

> Typische alkoholassoziierte Erkrankungen des Herz-Kreislauf- oder Verdauungssystems sind bei Kindern und Jugendlichen weniger bedeutsam als die unmittelbaren somatischen Komplikationen der Intoxikation, z. B. durch Aspiration von Erbrochenem oder Unterkühlung, sowie die Gefährdung durch Verkehrsunfälle, Gewalttaten (sowohl als Opfer als auch als Täter, auch sexualisierte Gewalt) oder Suizidhandlungen.

13.2.2 Cannabisintoxikation

Cannabisintoxikationen werden vor allem nach oraler Aufnahme cannabishaltiger Produkte (z. B. Tee, Kakao oder Kekse) beobachtet, seltener bei inhalativem Gebrauch. Sie sind in der Regel nicht lebensbedrohlich, solange sich der Konsument nicht in einer gefährlichen Situation (z. B. Klettern, Arbeit an Maschinen, Verkehrsteilnahme etc.) befindet (Bonnet et al. 2006). Bei unkomplizierten Intoxikationen ergibt sich über die notwendige supportive Behandlung hinaus zumeist kein weiterer medizinischer Handlungsbedarf.

Behandlung

Neben Tachykardien und hypertonen Krisen stehen vor allem psychiatrische Symptome wie Angst- und Panikattacken, akute Erregungszustände und psychotische Syndrome mit akustischen und optischen Halluzinationen im Vordergrund. Häufig ist ein zugewandt-empathisches Eingehen mit Stärkung des Realitätsbezuges ausreichend („talk down"), um den Jugendlichen zu beruhigen. Die Gabe eines Benzodiazepins kann zusätzlich unterstützend wirken. Stehen ausgeprägte psychotische Symptome im Vordergrund, ist die Gabe eines hochpotenten Neuroleptikums zusätzlich zu einem Benzodiazepin sinnvoll.

13.2.3 Inhalanzienintoxikation

Als Inhalanzien werden von Kindern und Jugendlichen chemisch sehr unterschiedliche Stoffe eingesetzt (s. auch Tab. 10-1, S. 165):

- **Organische Lösungsmittel** sind als flüchtige Substanz in Kontaktklebstoffen, Klebstoffverdünnern, Farben, Lacken, Farbverdünnern, Feuerzeug-, Wasch- und Kraftfahrzeugbenzin, Schnellreinigungsmitteln, Fleckenentfernern, Korrekturflüssigkeiten, Faserschreibern, Kosmetika und vielen anderen Haushalts- und Industrieprodukten enthalten.
- **Gase bzw. Aerosole** sind als Treibmittel Haar-, Möbelpolitur-, Wund-, Lack-, Raumluft- und Reinigungssprays sowie Deodorantien und ähnlichen Produkten zugesetzt.
- **Anästhetika** wie beispielsweise Äther, Chloroform, Lachgas etc. eignen sich ebenfalls zur Rauscherzeugung.
- **Flüchtige Nitritverbindungen** wie Amyl-Nitrit und Isobutyl-Nitrit, die in der Medizin als Vasodilatatoren eingesetzt werden, werden in der Art eines Aphrodisiakums genutzt.

Die Stoffe aktivieren vorwiegend das dopaminerge System und haben eine bewusstseinserweiternde und euphorisierende Wirkung; daneben werden von Konsumenten

Erhabenheits- und Allmachtsphantasien als eine typische Rauschwirkung beschrieben. Weiterhin können im Rausch illusionäre Verkennungen, aber auch optische, akustische und szenische Halluzinationen auftreten.

Nach DSM-IV ist das Intoxikationsstadium durch mindestens zwei der im Folgenden genannten Symptome gekennzeichnet: Schwindel, Nystagmus, Koordinationsstörungen, undeutliche, verwaschene Sprache, unsicherer Gang, Lethargie, Reflexabschwächung, psychomotorische Verlangsamung, Tremor, Muskelschwäche, verschwommenes Sehen oder Doppelbilder, Euphorie, Stupor oder Koma.

Je nach Intensität der akuten Intoxikation kann die zeitliche, örtliche und persönliche Orientierung verschwommen oder sogar aufgehoben sein. Reaktionsgeschwindigkeiten sind verlangsamt, die Konzentrationsfähigkeit ist reduziert. Bestimmte Utensilien (Plastiktüten, Klebstoffe, Verdünner, Gaskartuschen etc.) können einen Hinweis auf Inhalanzienmissbrauch geben. Charakteristisch ist der aromatische Lösungsmittelgeruch in Atemluft und Kleidung der Betroffenen. Farb- und Lackspuren im Gesicht sowie periorale Hautreizungen, Sklereninjektion und Rhinorrhö sind weitere Merkmale. Eindeutige Belege für ein Entzugssyndrom gibt es beim Inhalanzienmissbrauch nicht; Toleranzentwicklungen werden vor allem bei chronischen Gebrauchsformen beobachtet (s. Kap. 10.4, S. 170).

Todesfälle können bereits beim erstmaligen Gebrauch von Inhalanzien auftreten. In den meisten Fällen liegen dem sogenannten **„plötzlichen Schnüfflertod"** („sudden sniffing death") direkte toxische Einwirkungen des Mittels zugrunde. Pathophysiologisch werden herzmuskeltoxische Effekte der organischen Lösungsmittel bzw. toxisch bedingte Sensibilisierungsphänomene auf das Myokardgewebe angenommen. Die flüchtigen Substanzen bleiben aufgrund hoher Fettlöslichkeit noch längere Zeit nach der Exposition im Myokard wirksam; daher ist der Konsument auch noch mehrere Stunden nach dem Rausch gefährdet. Des Weiteren kann der „plötzliche Schnüfflertod" infolge intoxikationsbedingter extremer Stimulation des autonomen Nervensystems eintreten (Auslöser sind Panikattacken, Illusionen, Halluzinationen). Bei Intoxikationen mit Gasen kann die intensive und plötzliche Abkühlung des Rachens durch direktes Einsprühen von Butangasen oder Aerosolen über den vagalen Reflexbogen bradykarde Episoden auslösen und zum Herzstillstand führen.

Von solchen direkten toxischen Einwirkungen der Inhalanzien mit Todesfolge sind indirekte Mechanismen abzugrenzen. Die Aspiration von Mageninhalt ist die häufigste indirekte Todesursache durch Inhalanzienmissbrauch. Darüber hinaus führen bestimmte Inhalationstechniken zum Ersticken der Betroffenen. Manche Konsumenten ziehen eine Plastiktüte über den Kopf, um eine intensive Anreicherung der Gase oder Lösungsmitteldämpfe in der Atemluft zu erwirken. Tritt in diesen Fällen ein intoxikationsbedingter Bewusstseinsverlust ein (Stupor, Koma), ersticken die Konsumenten infolge akuten Sauerstoffmangels unter der Plastiktüte. Ferner werden unfallbedingte Todesfälle beschrieben (Explosionen von Lösungsmittel- oder Gasbehältern, Verkehrsunfälle, Fensterstürze aus großer Höhe). In England versterben jedes Jahr etwa 100 Jugendliche und junge Erwachsene an den Folgen des Inhalanzienmissbrauchs. Zu annähernd gleichen Teilen werden diese Todesfälle durch Missbrauch von Gasen (meistens Butangas), Klebstoffen (meistens toluolhaltige Klebstoffe) und Flüssigkeiten (meistens trichloräthanhaltige Substanzen) verursacht (Anderson et al. 1986; EBDD 2003).

Die chronische und exzessive Inhalation von Toluol-, 1,1,1-Trichloräthan- und trichloräthylenhaltigen Produkten kann ferner ernsthafte und teilweise lebensbedrohliche **Leber- und Nierenschäden** herbeiführen. **Verbrennungsverletzungen** entstehen durch Explosionen lösungsmittel- oder gashaltiger Kanister, Dosen und Beutel.

Neben diesen organischen Erkrankungen können Inhalanzien intoxikationsbedingte Delirien, persistierende Demenz, psychotische Störungen, affektive Störungen und Angststörungen induzieren. Verhaltensstörungen und emotionale Entwicklungsstörungen findet man bei Kindern und Jugendlichen mit chronischen Konsumformen häufig (vgl. Thomasius 1991; 1998; Volkow 2005b).

Behandlung

Im Vergleich zu anderen Drogen erzeugen Inhalanzien die höchste Rate an bleibenden Organschädigungen und verursachen die meisten Todesfälle beim Erstgebrauch (Thomasius 1998). Die Therapie der akuten Intoxikation ist symptomatisch, ggf. mit Intubation und Beatmung. Sie sollte auf einer Intensivstation erfolgen (s. Kap. 10.3.1, S. 169).

13.2.4 Intoxikation mit weiteren psychotropen Substanzen

Die Merkmale der Intoxikation mit Kokain oder Amphetaminen, Halluzinogenen/Ecstasy, Inhalanzien und Opiaten und ihre Behandlung sind im Wesentlichen mit denen des Erwachsenenalters vergleichbar (vgl. die entsprechenden Kapitel in Teil II). Intoxikationen mit Methylphenidat (MPH), ein zentral wirkendes Stimulans, das zur Behandlung des Aufmerksamkeitsdefizit-Hyperaktivitätssyndroms (ADHS) eingesetzt wird, kommen selten vor, da sich die missbräuchliche Einnahme von MPH zum Erzielen psychotroper Effekte auf Einzelfälle zu beschränken scheint. Als Symptome einer Intoxikation mit Methylphenidat sind Übelkeit, Erbrechen, Agitiertheit, Hyperreflexie, Tremor, Schweißausbrüche, Hyperpyrexie, Tachypnoe, Palpitationen, Herzrhythmusstörungen, Hypertonie, Mydriasis, starke Kopfschmerzen, zerebrale Krampfanfälle und Halluzinationen beschrieben. Die Behandlung erfolgt symptomatisch, in Frühfällen kann eine primäre Giftentfernung erwogen werden. Bei schweren Erregungszuständen oder Krampfanfällen ist eine Behandlung mit Benzodiazepinen indiziert.

13.3 Weiterführende Behandlung

Jeder Drogennotfall im Kindes- und Jugendalter birgt neben der medizinischen Akutversorgung die wertvolle Chance für die persönliche Ansprache des betroffenen Kindes bzw. Jugendlichen. Der Anlass sollte genutzt werden, um die Kinder und Jugendlichen und ihre Familien zur Wahrnehmung weiterer unterstützender Maßnahmen in einer Jugend-Suchtberatung zu motivieren bzw. diagnostische und therapeutische Hilfen beim Kinder- und Jugendpsychiater oder Kinder und Jugendlichen-Psychotherapeuten in Anspruch zu nehmen.

Eine weiterführende Behandlung z. B. des exzessiven Alkoholkonsums bei Jugendlichen wird häufig dadurch erschwert, dass Jugendliche dazu neigen, selbst wiederholte Trinkexzesse als harmlos einzustufen. Meist ist die medizinische Behandlung einer Alkoholintoxikation in einer pädiatrischen oder internistischen Notfallambulanz der erste Kontakt zum Hilfesystem. Die Grenzerfahrung der eigenen „Verwundbarkeit" im Setting der Notaufnahme fördert die Bereitschaft zur Veränderung der riskanten Alkoholkonsummuster, wenn fachgerecht interveniert wird (Barnett et al. 2004). Als wirksame Maßnahmen erwiesen sich Kurzinterventionen mit ein bis vier Sitzungen über jeweils 30–60 Minuten durch geschulte Mitarbeiter der Klinik, die einen Schwerpunkt auf Techniken der motivierenden Gesprächsführung legten. Verschiedene kontrollierte Studien konnten die Effektivität solcher „brief motivational interventions" für Jugendliche und junge Erwachsene belegen (Monti et al. 2007; Spirito et al. 2004). Von solchen Interventionen profitierten auch wenig motivierte Jugendliche, denen die Teilnahme an einer Kurzintervention als Auflage „verordnet" wird (z. B. durch die in den USA verbreitete Campuspolizei).

> Motivierende Kurzinterventionen noch in den Kliniken der somatischen Notfallversorgung haben sich nach US-Studien als wirksam erwiesen, weiteren Intoxikationsereignissen vorzubeugen. Es besteht Forschungsbedarf, inwiefern sich diese Ergebnisse auch auf Deutschland übertragen lassen.

Literatur

Anderson HR, Macnair RS, Ramsey JD. Recent trends in mortality associated with abuse of volatile substances in the UK. Br Med J 1986; 293: 1472–3.

Barnett NP, O'Leary Tevyaw T, Fromme K, Borsari B, Carey KB, Corbin WR, Colby SM, Monti PM. Brief alcohol interventions with mandated or adjudicated students. Alcohol Clin Exp Res 2004; 28: 966–75.

Bonnet U, Harries-Hedder K, Leweke FM, Schneider U, Tossmann HP. Cannabisbezogene Störungen. In: Schmidt LG, Gastpar M, Falkai P, Gaebel W (Hrsg). Evidenzbasierte Suchtmedizin. Köln: Deutscher Ärzteverlag 2006; 143–170.

Bundeszentrale für gesundheitliche Aufklärung (BZgA). Die Drogenaffinität Jugendlicher in der Bundesrepublik Deutschland. Teilband illegale Drogen. 2004 [online Mai 2006]. http://www.bzga/de/

Bundeszentrale für gesundheitliche Aufklärung (BZgA). Förderung des Nichtrauchens. 2007a. www.bzga.de

Bundeszentrale für gesundheitliche Aufklärung (BZgA). Alkoholkonsum der Jugendlichen in Deutschland 2004 bis 2007. 2007b. www.bzga.de

Bundeszentrale für gesundheitliche Aufklärung (BZgA). Cannabiskonsum der Jugendlichen und jungen Erwachsenen in Deutschland. Kurzbericht Juni 2007. 2007c. www.bzga.de

DGKJP, BAG, BKJPP. Leitlinien zur Diagnostik und Therapie von psychischen Störungen im Säuglings-, Kindes- und Jugendalter. Psychische und Verhaltensstörungen durch psychotrope Substanzen (F1). Deutsche Gesellschaft für Kinder- und Jugendpsychiatrie und -psychotherapie (DGKJP), Bundesarbeitsgemeinschaft leitender Klinikärzte für Kinder- und Jugendpsychiatrie, Psychosomatik und Psychotherapie (BAG), Berufsverband der Ärzte für Kinder- und Jugendpsychiatrie, Psychosomatik und Psychotherapie (BKJPP) (Hrsg). Köln: Deutscher Ärzteverlag 2007; 13–32.

Europäische Beobachtungsstelle für Drogen und Drogensucht (EBDD). Drugnet Europe. November–Dezember 2003. Lissabon: EBDD 2003.

Hohm E, Blomeyer D, Schmidt MH, Esser G, Laucht M. Jugendliche, die frühzeitig rauchen und trinken – eine Risikogruppe? Zeitschrift für Psychiatrie, Psychologie und Psychotherapie 2007; 55 (3): 155–65.

Kraus L, Pabst A, Steiner S. Europäische Schülerstudie zu Alkohol und anderen Drogen 2007 (ESPAD). Befragung von Schülerinnen und Schülern der 9. und 10. Klasse in Bayern, Berlin, Brandenburg, Hessen, Mecklenburg-Vorpommern, Saarland und Thüringen. IFT-Bericht Bd. 165. München: IFT 2008.

Laucht M, Schmid B. Früher Einstieg in den Alkohol- und Tabakkonsum – Indikator für eine erhöhte Suchtgefährdung? Zeitschrift für Kinder- und Jugendpsychiatrie und Psychotherapie; 35 (2): 137–143.

Monti PM, Barnett NP, Colby SM, Gwaltney CJ, Spirito A, Rohsenow DJ, Woolard R. Motivational interviewing versus feedback only in emergency care for young adult problem drinking. Addiction 2007; 102 (8): 1234–43.

Perkonigg A, Beloch E, Garzynski E, Nelson CB, Pfister H, Wittchen HU. Prävalenz von Drogenmissbrauch und -abhängigkeit bei Jugendlichen und jungen Erwachsenen: Gebrauch, Diagnosen und Auftreten erster Missbrauchs- und Abhängigkeitsmerkmale. Zeitschr Klin Psychol Psychother 2007; 26: 247–57.

Schöberl S, Nickel P, Schmutzer G, Siekmeyer W, Kiess W. Alkoholintoxikationen bei Kindern und Jugendlichen. Eine retrospektive Analyse von 173 an einer Universitätsklinik betreuten Patienten. Klin Padiatr 2008; 220: 253–8.

Schuckit MA, Smith TL. An 8-year follow-up of 450 sons of alcoholics and control subjects. Arch Gen Psychiatry 1996; 53: 202–10.

Spirito A, Monti PM, Barnett NP, Colby SM, Sindelar H, Rohsenow DJ, Lewander W, Myers M. A randomized clinical trial of a brief motivational intervention for alcohol-positive adolescents treated in an emergency department. J Pediatr 2004; 145: 396–402.

Statistisches Bundesamt 2008. www.destatis.de

Stolle M, Sack PM, Thomasius R. Drogenkonsum im Kindes- und Jugendalter. Deutsches Ärzteblatt 2007; 104: A 2061–70.

Stolle M, Sack PM, Thomasius R. Binge drinking im Kindes- und Jugendalter: Epidemiologie, Auswirkungen und Intervention. Deutsches Ärzteblatt 2009; 106 (19): 323–8.

Thomasius R. Mißbrauch flüchtiger Substanzen. In: Deutsche Hauptstelle gegen die Suchtgefahren (Hrsg). Jahrbuch Sucht 1992. Geesthacht: Neuland 1991; 82–93.

Thomasius R. Folgeerkrankungen der Schnüffelstoffe. In: Gölz J (Hrsg). Moderne Suchtmedizin. Stuttgart: Thieme 1998; C4.3, 1–6.

Thomasius R., Küstner UJ, Schulte-Markwort M, Riedesser P (Hrsg). Handbuch der Suchtstörungen im Kindes- und Jugendalter. Stuttgart: Schattauer 2009.

14 Drogennotfälle bei Frauen

Gerda Kaiser, Annemarie Unger und Gabriele Fischer

Während über Drogennotfälle im Allgemeinen reichlich internationale Literatur zu finden ist, werden genderspezifische Aspekte wenig berücksichtigt. Dabei bestehen bei Frauen andere Konsum- und Risikoverhalten sowie andere Komorbiditäten als bei Männern (Grilo et al. 1996; Kessler et al. 2005; Skodol et al. 1999; Verheul 2001). Die Anzahl von Drogennotfällen mit Todesfolge, insbesondere junger Menschen, hat in den letzten Jahren in Österreich wie auch in Griechenland, Luxemburg, Bulgarien, Lettland und den Niederlanden zugenommen (EBDD 2008). Es ist daher von besonderem wissenschaftlichen und praxisrelevantem Interesse die genderspezifischen Aspekte von Drogennotfällen zu untersuchen.

14.1 Epidemiologie

Substanz- und Alkoholkonsum sind noch immer weitgehend eine Männerdomäne; Männer dominieren beim Konsum von legalen und illegalen Substanzen und entwickeln etwa zwei- bis viermal häufiger Abhängigkeitserkrankungen (Zilbermann et al. 2003). Seit den 1990er Jahren steigt jedoch auch die Zahl der Suchtmittel konsumierenden Mädchen und jungen Frauen stetig an. Studien zeigen, dass es beim Nikotinkonsum von 12- bis 17-Jährigen keine geschlechterspezifischen Unterschiede mehr gibt (Hibell et al. 2003). Beim Konsum der Substanzen Kokain und Crack liegt der Anteil der Frauen sogar geringfügig über jenem der Männer. 2007 konsumierten rund 8,0% der US-Bürger (12 Jahre und älter) illegale Substanzen. Damit bleibt dieser Wert im Vergleich zu den Vorjahren konstant. 10,4% aller Männer und 5,8% aller Frauen sind Suchtmittelkonsumenten (National Survey on Drug Use and Health 2007). Bargagli et al. (2006) berichteten im Rahmen einer internationalen Studie, dass 10–23% der Todesfälle in acht europäischen Ballungszentren mit Opioidkonsum in Verbindung zu bringen sind. Der Anteil der verstorbenen Männer ist deutlich höher als der der Frauen und reichte von 69% in Wien bis zu 82% in Rom. Das durchschnittliche Alter der Verstorbenen lag in sechs Zentren bei 25–29 Jahren, in Dänemark und den Niederlanden bei über 30 Jahren. In Deutschland stieg die Zahl der Todesfälle aufgrund von Substanzmissbrauch im Jahr 2007 um 8% gegenüber 2006 an, wobei die Zahl der Konsumenten seit 2000 gleichgeblieben ist (Kinn et al. 2008). Jeder zehnte Notarzteinsatz wird in Ballungszentren in Deutschland durch eine Suchtmittelintoxikation verursacht. Bis zu einem Fünftel der Auslastung der internistischen Intensivstationen erfolgt durch die Belegung mit intoxikierten Patienten und Patientinnen (Krausz u. Haasen 2004).

14.2 Komorbiditäten bei suchtmittelabhängigen Frauen

14.2.1 Somatische Komorbiditäten

Unterernährung und Infekte führen zu einem schlechten körperlichen Allgemeinzustand, teils mit Abszessen und massiven Zahnproblemen. Weil viele Abhängige versuchen, zur Überbrückung auf andere Drogen zurückzugreifen, drohen komplexe Abhängigkeiten, sogenannte **Polytoxikomanien**. Zusammen mit der sozialen Entgleisung folgt bei Frauen oft mit zunehmender Arbeitsunfähigkeit die Prostitution (Hser et al. 1987).

Bei der Substanzeinnahme werden hygienische Regeln nicht eingehalten. Während Heroin selbst nicht organtoxisch ist, kommt es häufig über verschmutzte Injektionsnadeln zur Übertragung von Erkrankungen wie HIV und Hepatitis. Durch Unterschiede im Konsum- und Risikoverhalten (gemeinsamer Gebrauch von Injektionsnadeln, Geschlechtsverkehr ohne Kondom, Prostitution) sind Frauen gefährdeter als Männer sich mit **Infektionskrankheiten** anzustecken.

Frauen sind Ansteckungen mit Infektionskrankheiten wie HIV oder Hepatitis auch durch häufigen Partnerwechsel und unkritische Partnerwahl ausgesetzt (Franke u. Winkler 2001). Substanzabhängige Frauen leben häufig mit ebenfalls substanzabhängigen Partnern in einem Haushalt (Kosten et al. 1986).

> Frauen infizieren sich durch Teilen der Injektionsnadeln und ungeschützte sexuelle Kontakte häufiger mit HIV oder Hepatitiserregern als Männer.

Ein Anstieg der weiblichen HIV, Hepatitis B und C infizierten substanzabhängigen Personen in den letzten Jahren wird von der EBDD (2008) berichtet. In den 1980er Jahren war Aids in Deutschland noch überwiegend nur unter Männern verbreitet, 1996 betrafen schon 10,8 % der Erkrankungen Frauen. 2004 waren unter den neu diagnostizierten HIV-Infizierten 21 % Frauen (EMCDDA 2008). Dieser Anteil ist in den letzten Jahren weitgehend konstant. Rund ein Viertel der an Aids Erkrankten in den USA sind Frauen, eine von fünf Neuinfektionen findet sich bei Frauen. Die Infektionswege verlaufen bei HIV-Infektionen bei Männern in der Mehrzahl der Fälle durch Sexualkontakte, während die Ursache der Neuinfektionen bei Frauen zu gleichen Teilen auf Infektionen durch infizierte Nadeln und ungeschützten sexuellen Kontakt basiert (Center for Disease Control and Prevention 2005; Petry u. Bickel 2000).

Zu den Infektionskrankheiten zählen auch Übertragungen bakterieller Keime durch infektiöse Nadeln, die Endokarditiden verursachen; diese sind nur eine von mehreren **kardialen Folgeerkrankungen** von denen Substanzabhängige betroffen sein können.

Auch kardiovaskuläre Ereignisse als Folge der kokaininduzierten Vasokonstriktion haben geschlechterspezifische Unterschiede. Kokain ist in den USA die Droge, die am häufigsten zu stationären Aufnahmen im Rahmen von Notfällen führt. Durch die gefäßverengende Wirkung von Kokain kommt es zu einer Minderdurchblutung des Herzmuskels. Folgen sind Thoraxschmerzen, Herzrhythmusstörungen, Koronarspasmen, Angina pectoris und sogar bei jungen Menschen auftretende Herzinfarkte und Insulte. Nach internationalen

Studien sind mehr als ein Viertel der Myokardinfarkte auf Kokainabusus zurückzuführen (Mouhaffel et al. 1995). Alarmsignale bei Frauen sind häufig andere als bei Männern: Frauen klagen neben dem typischen Thoraxschmerz auch über starke Schmerzen im Bereich des Abdomens, über Übelkeit und Erbrechen (Milner et al. 2004).

Mögliche weitere Risikofaktoren für Notfallsituationen durch Kokainkonsum können hypertone Krisen, Arterienrisse, Schlaganfälle sowie epileptische Anfälle sein (Brown et al. 1992; Endress et al. 1992).

Spezielle Aufmerksamkeit sollte auch den kardialen Komplikationen von Opiaten und anderen Psychopharmaka gewidmet werden. Methadon, andere Opioide und Antipsychotika können sowohl in der Monotherapie, aber vor allem in der Kombinationstherapie, zu einer Veränderung der elektrischen Aktivität des Herzens im Sinne einer QTc-Prolongation führen, welche eine lebensbedrohliche Arrhythmie (Torsade de pointes) zur Folge haben kann (Katchman 2002). Frauen haben ein doppelt so hohes Risiko Herzrhythmusstörungen aufgrund von QTc-Zeitverlängerung zu entwickeln (Drici et al. 1996; Kääb et al. 2004). Vor allem bei bestehenden Komorbiditäten und daraus resultierendem Bedarf einer Kombinationstherapie sollte dies berücksichtigt werden.

Neben kardialen findet man auch häufig **hepatische Komplikationen**. Hier muss besonders auf die Folgeerkrankungen bei Patientinnen mit Alkoholabhängigkeit aufmerksam gemacht werden. Frauen, die vergleichbare Mengen Alkohol wie Männer trinken, entwickeln in einem vergleichbaren Zeitraum aufgrund von wesentlichen geschlechtsspezifischen Unterschieden deutlich früher toxische Leberschäden. Dieses Phänomen wird als „Teleskoping" bezeichnet (Brady u. Randall 1999; Franke u. Winkler 2001). Hepatitiden und die durch Alkohol bedingten Erkrankungen der Leber, Unfälle und Suizide führen insgesamt zur Abnahme der Lebenserwartung von alkoholabhängigen Frauen um ca. 15 Jahre (Smith et al. 1983).

> Bei kardialen und hepatischen Folgeerkrankungen sind geschlechtsspezifische Aspekte und Krankheitsverläufe zu beachten.

14.2.2 Psychiatrische Komorbiditäten

Frauen mit Substanzabhängigkeit weisen im Vergleich zu Männern einen höheren Grad an psychiatrischen Komorbiditäten vor allem bei affektiven Störungen, Angststörungen, Posttraumatischen Belastungsstörungen (PTSD), Essstörungen und Persönlichkeitsstörungen auf. So leiden mehr als 50 % aller opioidabhängigen Frauen unter einer Depression oder einer Angststörung (Kessler et al. 2005; Lipschitz et al. 2000; Schuckit et al. 1996; Skodol et al. 1999; Verheul 2001).

> Substanzabhängige Frauen leiden häufiger als Männer an einer psychiatrischen Komorbidität, wie z. B. einer affektiven Erkrankung. Der Behandlungserfolg bei Substanzabhängigkeit beruht auf der Diagnose, Behandlung und der Stabilisierung der psychiatrischen Komorbidität.

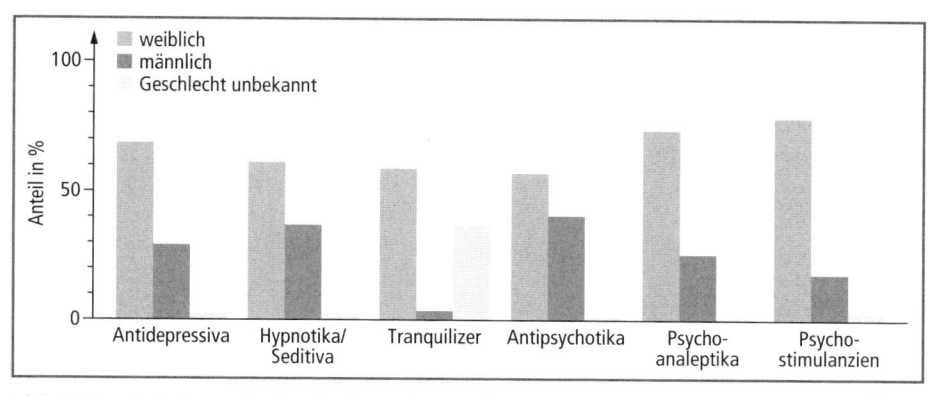

Abb. 14-1 Aufteilung der Psychopharmakaverordnungen nach Geschlecht in Prozent in Österreich 2008 (Quelle: IMS Health). Antidepressiva = Serotonin-Wiederaufnahmehemmer (SSRI), selektive Serotonin- und Noradrenalin-Wiederaufnahmehemmer (SNRI), Stimmungsstabilisatoren und andere.

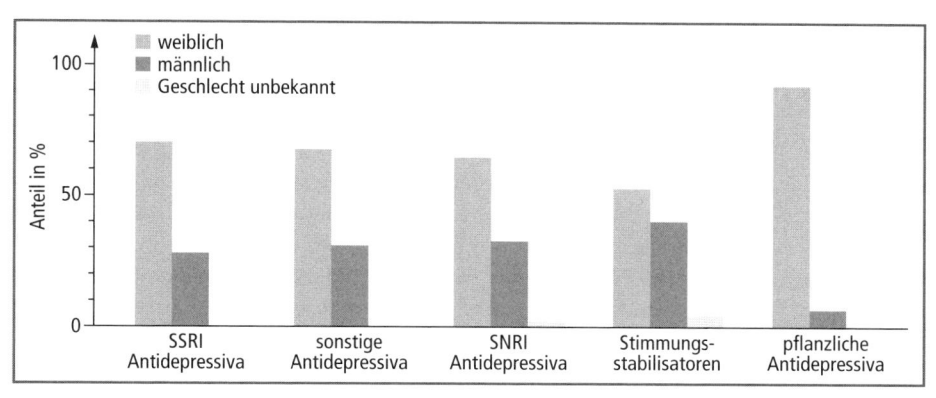

Abb. 14-2 Aufteilung der Verordnungen von Antidepressiva in Prozent in Östereich 2008 (Quelle: IMS Health).

Die Geschlechtsunterschiede im Bereich der **Depression** sind unter anderem auf biologische und psychosoziale Faktoren zurückzuführen. Bei Frauen mit psychosozialen Problemen wie geringer Bildung, Armut oder Arbeitslosigkeit treten häufiger Depressionen auf.
Europaweit werden mehr Psychopharmaka an Frauen verordnet als an Männer, wie Abbildung 14-1 am Beispiel Österreichs zeigt. Dort stehen die Antidepressiva bei Frauen im Spitzenfeld der Verordnungen (Abb. 14-2). Bei der Behandlung der Depression ist wichtig zu wissen, dass selektive Serotonin-Wiederaufnahmehemmer (SSRI) zu einem Anstieg des Opioidspiegels im Blut führen können; auch das kann Intoxikationen begünstigen. Belastende Lebenssituationen äußern sich häufig auch in Form von chroni-

schen Schmerzen, Anspannungszuständen und Schlafstörungen, dafür verordnete Schmerz- und Beruhigungsmittel können ebenfalls zu einer Abhängigkeit führen (s. Kap. 14.3.3, S. 209).

Aufgrund von Depressionen und der insgesamt hohen Rate an psychiatrischen Komorbiditäten ist die **Mortalität** bei substanzabhängigen Frauen erhöht. Gomberg (1989) berichtet, dass alkoholkranke Frauen fünfmal häufiger Suizidversuche begehen als nicht alkoholabhängige Frauen. Bei Frauen mit Abhängigkeit von Psychostimulanzien werden ebenfalls häufiger Suizidideen und Interventionen im psychiatrischen Bereich beschrieben.

14.3 Drogennotfälle – Risikofaktoren im Lebenszyklus der Frau

Der komplexe hormonelle Status der Frau und die Schwangerschaft spielen auch in Notfallsituationen eine große Rolle. Im Vergleich zu Männern sind Frauen im Durchschnitt älter, wenn sie mit dem Konsum illegaler Substanzen beginnen. Ihr Konsumverhalten wird durch genetische, psychologische und soziokulturelle Faktoren beeinflusst. Nicht zuletzt die Emanzipation der Frau hat dazu geführt, dass Frauen männliche Konsummuster übernehmen und vermehrt legale und illegale Substanzen konsumieren (Marshall 2000). Das Ausmaß an Verpflichtungen im Beruf, im Haushalt und in der Kindererziehung und die damit verbundenen sozialen Belastungen können Teil möglicher Ursachen für die Entwicklung einer Substanzabhängigkeit sein (Franke u. Winkler 2001).

Aus der nahezu doppelt so hohen Prävalenz von Komorbiditäten kann geschlossen werden, dass Substanz- oder Alkoholkonsum fälschlicherweise als „Copingstrategie" eingesetzt wird. Weitere geschlechtsspezifische Unterschiede zeigen sich in Bereichen wie Prognose, Therapie und Nachbetreuung (Brady u. Randall 1999).

14.3.1 Adoleszenz

Die Vulnerabilität in der Adoleszenz und dadurch bedingte hohe Prävalenzen psychiatrischer Komorbiditäten sowie Schwierigkeiten in der Schule und im sozialen Umfeld führen verstärkt zu einem frühen Suchteinstieg (Costello et al. 2003; Franke u. Winkler 2001; Marshall 2000; s. auch Kap. 13.1, S. 193). Obwohl Mädchen und junge Frauen nicht so früh exponiert sind wie Männer, sind sie bei Erstkonsum sukzessive jünger. In einem Survey 2007 wurde ein Beginn des Substanzkonsums bei Mädchen schon vor dem 15. Lebensjahr beschrieben. Vor allem der Erstkonsum von Kokain scheint bei jungen Mädchen früher stattzufinden (National Survey on Drug Use and Health 2007; Van Etten u. Anthony 1999).

Epidemiologische Unterschiede zeigen sich nicht nur im Bereich des Einstiegalters sondern auch im Bereich der geographischen Verhältnisse (ESPAD-Studie 2005). Im städtischen Bereich ist der Zugang zu illegalen Substanzen leichter. Im ländlichen Bereich dominiert der Alkoholkonsum. Der Eindruck der scheinbaren Zunahme der Anzahl intoxikierter junger Menschen entsteht – exemplarisch für Österreich – durch die veränderte Verteilung der Kompetenzen im Bereich der Versorgungseinrichtungen. So ist z. B. das

„Komasaufen" kein neues Phänomen. Bei gleichbleibender Gesamtzahl der betroffenen Jugendlichen steigt der Anteil an jungen Mädchen. Die Zuordnung der zuständigen Behandlungseinrichtungen hat sich verändert. Intoxikierte Jugendliche werden nicht mehr in die Notfallambulanzen gebracht, sondern in die Ambulanzen der Kinder- und Jugendheilkunde.

In der Adoleszenz spielt neben der genetischen Vulnerabilität auch eine mögliche Exposition in einem suchtpermissiven sozialen Milieu eine große Rolle. Es bestehen Hinweise, dass der mütterliche Konsum von Nikotin in der Schwangerschaft mit einer erhöhten Prävalenz des Aufmerksamkeitsdefizits-Hyperaktivitätssyndrom (ADHS) bei Jugendlichen in Zusammenhang steht. Jungen sind häufiger betroffen als Mädchen. Eine rechtzeitige Diagnose und Behandlung könnte als Präventionsmaßnahme einer späteren Abhängigkeitserkrankung dienen.

14.3.2 Reproduktive Phase

Ein Anstieg der Prävalenz von opiatabhängigen Frauen im gebärfähigen Alter wird in der Literatur beschrieben (Fischer et al. 2006), so sind zwei Drittel der Patientinnen in Drogenhilfeeinrichtungen Frauen im reproduktiven Alter (Winklbaur et al. 2008).

Aufgrund von hormonellen Einflüssen gibt es pharmakokinetische Unterschiede und unterschiedliche neuropsychologische Reaktionen bei Männern und Frauen in dieser Altersgruppe. Beispielhaft ist für die Kokainwirkung beschrieben, dass Männer rascher einen Peak-Level erreichen und die Wirkung schneller und intensiver spüren als Frauen. Obwohl es keine Unterschiede im subjektiven Erleben der Frauen gibt, gibt es Hinweise, dass je nach Phase des Menstruationszyklus der Peak-Plasma-Spiegel variiert und dass Frauen auf die physiologischen Effekte von Kokain, wie Herzfrequenzanstieg und Vasokonstriktion, sensibler reagieren als Männer. Diese Unterschiede könnten auch ein Erklärungsansatz für das **unterschiedliche Suchtverhalten der Geschlechter** sein (Lukas et al. 1996). Zubieta et al. (1999) berichten auch über eine höhere Bindungsaffinität von Opioiden bei Frauen aufgrund einer höheren Dichte von μ-Opioidrezeptoren vor allem in der Amygdala und im Hypothalamus des weiblichen Gehirns. Sie diskutieren, dass auch bei Suizidopfern eine hohe Dichte an μ-Opioidrezeptoren im Frontalkortex gefunden wurde, auch bei Patienten mit einer Major Depression könnten ähnliche physiologische Voraussetzungen erfüllt sein.

Der kontinuierliche Wechsel zwischen Entzug und Überdosierung sowie der schlechte Ernährungs- und Allgemeinzustand bei aktiv intravenös konsumierenden Frauen führt häufig zu Irritationen im **Menstruationszyklus** wie z. B. dem Auftreten einer Amenorrhö (Finkelstein et al. 1997). Wenn Frauen aber in regelmäßiger Erhaltungstherapie sind, treten aufgrund der Stabilisierung des neuroendokrinen und immunologischen Systems häufiger **Schwangerschaften** auf (Kreek u. Hartman 1982). Substanzabhängige Frauen beginnen eine Behandlung oftmals erst bei fortgeschrittener Schwangerschaft (De Leon u. Jainchill 1991). Um einen möglichst komplikationsfreien Schwangerschaftsverlauf zu gewährleisten, sollten Frauen so früh wie möglich engmaschig in ein multi-professionelles Behandlungssetting im Rahmen der Opioiderhaltungstherapie eingebunden werden. Häufig ist das Ziel der Frau – die Substanzfreiheit während der Schwangerschaft – illusionär gefärbt, weil eine anhaltende Abstinenz nicht durchführbar ist und Rückfälle eine Destabilisierung herbeiführen. Das Absetzen oder Entziehen von Opiaten ist in der Schwangerschaft aufgrund von negativen Auswirkungen auf das Kind kontraindiziert.

Die Schwangerschaft ist ein „Major Life Event" für jede Frau und geht mit tiefgreifenden psychosozialen, physiologischen und hormonellen Veränderungen einher. Sie schützt nicht vor Depression wie weit verbreitet angenommen, sondern stellt vielmehr eine Zeit des erhöhten Risikos für eine Erstmanifestation sowie auch einen Rückfall dar (Bergemann et al. 2007). Das Absetzen einer bestehenden antidepressiven Therapie während der Schwangerschaft birgt ein deutliches Risiko für eine Exazerbation der Symptomatik bzw. für das Auftreten eines Rückfalls wie in zahlreichen Studien belegt werden konnte (Cohen et al. 2006; Lamberg 2005). Allerdings sollte insgesamt, nach vorsichtiger Risiko-Nutzen-Abwägung, das Ziel verfolgt werden in der Schwangerschaft so wenig Psychopharmaka wie möglich zu verordnen.

Tab. 14-1 Drogennotfälle in der Schwangerschaft.

Substanz	Notfallsituationen und Komplikationen bei Mutter und Kind
Opioide	• vorzeitige Wehen • vorzeitiger Blasensprung • Preeklampsie • Spontanabort • Frühgeburt • Infektionskrankheiten des Fötus • Fehlbildungen • plötzlicher Säuglingstod (SIDS)
Kokain, Amphetamine	• reduzierte Plazentadurchblutung • vorzeitige Wehen • vorzeitiger Blasensprung • vorzeitige Plazentalösung • Plazentainsuffizienz • fetale Tachykardie • fetale Hypertension • intratuteriner Fruchttod • Uterusruptur • Frühgeburt • Hypoxie des Fötus • fetale Missbildungen

Tab. 14-1 (Fortsetzung)

Substanz	Notfallsituationen und Komplikationen bei Mutter und Kind
Alkohol	• Blutungsrisiko • Frühgeburt • Thromboserisiko • Spontanabort • niedriges Geburtsgewicht • Minderwuchs • Fehlbildungen im Gesichtsbereich (z. B. Gaumenspalte) • Fehlbildungen innerer Organe (z. B. Herzfehler) • Auffälligkeiten des Genitales und der Harnwege
Nikotin	• Extrauterinschwangerschaft • Plazentalösung • Frühgeburt • vorzeitiger Blasensprung • Frühgeburt • Thromboserisiko • Spontanabort • Minderwuchs • niedriges Geburtsgewicht • geringes Geburtsgewicht • kleinerer Kopfumfang • vermindertes Längenwachstum • plötzlicher Säuglingstod (SIDS)

Substanzkonsum während der Schwangerschaft kann zu verschiedenen Notfallsituationen führen. Eine Übersicht findet sich in Tabelle 14-1.

14.3.3 Perimenopausale und postmenopausale Phase

Viele der in der reproduktiven Lebensphase beschriebenen Risikofaktoren für Drogennotfälle treffen auch in der perimenopausalen und postmenopausalen Lebensphase der Frau zu. Frauen und ältere Menschen bekommen mehr psychotrope Medikamente verordnet und gebrauchen diese auch häufiger. Laut EBDD (2008) stieg zwischen 2002 und 2005 der Anteil der über 50-jährigen Opioidabhängigen in Europa von 8,6 % auf 17,6 % an. Im Jahr 2007 nahmen laut National Survey on Drug Use and Health 4,1 % der 55- bis 59-Jährigen in den USA illegale Substanzen.

Frauen erfahren in dieser Lebensphase durch den Verlust des Partners und die

Veränderung der Lebensumstände durch Loslösen der Kinder, Arbeitsverlust, Scheidung, Pensionierung, körperliche Beeinträchtigungen, somatische Erkrankungen etc. große Belastungen und reagieren zunehmend mit Alkohol- und/oder Medikamentenabhängigkeiten. Häufig äußern sich Belastungen auch in Form eines chronischen Schmerzsyndroms oder Schlafstörungen. Als Konsequenz werden den Betroffenen mit zunehmendem Alter vermehrt Beruhigungs- und Schmerzmittel ärztlich verordnet, die wiederum zur Abhängigkeit führen können. **Medikamentenabhängigkeit** ist in Deutschland mit 1,4 Millionen ähnlich häufig wie die Abhängigkeit von Alkohol, wobei die Zahlen sicher aufgrund der hohen Dunkelziffer deutlich höher liegen. Ein Viertel der verschreibungspflichtigen Medikamente in den USA werden mit den Indikationen chronischer Schmerz, Schlaflosigkeit, Spannungszustände an ältere Patienten verschrieben. 11 % der älteren Frauen weisen einen Missbrauch der verschreibungspflichtigen Medikamente auf (Simoni-Wastila u. Yang 2006). Suchterkrankungen bei älteren Menschen bleiben häufig unerkannt bzw. werden falsch diagnostiziert (Gossop u. Moos 2008).

14.4 Therapie und Ausblick

Beim akuten Drogennotfall wird geschlechtsunabhängig gehandelt. Die Therapie von Drogennotfällen folgt den Regeln der Notfallmedizin mit Basismaßnahmen wie Stabilisierung der Vitalfunktionen und Transport in eine Notfalleinrichtung (s. Kap. 2.4, S. 20).

Wenn die Patientinnen noch ansprechbar sind und vor allem auch bei Intoxikationen mit psychoaktiven Substanzen sind Drogennotfälle **psychiatrische Notfälle** (Krausz u. Haasen 2004). Die unzureichende Beteiligung von Psychiatern im Management von Drogennotfällen sowohl in der Jugend- als auch in der Erwachsenenpsychiatrie führt zu einer mangelnden Aufdeckung der psychiatrischen Komorbiditäten, vor allem wenn Frauen nach der Entgiftung sofort wieder entlassen werden. Ein Beobachtungszeitraum von mehr als 24 Stunden sollte nach einem Drogennotfall gewährleistet sein. Die psychiatrische Versorgung von jungen Mädchen ist aufgrund von Hochrisikoverhalten in Bezug auf Sexualität und Substanzkonsum (ungewollte Schwangerschaften, erhöhtes Übertragungsrisiko von Geschlechtskrankheiten, Gewalt in der Partnerschaft, koabhängige Partner, sexueller Missbrauch in der Anamnese) im Setting der Kinder- und Jugendheilkunde häufig nicht adäquat durchführbar. Hier wäre das Fach der Kinder und Jugendpsychiatrie straffer mit einzubeziehen.

Es besteht ein Bedarf an spezialisierten Einrichtungen für Mädchen und Frauen mit Substanzabhängigkeit. Fachärzte und -ärztinnen, vor allem solche die eine Spezialkompetenz im Suchtbereich aufweisen, fehlen sowohl in der Erwachsenenpsychiatrie als auch in der Kinder- und Jugendpsychiatrie. Diese Spezialisierung wird beispielsweise in den angloamerikanischen Ländern als eigene Zusatzausbildung „Addiction Medicine" angeboten. Die Herausforderungen für Kinder- und Jugendpsychiater in diesem Bereich sind aufgrund gesellschaftlicher Veränderungen und der Veränderung von familiären Strukturen groß. Es kommt vor allem bei

Mädchen zu einer sozialen Pseudoreife und die Grenzen zwischen Erwachsenen und Jugendlichen verschwimmen.

Vor allem im Bereich der affektiven Störungen ist darauf aufmerksam zu machen, dass der Behandlungserfolg der Suchterkrankung auf die Diagnostizierung und die Stabilisierung der Komorbidität aufbaut (Fitzsimons et al. 2007). Neue Zulassungen für Antipsychotika als Phasenprophylaxe von affektiven Störungen können aufgrund von Kombinationen mit Opioiden zu einem erhöhten Risiko für das Auftreten von QTc-Zeit-Verlängerungen führen. Hier ist speziell das Risiko für Frauen erhöht. Insgesamt haben Geschlechtsunterschiede auch im Rahmen der Absorption, der Verteilung, der Elimination von Substanzen und der Verstoffwechslung von Substanzen und Medikamenten Auswirkungen auf ihre Wirkung.

Das **Stigma der Suchterkrankung** ist bei Frauen deutlich höher ausgeprägt als bei Männern. Frauen schämen sich häufig für ihre Substanzabhängigkeit und suchen daher die entsprechenden Einrichtungen später und seltener auf, was aufgrund mangelnder Präventionsmaßnahmen Auswirkungen auf die Anzahl der Drogennotfälle haben kann.

Bei psychiatrischen Notfällen wie substanzassoziierten akuten Psychosen oder Manien ist eine stationäre Aufnahme die Regel, wobei Substanzabhängige häufig aufgrund von Vorurteilen und Stigmatisierung auf die Warteliste von stationären Programmen verwiesen werden.

> Substanzabhängige gebärfähige Frauen müssen in der **Schwangerschaft** und postpartal generell als Risikopatientinnen eingestuft werden. Um Komplikationen vorzubeugen, sollten sie zur Betreuung in eine Spezialeinrichtung mit Geburtshilfe und Neonatologie eingewiesen werden.

Um Komplikationen im dritten Trimenon der Schwangerschaft zu vermeiden, sollte aufgrund der Enzyminduktion eine Dosissteigerung bzw. Dosierungsaufteilung der Opioide ins Auge gefasst werden, insbesondere da auch keine positive Korrelation zwischen der Höhe der mittleren Dosierung des Opioids zum Geburtszeitpunkt und der Schwere des neonatalen Entzugssyndroms nachgewiesen werden konnte (Fischer et al. 2006). Die Komplikation des Neugeborenen, das **neonatale Entzugssyndrom**, sollte mit oralen Morphintropfen behandelt werden (Osborn et al. 2005). Der adäquate Umgang in einem geeigneten Mutter-Kind-Setting schon während der Schwangerschaft und nach der Geburt sollte als Primärprävention dienen. Man sollte idealerweise die jungen Mütter mit dem Neugeborenen postpartal stationär führen, nicht nur um das Bonding zu verbessern, sondern auch aus einem sozialtherapeutischen Aspekt heraus, damit sich die jungen Mütter auf die neue Lebenssituation besser einstellen können und um eventuellen Notfällen vorzubeugen.

Diese Entwicklungen zeigen einen erhöhten Bedarf an geschlechtsspezifischer Prävention und Aufklärung sowie frühzeitiger Diagnose von psychiatrischen Erkrankungen und deren adäquater Behandlung auf, um die Anzahl der Drogennotfälle und deren Komplikationen einzudämmen.

Literatur

Bargagli AM, Hickman M, Davoli M, Peducci CA, Schifano P, Buster M, Brugal T, Vicente J for the COSMO European Group. Drug-related mortality and its impact on adult mortality in eight European countries. Eur J Public Health 2006; 16(2): 198–202.

Bergemann N. Antidepressive Therapie: Besonderheiten in der Schwangerschaft und Stillzeit. Der Neurologe & Psychiater 2007; 8: 34–41.

Brady KT, Randall CL. Gender differences in substance use disorders. Psychiatr Clin North Am 1999; 22(2): 241–52.

Brown E, Prager J, Lee HY, Ramsey RG. CNS complications of cocaine abuse: prevalence, pathophysiology, and neuroradiology. Am J Roentgenol 1992; 159(1): 137–47.

Center for Disease Control and Prevention. HIV/AIDS Surveillance report, 2005. Vol. 17. http://www.cdc.gov/hiv/topics/surveillance/resources/reports/2005report/pdf/2005SurveillanceReport.pdf (download 27.01.2009).

Cohen LS, Altshuler LL, Harlow BL, Nonacs R, Newport DJ, Vguera AC, Suri R, Burt VK, Hendrick V, Reminick AM, Loughead A, Vitonis AF, Stowe ZN. Relapse of major depression during pregnancy in women who maintain or discontinue antidepressant treatment. JAMA 2006; 295: 499–507.

Costello EJ, Mustillo S, Erkanli A, Keeler G, Angold A. Prevalence and development of psychiatric disorders in childhood and adolescence. Gen Arch Psychiatry 2003; 60(8): 837–44.

De Leon G, Jainchill N. Residential therapeutic communities for female substance abusers. Bull N Y Acad Med. 1991; 67(3): 277–90.

Drici MD, Burklow TR, Haridasse V, Glazer RI, Woosley RL. Sex hormones prolong the QT interval and downregulate potassium channel expression in the rabbit heart. Circulation 1996; 94(6): 1471–4.

Endress C, Gray DG, Wollschlaeger G. Bowel ischemia and perforation after cocaine use. Am J Roentgenol 1992; 159(1): 73–5.

ESPAD AUSTRIA 2003. Europäische Schüler und Schülerinnenstudie zu Alkohol und anderen Drogen. Band 1. Forschungsbericht Ludwig-Boltzmann-Institut für Suchtforschung (LBISucht) in Kooperation mit dem Institut für Sozial- und Gesundheitspsychologie (ISG) Wien, Dezember 2005 gefördert durch das Bundesministerium für Gesundheit und Frauen.

Europäische Beobachtungsstelle für Drogen und Drogensucht (EBDD). Stand der Drogenproblematik in Europa, Jahresbericht 2008. http://www.dbdd.de/Download/dbdd/EMCDDA_AR08_en.pdf (download 27.01.2009).

European Monitoring Center for Drugs and Drugaddiction (EMCDDA). http://www.emcdda.europa.eu/themes/drug-situation/de/diseases (download 26.01.2009).

Finkelstein N, Kennedy C, Alexandria VA. Gender specific substance abuse treatment. Alexandria, VA: National Women's Resource Center; Center for Substance Abuse Prevention/Substance Abuse & Mental Health Services Administration 1997.

Fischer G, Ortner R, Rohrmeister K, Jagsch R, Baewert A, Langer M, Aschauer H. Methadone versus buprenorphine in pregnant addicts: a double-blind, double-dummy comparison study. Addiction 2006; 101(2): 275–81.

Fitzsimons HE, Tuten M, Vaidya V, Jones HE. Mood disorders affect drug treatment success of drug-dependent pregnant women. J Subst Abuse Treat 2007; 32: 19–25.

Franke A, Winkler K. Störungen im Zusammenhang mit psychotropen Substanzen. In: Franke A, Kämmerer A (Hrsg). Klinische Psychologie der Frau. Göttingen: Hogrefe 2001; 91–140.

Gomberg ES. Suicide risk among women with alcohol problems. Am J Publ Health 1989; 79(10): 1363–5.

Gossop M, Moos R. Substance misuse among older adults: a neglected but treatable problem. Addiction 2008; 103: 347–8.

Grilo CM, Becker DF, Fehon DC, Walker ML, Edell WS, McGlashan TH. Gender differences in personality disorders in psychiatrically hospitalized adolescents. Am J Psychiatry 1996; 153: 1089–91.

Hibell B, Andersson B, Bjarnason T, Ahlström S, Balakireva O, Kokkevi A, Morgan M. The ESPAD Report 2003. Alcohol and Other Drug Use Among Students in 35 European Countries. http://www.espad.org/sa/node.asp?node=641 (download 31.01.2009).

Hser YI, Anglin MD, Booth MW. Sex differences in addict careers. Am J Drug Alcohol Abuse 1987; 13: 231–51.

Kääb S, Pfeufer A, Hinterseer M, Näbauer M, Schulze-Bahr E. Long QT syndrome. Why does sex matter? Z Kardiol 2004; 93(9): 641–5.

Katchman AN, McGroary KA, Kilborn MJ, Kornick CA, Manfredi PL, Woosley RL, Ebert SN. Influence of opioid agonists on cardiac human ether-a-go-go-related gene K(+) currents. J Pharmacol Exp Ther 2002; 303: 688–94.

Kessler RC, Chiu WT, Demler O, Merikangas KR, Walters EE. Prevalence, severity and comorbidity of 12 month DSM-IV disorders in the national comorbidity survey replication. Arch Gen Psychiatry 2005; 62(6): 617–27.

Kinn M, Holzbach R, Pajonk FG. Substanceabuse related emergencies – illegal drugs, part I. Anasthesiol Intensivmed Notfallmed Schmerzther 2008; 43(11–12): 746–53.

Kosten TR, Raunsaville BJ, Kleber HD. Ethnic and gender differences among opiate addicts. Int J Addic 1986; 20(8): 1143–62.

Krausz M, Haasen C. Kompendium Sucht. Stuttgart: Thieme 2004.

Kreek MJ, Hartman N. Chronic use of opioids and antipsychotic drugs: side effects, effects on endogenous opiois, and toxicity. Ann N Y Acad Sci 1982; 398: 151–72.

Lamberg L. Risks and benefits key to psychotropic use during pregnancy and postpartum period. JAMA 2005; 294: 1604–8.

Lipschitz DS, Grilo CM, Fehon D, McGlashan TM, Southwick SM. Gender differences in the associations between posttraumatic stress symptoms and problematic substance use in psychiatric inpatient adolescents. J Nerv Ment Dis 2000; 188(6): 349–56.

Lukas SE, Sholar M, Lundahl LH, Lamas X, Kouri E, Wines JD, Kragie L, Mendelson JH. Sex differences in plasma cocaine levels and subjective effects after acute cocaine administration in human volunteers. Psychopharmacology (Berl) 1996; 125(4): 346–54.

Marshall J. Alcohol and drug misuse in women. In: Kohen D (Hrsg). Women and Mental Health. London: Routledge 2000; 198–217.

Milner KA, Vaccarino V, Arnold AL, Funk M, Goldberg RJ. Gender and age differences in chief complaints of acute myocardial infarction (Worcester Heart Attack Study). Am J Cardiol 2004; 93(5): 606–8.

Mouhaffel AH, Madu EC, Satmary WA, Fraker T. Cardiovascular complications of cocaine. Chest 1995; 107: 1426–34.

Osborn DA, Cole MJ, Jeffrey HE. Opiate treatment for opiate withdrawal in newborn infants. The Cochrane Database of Systematic Reviews 2005, Issue 3. Art. No.: CD002059. http://www.cochrane.org/reviews/en/ab002059.html (download 31.01.2009).

Petry NM, Bickel WK. Gender differences in hostility of opioid dependent outpatient role in early treatment termination. Drug Alcohol Depend 2000; 58(1–2): 27–33.

Smith EM, Cloninger CR, Bradford S. Predictors of mortality in alcoholic women: prospective follow-up study. Alcohol Clin Exp Res 1983; 7(2): 237–243.

Schuckit MA, Jayson ET, Anthelli RM, Buchholz KK, Hesselbrock VM, Nurnberger JI. Anorexia nervosa and Bulimia nervosa in alcohol dependent men and women and their relatives. Am J Psychiatry 1996; 15: 374–82.

Simoni-Wastila L, Yang HW. Psychoactive drug use in older adults. Am J Geriatr Pharmacother 2006; 494: 380–94.

Skodol AE, Oldham JM, Gallaher PE. Axis II Comorbidity of Substance Use among Patients referred for Treatment of Personality Disorders. Am J Psychiatry 1999; 156: 733–8.

Substance Abuse and Mental Health Services Administration. Results from the 2007 National Survey on Drug Use and Health: National Findings. http://www.oas.samhsa.gov/nsduh/2k7nsduh/2k7Results.pdf (download 27.01.2009).

Van Etten ML, Anthony JC. Comparative epidemiology of initial drug opportunities and transitions to first use: marijuana, cocaine, hallucinogens and heroin. Drug Alcohol Dep 1999; 54: 117–25.

Verheul R. Co-morbidity of personality disorders in individuals with substance use disorders. European Psychiatry 2001; 274–82.

Winklbaur B, Kopf N, Ebner N, Jung E, Thau K, Fischer G. Treating pregnant women dependent on opioids is not the same as treating pregnancy and opioid dependence: a knowledge synthesis for better treatment for women and neonates. Addiction 2008; 103: 1429–40.

Zilbermann M, Tavares H, el-Guebaly N. Gender similarities and differences: the prevalence and course of alcohol and other substance-related disorders. J Addict Dis 2003; 22(4): 61–74.

Zubieta JK, Dannals RF, Frost JJ. Gender and age influences on human brain mu-opioid receptor binding red by PET. Am J Psychiatry 1999; 156: 842–8.

Teil IV
Notfallmanagement

15 Fertigkeiten und Fähigkeiten des Notfalldienstes

Andreas Ammann[†] und Wolfgang Ummenhofer

In Anlehnung an den unter Notfalldiagnostik (Kap. 2.4, S. 20) eingeführten diagnostisch-therapeutischen Stufenplan werden in diesem Abschnitt die benötigten Fertigkeiten und Fähigkeiten des Notfalldienstes im Detail erklärt. Um die Rettungskette vernünftig zu strukturieren, muss definiert sein, was Laien, Hausärzte und professionelle Rettungsteams für die entsprechende Patienten-Zielgruppe zum jeweiligen Zeitpunkt tun sollen. Auch für die eigentlichen „Profiretter" (Rettungssanitäter, Dienstarzt/Notfallarzt, Notarzt, Krankenhausarzt) werden die nötigen Skills (Fertigkeiten und Fähigkeiten) gemäß primärem und sekundärem ABCDE in BLS und ALS aufgeteilt und nach Funktion, Anforderungen und Spezialausbildung aufgeschlüsselt. Die benötigten Kompetenzen zum Management eines Drogennotfalls sind im Vergleich zum „normalen" Notfall insofern komplexer, als das „Drogennotfall-ABC" neben einem breiten praktischen Wissen und spezifischen Fertigkeiten zusätzlich eine breite und spezialisierte Palette an theoretischem Wissen über Intoxikationen und mögliche Toxidrome umfasst. Unterschiede in Ausbildung und Funktion sind für unterschiedliche Länder, eventuell auch für unterschiedliche Rettungsdienste wahrscheinlich. Wichtig ist, dass die jeweiligen Leistungserbringer eine ihrer Ausbildung und ihrer Kompetenz entsprechende zielgerichtete Erstversorgung des Drogenpatienten bewerkstelligen können.

Ein Drogennotfall ist in erster Linie ein Notfall. Deswegen wird er wie jeder andere Notfall auch nach dem **ABCDE** angegangen: ABCDE stehen für „Atemweg, Belüftung, Zirkulation, Disability (Neurologie) und Environment und Exposure (Umgebungsfaktoren/Entkleiden)". Die Abfolge von diagnostischen und therapeutischen Schritten ist durch die Buchstabenabfolge hierarchisch vorgegeben. Dies vereinfacht das Notfallmanagement für die Retter enorm und garantiert ein lückenloses und prioritätengerechtes Angehen der Situation. Die benötigten Fertigkeiten und Fähigkeiten zur Bewältigung eines Drogennotfalls unterscheiden sich demnach nicht von denjenigen, welche man zum Management jedes anderen Notfalls, z. B. eines akuten Koronarsyndroms, benötigt.

Die Maßnahmen des **Basic Life Support** (**BLS**) (Basismaßnahmen) beschreiben lebensrettende Sofortmaßnahmen, welche ohne oder mit wenig invasiven Hilfsmitteln durchgeführt werden können. Vereinfacht umfassen sie folgende drei Elemente:
- Die Freilegung des Atemweges,
- die Beatmung und
- die Thoraxkompression.

Ihr Ziel ist die Versorgung der lebenswichtigen Organe mit Sauerstoff. Basismaß-

Tab. 15-1 Für den Notfalldienst benötigte Fähigkeiten und Fertigkeiten, BLS- und ALS-Maßnahmen (mod. nach: Osterwalder 2006, S. 622).

	betroffenes Organsystem	lebensbedrohlicher Zustand	Primäres ABCDE (für jeden Dienst- oder Notfallarzt) Basismaßnahmen (BLS)	Sekundäres ABCDE (zusätzlich für Notarzt mit Spezialausbildung) erweiterte Maßnahmen (ALS)
A	Atemweg/ Halswirbelsäule	verlegter oberer Atemweg Patient nicht ansprechbar, Halswirbelsäule verletzt	• Freimachen • nichtinvasive Atemwegshilfen • Seitenlagerung • Absaugen • HWS stabilisieren	• Intubation
B	Belüftung/ Oxygenation	insuffiziente oder fehlende Belüftung	• Sauerstoffgabe • Beatmung (Maske/Beutel)	• Intubation • Ventilation
C	Kreislauf	insuffiziente oder fehlende Zirkulation	• Herzmassage • Blutstillung	• i.v. Zugang • Verabreichen von „Notfallmedikamenten" • Volumentherapie • erweitertes Monitoring
D	Defibrillator	defibrillierbarer Rhythmus	• AED (Laien)	• manueller Defibrillator mit Quick-Look
	Disability (Neurologie)	• verminderter GCS-Wert • zerebrale Krämpfe • Halbseitensymptomatik	• Ansprechbarkeit • Atemwegsmanagement • Krampfprophylaxe/Therapie	• Neurostatus (grob) • Blutzuckermessung • Antidota
	Differenzialdiagnosen			• Toxidrome • Leitsymptome
E	Environment/ Exposure (Umgebung/ Entkleiden)	• Hypo-/Hyperthermie • externe Blutung • Zusatzverletzungen	• Umgebungsschutz (Kühlen/Wärmen) • Blutstillung	• Bodycheck (Ganzkörperuntersuchung) • Repositionen

nahmen sollten von jedermann durchgeführt werden können; Passanten als Laienretter, aber natürlich auch Rettungssanitäter und Notärzte müssen diese Maßnahmen beherrschen.

Die erweiterten Maßnahmen des **Advanced Life Support (ALS)** ergänzen und erweitern die Basismaßnahmen. Ihr Ziel ist die Stabilisierung der Vitalparameter, die Korrektur spezifischer Ursachen und die Wiederherstellung eines adäquaten Kreislaufs. Im Rahmen des erweiterten ABCDEs werden die einzelnen Elemente erneut überprüft und es wird jeweils versucht, die vorbestehende Diagnostik und Therapie zu verbessern und auszubauen. Die Durchführung von ALS-Maßnahmen soll wegen der hohen Komplikationsrate invasiver Techniken professionellen Kräften mit spezieller Ausbildung in Herz-Lungen-Wiederbelebung und Notfallmedizin vorbehalten sein. Da ALS-Interventionen nur wirksam sind, wenn zuvor korrekte BLS-Maßnahmen durchgeführt wurden, hat sich im Verlauf der zurückliegenden Guideline-Revisionen eine stetige Verschiebung der Gewichtung von ALS zugunsten BLS-Maßnahmen vollzogen.

Jeder einzelne Punkt (Buchstabe) des primären und sekundären ABCDE-Schemas besteht aus zwei Schritten. Erster Schritt ist die **Prüfung und Beurteilung (Assessment)** der Organfunktion und ein Suchen nach bzw. Ausschluss eines lebensbedrohlichen Zustands. Zweiter Schritt ist die entsprechende **Therapie**, zunächst als Basis-, dann ggf. als erweiterte Maßnahme, wobei die jeweils gefundene Störung behandelt und stabilisiert wird. Sowohl für den Schritt der Überprüfung als auch für den Schritt der Therapie sind spezielle Fertigkeiten und Fähigkeiten notwendig (Tab. 15-1).

15.1 ABCDE-orientierte Fähigkeiten und Fertigkeiten (Skills) für BLS und ALS

15.1.1 A: Atemweg

Bei Drogennotfällen, kommt es als Folge eines verminderten Bewusstseins mit Tonusverlust häufig zur Verlegung des Atemwegs.

BLS (Basic Life Support) bei verlegtem oberem Atemweg

Beurteilung

Man unterscheidet den oberen vom unteren Atemweg. Der obere Atemweg erstreckt sich von Mund und Nase bis zum Eingang der Luftröhre. Im Rahmen von Bewusstseinsminderung mit fehlenden Schutzreflexen und fehlendem Tonus der Rachenmuskulatur kommt es zu einer Verlegung des oberen Atemwegs durch die zurückgefallene eigene Zunge (Abb. 15-1). Hinzu

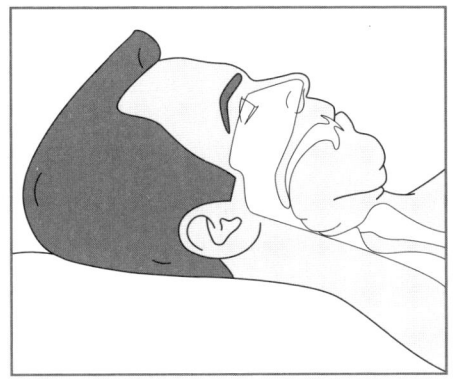

Abb. 15-1 Obstruktion des Hypopharynx durch die Zunge. Bei Bewusstlosen mit in gebeugter oder mittlerer Position gelagertem Kopf sinkt die Zunge zurück und verlegt den Kehlkopfeingang.

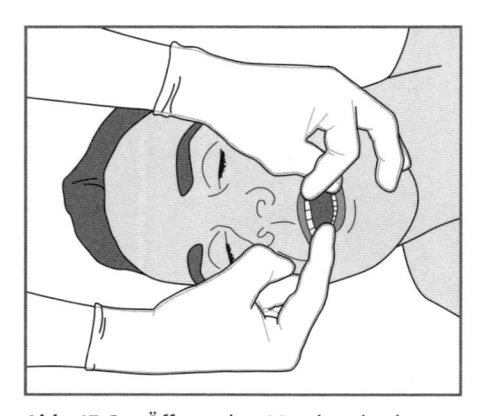

Abb. 15-2 Öffnen des Mundes durch „gekreuzte Finger". Die Finger einer Hand werden gekreuzt und halten den Mund offen, mit dem Finger der anderen Hand kann dann die Mundhöhle ausgewischt werden.

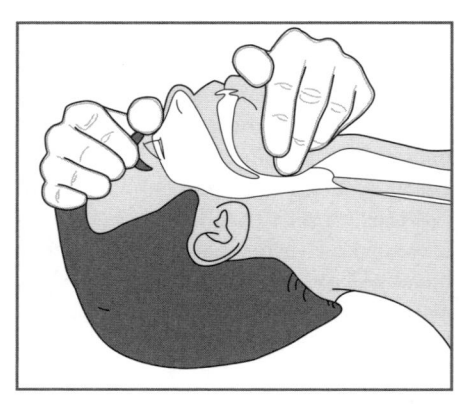

Abb. 15-3 Head-Tilt-/Chin-Lift–Manöver. Der Kopf wird mit einer Hand nackenwärts überstreckt, die andere Hand umfasst das Kinn und schließt den Mund.

können Verlegungen durch Erbrochenes und/oder durch Fremdkörper (z. B. Zahnprothesen) kommen. Bei fehlenden Schutzreflexen des Rachens besteht erhöhte Aspirationsgefahr.

Eine Beurteilung des Atemweges umfasst die Inspektion des Rachens sowie die Auskultation mit bloßem Ohr.

- **Inspektion des Atemwegs:** Hierfür wird der Mund geöffnet (kann durch „gekreuzte Finger" einer Hand erfolgen, vgl. Abb. 15-2) und der Mund inspiziert (Vorsicht vor Zubeißen durch den Patienten und vor Manipulationen im Rachen; bei teilweise erhaltenen Reflexen kann dadurch Erbrechen ausgelöst werden). Für Laien nicht mehr empfohlen.
- **Auskultation mit dem Ohr:** Es wird nach atemsynchronen Geräuschen (Stridor) als Zeichen von Turbulenzen durch Obstruktion (Verlegung) gesucht. Ein **inspiratorischer Stridor** wird durch ein extrathorakales Hindernis (Zunge, Erbrochenes, Fremdkörper im Rachen) erzeugt, ein **expiratorischer Stridor** entsteht durch einen intrathorakalen Prozess (z. B. Atemwegsobstruktion im Rahmen eines Asthmaanfalls).

Bei freiem Atemweg erfolgt der Übergang zum Buchstaben „B" (Breathing/Belüftung): Nun muss die Belüftung (Atmung) beurteilt werden (s. Kap. 15.1.2, S. 224).

Bei verlegtem Atemweg kann die Luft, trotz eventuell noch vorhandener Atemmechanik, nicht zirkulieren. Hierzu ist sowohl ein freier Atemweg als auch eine intakte Atemmechanik notwendig. Ist der Patient komatös, so hat er mit höchster Wahrscheinlichkeit einen verlegten Atemweg und bei fehlenden Rachen- und Schutzreflexen zusätzlich eine hohe Aspirationsgefahr.

Therapie

Folgende Punkte sind beim **Freilegen des oberen Atemwegs** zu beachten:

- **Head-Tilt/Chin-Lift:** Dieses Manöver umfasst die Reklination des Kopfes und das Anheben des Kinns (Abb. 15-3). Bei Verdacht auf eine mögliche Verletzung der Halswirbelsäule soll wegen der Gefahr von Dislokationen von Halswirbelknochen mit möglichem Folgetrauma des Rückenmarks und Gefahr der Querschnittslähmung das „Head-Tilt"-Manöver nicht durchgeführt werden. Der „Chin-Lift" kann durchgeführt werden, wenn die Halswirbelsäule in der Neutralposition gehalten wird. Wird der „Chin-Lift" mit zwei Händen durchgeführt und dabei der Unterkiefer anteluxiert, so spricht man vom **Esmarch-Handgriff** (Abb. 15-4).

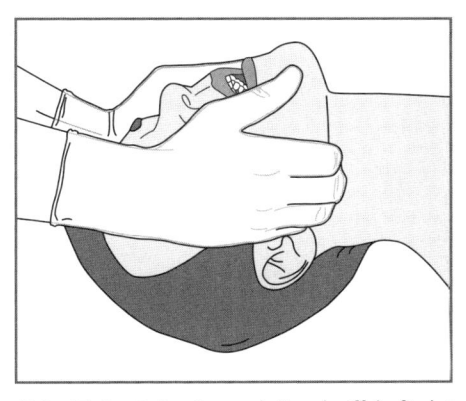

Abb. 15-4 Beim Esmarch-Handgriff befindet sich der Helfer hinter dem Kopf des Patienten und umfasst mit den Fingern beide Kieferwinkel, seine Daumen liegen dabei am Kinn. Der Unterkiefer wird so lange nach vorne geschoben, bis sich die untere Zahnreihe vor der oberen befindet. Nun wird der Mund geöffnet, indem der Helfer die Unterlippe mit dem Daumen herabzieht.

> **Tipp für die Praxis:** Beim Esmarch-Handgriff sollten die Zähne des Unterkiefers vor die Zähne des Oberkiefers geschoben und so fixiert werden.

- Befinden sich sicht- oder hörbar Sekret oder Erbrochenes im Rachen, so sollte dies mit einer **Absaugpumpe** (falls vorhanden) sorgfältig abgesaugt werden. Zu beachten ist dabei, dass dadurch erneutes Würgen und Erbrechen, aber auch Bradykardien (Reizung des Nervus vagus) ausgelöst werden können. Nicht mit den bloßen Fingern im Mund manipulieren! Achtung vor Zubeißen, nur direkt sichtbare, größere Fremdkörper entfernen! Für Laien ohne Hilfsmittel wird das Entfernen von Fremdkörpern nicht mehr empfohlen, weil es ohnehin ohne geeignete Ausrüstung nicht möglich ist.

- **Seitenlagerung:** Bei intakter Atmung und Kreislauf soll der Patient in eine stabile Seitenlage (Bewusstlosenlagerung) gebracht werden. Ohne HWS-Läsion ist der Kopf dabei leicht überstreckt, das Kinn nach vorne angehoben und die Mundöffnung bodenwärts orientiert, um den oberen Atemweg in spontan offener Position zu halten und Abfließen von Sekret zu ermöglichen (Abb. 15-5). Bei Atem- und/oder Herz-Kreislauf-Stillstand muss der Patient in Rückenlage belassen werden, weil nur so eine effiziente Beatmung bzw. Herzmassage möglich ist.

Neben den beiden beschriebenen BLS-Methoden (Head-Tilt/Chin-Lift und Esmarch-Handgriff) kann der Atemweg auch mit sogenannten **Atemwegshilfen** durch aus-

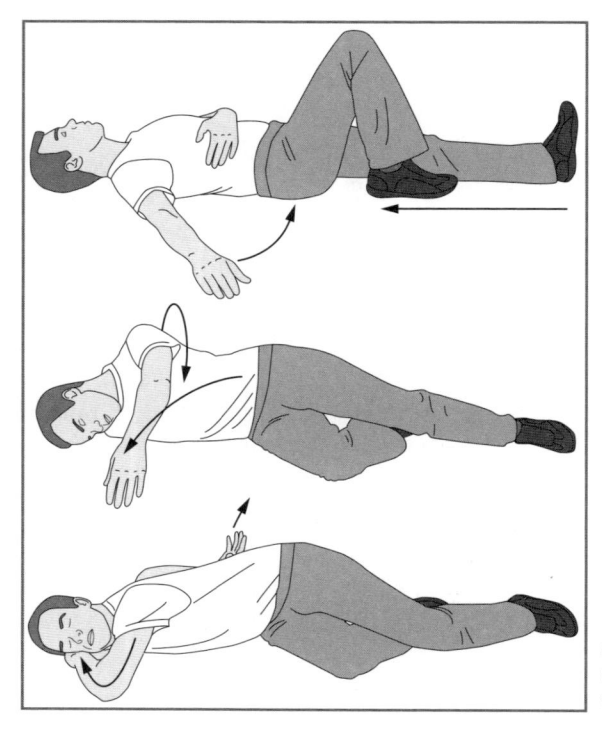

Abb. 15-5 Stabile Seitenlage des Bewusstlosen: praktisches Vorgehen.

gebildetes Personal offengehalten werden. Hierbei muss auf den Grad der Bewusstlosigkeit geachtet werden.
- **Wendl-Tubus:** Beim nicht tief bewusstlosen Patienten mit erhaltenen Rachenreflexen kann ein nasopharyngealer Tubus vorsichtig durch ein Nasenloch in den Nasopharynx eingeführt werden (Abb. 15-6). Das Auslösen von Blutungen im Naso- und Oropharynx ist eine gelegentlich auftretende Komplikation, die zur Aspiration führen kann. Bei Verdacht auf Schädelbasis- und Mittelgesichtsfrakturen (sichtbare Verletzungen im Gesicht und/oder Liquor- oder Blutaustritt aus Nase oder Ohren) sind Wendl-Tuben absolut kontraindiziert.
- **Guedel-Tubus:** Bei tief bewusstlosen Patienten können oropharyngeale Guedel-Tuben eingesetzt werden (Abb. 15-7). Ist der Patient nicht tief bewusstlos, können Guedel-Tuben Würgereflexe und Erbrechen auslösen!

Bei möglichem oder vermutetem Trauma *muss* beim Management des Atemwegs die Halswirbelsäule immobilisiert und stabilisiert werden. Hierfür muss ein Helfer vom Scheitel her seitlich den Kopf beidseits mit den Händen umfassen und so gegenüber dem Rumpf stabilisieren. Ist ein steifer Halskragen zur Hand, muss dieser angelegt werden.

Zu den Atemwegshilfen gehören auch die nicht-invasiven supraglottischen Larynx-

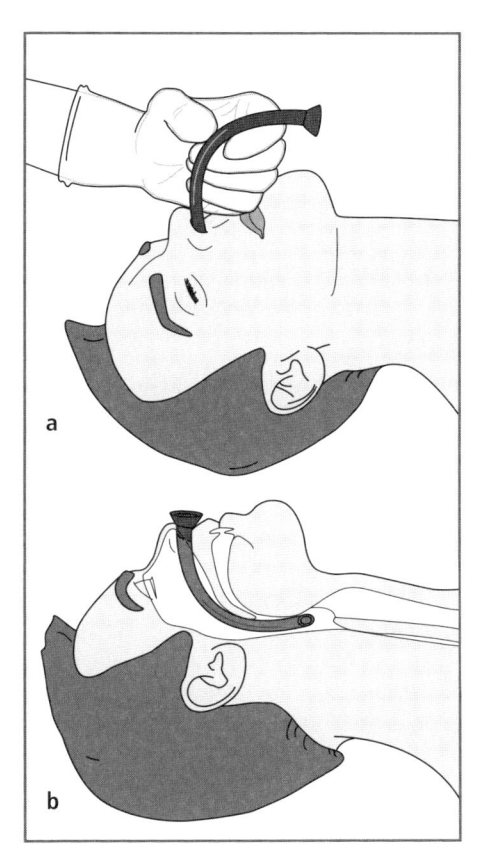

15 Fertigkeiten und Fähigkeiten des Notfalldienstes

Abb. 15-6 Einführen eines nasopharyngealen Tubus (Wendl-Tubus). **a)** Vorschieben des Tubus durch den unteren Nasengang **b)** korrekte Lage des Tubus oberhalb des Kehlkopfeingangs

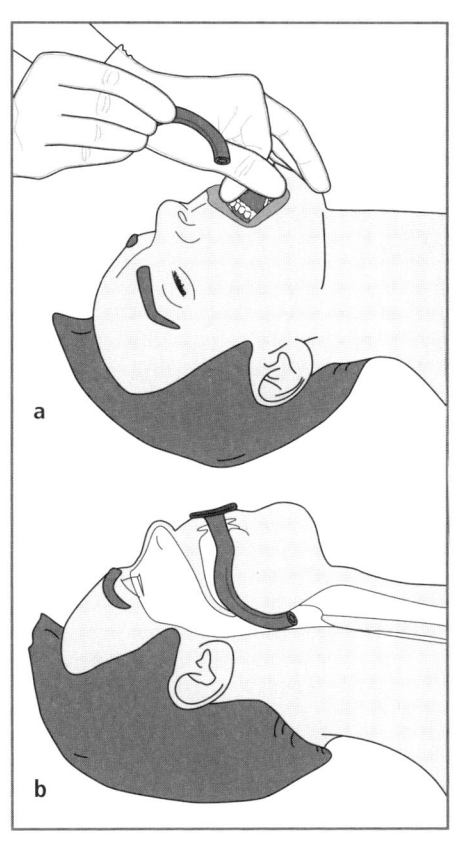

Abb. 15-7 Freihalten der Atemwege durch oropharyngealen (Guedel-)Tubus **a)** Öffnung des Mundes durch „gekreuzte Finger" und „verkehrtes" initiales Einführen des Guedel-Tubus **b)** korrekte Lage oberhalb des Kehlkopfeingangs nach 180° Drehung

masken, der Larynxtubus und der v. a. in den USA etablierte Combitube. Diese Hilfsmittel werden in den neueren Guidelines aufgewertet und können ggf. die endotracheale Intubation ersetzen.

ALS (Advanced Life Support) bei verlegtem oberem Atemweg

Beurteilung
Der Atemweg muss gemäß BLS-Untersuchungsmethoden re-evaluiert und seine Durchgängigkeit bestätigt und optimiert werden.

Therapie
Goldstandard der Atemwegssicherung bleibt im ALS-Algorithmus die **endotracheale Intubation**. Ihre Durchführung muss dem erfahrenen Notarzt vorbehalten sein. Beim Patienten mit Herz-Kreislauf-Stillstand kann die Laryngoskopie und Intubation ohne Medikation durchgeführt werden. In allen anderen Fällen ist die Technik der sog. „rapid sequence induction" durchzuführen. Ist aus anatomischen oder technischen Gründen die konventionelle Intubation nicht möglich und kann der Atemweg nicht mit anderen Mitteln geöffnet werden, so bleibt als ultima ratio nur die Koniotomie.

- Ein sprechender Patient hat einen freien Atemweg!
- Ein komatöser Patient verlegt sich den Atemweg mit der eigenen Zunge, welche gegen die Rachenhinterwand fällt.
- Kein Head-tilt-chin-lift-Manöver bei Verdacht auf Halswirbelsäulenverletzung!
- Absaugen und Manipulationen im Rachen können zu Erbrechen führen.
- Stabilisierung der Halswirbelsäule und Immobilisation bei möglichem Trauma gehört zum Atemwegsmanagement.
- Guedel-Tubus nur beim tief bewusstlosen Patienten!

15.1.2 B: Belüftung

Das häufigste und wichtigste Leitsymptom bei Drogennotfällen ist eine beeinträchtigte Atmung und damit verbunden eine gestörte Oxygenation. Bei der Toxidromgruppe mit „deprimiertem" Erscheinungsbild (Opioide, Cholinergika, Sedativa, Hypnotika etc.) ist die gestörte Atmung neben einem verminderten Bewusstsein und einem kompromittierten Atemweg das zentrale Leitsymptom. Oft ist die Atmung rein durch einen verlegten Atemweg gestört und normalisiert sich unter Freilegung des Atemweges wieder.

BLS (Basic Life Support) bei Hypoxie und Atemstillstand

Beurteilung
Bei der Beurteilung der Belüftung (Atmung) im primären ABCDE muss die Frage geklärt werden, ob der Patient spontan atmet oder nicht. Die Spontanatmung wird geprüft durch Sehen, Hören und Fühlen bei freigelegtem und freigehaltenem Atemweg.

- **Sehen**: Inspektion des Thorax – hebt und senkt er sich? Falls möglich, Oberkörper frei machen.
- **Hören**: Ohr über Mund und Nase des Patienten halten und auf Atemgeräusche achten.
- **Fühlen**: Ohr oder Handrücken über Mund und Nase des Patienten halten und auf Luftstrom achten.

Tipp: Sehen, Hören und Fühlen ist gleichzeitig möglich, wenn der Kopf des Retters so gedreht wird, dass gleichzeitig ein Ohr „über" die Atemwege und die Augen gegen den Thorax gerichtet sind. Zusätzlich kann die thoraxseitige Hand auf den Brustkorb gelegt werden, um mögliche Atembewegungen zu fühlen.

Therapie
Falls der Patient unter Freihaltung des Atemweges nicht spontan atmet, hat er einen Atemstillstand und lebensrettende

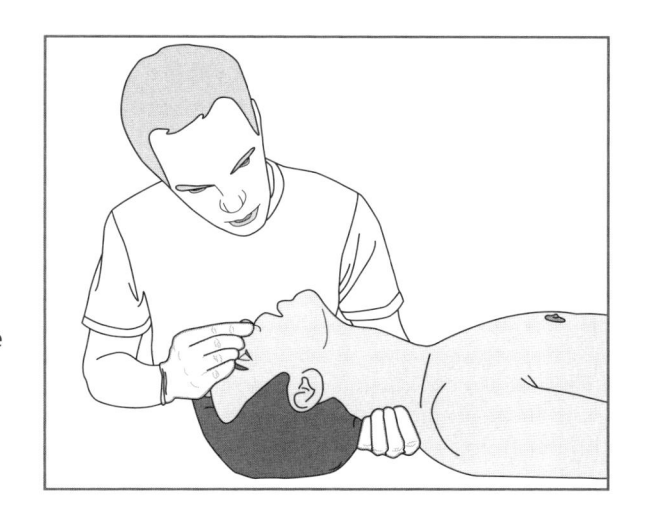

15 Fertigkeiten und Fähigkeiten des Notfalldienstes

Abb. 15-8 Mund-zu-Mund Beatmung. Die eine Hand liegt unter dem Kinn, während der Daumen sich über der Kinnspitze befindet und den Mund öffnet. Die andere Hand liegt flach auf der Stirn, rekliniert den Kopf und verschließt mit Daumen und Zeigefinger die Nase.

Sofortmaßnahmen müssen umgehend begonnen werden. Die Beatmung beginnt mit zwei initialen Beatmungsstößen. Hierfür muss der Atemweg zuerst freigelegt und freigehalten werden (s. oben). Das Beatmungsvolumen bei der Beatmung soll so gewählt werden, dass der Beatmungsstoß eine sichtbare Thoraxbewegung zu erzeugen vermag; dies ist bei einem Tidalvolumen von ca. 6–7 ml/kg/KG zu erwarten. Die Beatmungshübe sollen über je 1 Sekunde verabreicht werden. Zu rasches und aggressives, aber auch zu tiefes Beatmen muss wegen der Gefahr der Magenüberblähung und dem damit verbundenen Risiko einer Regurgitation und Aspiration vermieden werden. Weiterhin behindert oder verhindert ein luftgeblähter Magen eine effiziente Lungeninsufflation und beeinträchtigt zudem den venösen Rückfluss zum Herzen.

Die Beatmung im BLS kann mit folgenden Hilfsmitteln durchgeführt werden: Mund-zu-Mund- oder Mund-zu-Nase-Beatmung mit einem Schutztuch (Abb. 15-8), mit einer sog. Pocketmask (z.B. Laerdal®) oder mit Beatmungsbeutel und Maske (Abb. 15-9).

Der BLS-Algorithmus orientiert sich an den aktuellen Guidelines der Fachgesellschaften. Bei Beatmung mit dem Beatmungsbeutel ist darauf zu achten, dass ein

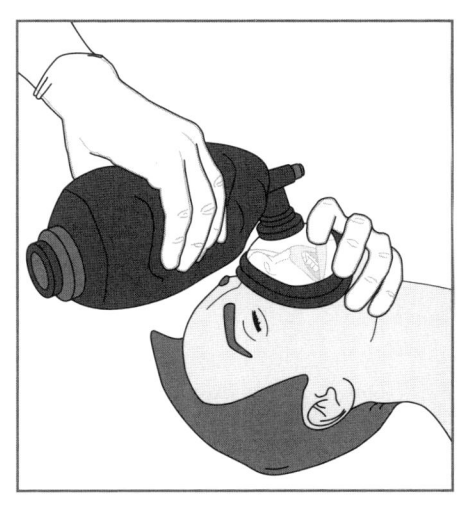

Abb. 15-9 Beatmung mit Beatmungsbeutel und Maske.

Reservoir angeschlossen und mit hohem O$_2$-Flow (8–10 l/min) beatmet wird.

ALS (Advanced Life Support) bei Hypoxie und Atemstillstand

Beurteilung

Bei vorhandener Spontanatmung muss zusätzlich deren Qualität und Effizienz beurteilt werden. Bei assistierter oder kontrollierter Beatmung wird versucht, diese zu verbessern. Ziel beim sekundären „B" ist die Sicherstellung und Optimierung von Belüftung und Oxygenation.

Zu den erweiterten Maßnahmen gehören die Inspektion, Perkussion und Auskultation des Thorax sowie ein geeignetes Monitoring (Pulsoxymetrie, Kapnographie).

- **Inspektion:** Bei der Inspektion der Atmung wird auf den Thorax und die Thoraxbewegungen geachtet, zudem muss nach äußeren Verletzungen und Veränderungen gesucht werden (Prellmarken, Einstichstellen, Verfärbungen, Spidernaevi, Caput medusae etc.). Die Inspektion soll wann immer möglich bei entblößtem Thorax durchgeführt werden.
  - **Atemfrequenz:** Die normale Atemfrequenz liegt zwischen 10 bis 15 Atemzügen pro Minute, sie ist z. B. bei Opiat-, GHB-, Sedativa-, Hypnotika- und Alkoholüberdosierung, aber auch bei Hypothermie, Hypoxie und Schädelhirntrauma vermindert.
  - **Atemmuster:** z. B. Cheyne-Stokes-Atmung (periodisches An- und Abschwellen der Atemtiefe und des Abstands der einzelnen Atemzüge voneinander bei ungenügender Hirndurchblutung).
  - **Atemmechanik:** Sogenannte Schaukelatmung (Thorax und Abdomen bewegen sich gegeneinander, keine Thoraxexkursion bei Inspiration) als Zeichen einer oberen Atemwegsverlegung oder eines Thoraxtraumas mit knöcherner Instabilität. Benutzt der Patient seine Atemhilfsmuskulatur und stützt er sich dazu mit den Armen auf (Zeichen von Atemnot)?
  - **Klinik:** Zyanose? Atemnot? Gestaute Halsgefäße (mögliche kardiale Ursache)?
- **Palpation:** Nach Instabilität oder Druckdolenz des Thorax suchen.
- **Perkussion (Klopfschall):** hypersonorer, heller Klopfschall; einseitig, z. B. bei Pneumothorax
- **Auskultation:** Liegt eine beidseitige Belüftung vor? Seitenunterschiede (Pneu)? Liegt ein Stridor (Geräusch) vor? (inspiratorisch = extrathorakale; expiratorisch = intrathorakale Obstruktion).

Zeichen von insuffizienter Atmung und/oder Oxygenation:

- Atemfrequenz < 10 oder > 20–25/min
- Inanspruchnahme der Atemhilfsmuskulatur
- Zyanose
- Atemnot (Dyspnoe)
- niedrige Sauerstoffsättigung (Cave: falsch hohe Werte z. B. bei CO-Intoxikationen, MetHb-Bildnern, Zyanid- und H$_2$S-Intoxikationen!)
- sicht- und spürbare Thoraxdeformitäten
- fehlendes Atemgeräusch, ein- oder beidseitig
- auskultatorisch v. a. Aspiration oder Asthmaanfall
- Der Patient ohne Kreislauf atmet auch nicht mehr bzw. zeigt agonale Schnappatmung.

Beide Lungen sollen in der Axillarlinie auskultiert werden, da dann eine bessere Diskriminierung rechts-links möglich ist. Sind Atemgeräusche zu hören (z. B. feuchte Atemgeräusche bei Lungenödem oder Aspiration)?

Cave: Eine komplett fehlende Atmung kann auch ein Zeichen eines Herz-Kreislauf-Stillstands sein!

Therapie
Im Rahmen der erweiterten Maßnahmen im sekundären „B" wird der Atemweg definitiv gesichert. Bei „ungesichertem" Atemweg und Mund-zu-Mund- oder Masken-Beatmung besteht erhöhte Gefahr von Mageninsufflation, Regurgitation und Aspiration. Die definitive **Sicherung des Atemwegs** ist darum ein zentraler Punkt der erweiterten Notfallmaßnahmen. Die Sicherung des Atemwegs unter laufender CPR (Herz-Lungen-Wiederbelebung) führt zu einer vorübergehenden Unterbrechung der Thoraxkompressionen. Dies wiederum scheint sich besonders in der Anfangsphase der Reanimation negativ auf den Reanimationserfolg auszuwirken, weswegen die Atemwegssicherung eher zu einem späteren Zeitpunkt im CPR-Ablauf angegangen werden sollte. Folgende Hilfsmittel zur Sicherung des Atemweges stehen zur Verfügung:
- Endotrachealtubus
- Larynxtubus
- Combitube
- Laryngealmasken

Goldstandard zur Sicherung des Atemwegs beim bewusstlosen Patienten mit Verlust der Schutzreflexe und erhöhter Aspirationsgefahr ist die **endotracheale Intubation** mit einem Endotrachealtubus.

Die Intubation darf nur durch geübtes Personal und bei klarer Indikation durchgeführt werden.

Die präklinische Intubation

Wir empfehlen, die Indikation zur präklinischen Intubation wegen der hohen Komplikations- und Misserfolgsrate sehr restriktiv zu handhaben. Desweiteren hat das damit bedingte Pausieren der Herzdruckmassage, vor allem in der Anfangsphase einer Reanimation, negative Auswirkungen auf die Erfolgschancen.
Bei klarer Indikation (deutlich vermindertes Bewusstsein und Koma mit GCS < 8, Unmöglichkeit, den Atemweg offen zu halten, ungesicherten Atemwegen, fehlenden Schutzreflexen und dadurch erhöhter Aspirationsgefahr) und geübtem Personal vor Ort ist die **orotracheale Intubation** noch immer der Goldstandard zur Atemwegssicherung. Besteht bei einem intoxikierten Patienten jedoch Hoffnung und genügend Zeit, über eine Antagonisierung die Bewusstseinslage die Schutzreflexe und damit auch Atemweg und Atmung zu verbessern und somit eventuell auf eine Intubation verzichten zu können, so sollte zunächst unbedingt dieser Weg beschritten werden. Solche Entscheidungen setzen Erfahrung und einen guten Instinkt voraus.
Befindet sich der Patient aufgrund einer offensichtlichen äußeren oder inneren Blutung im Kreislaufschock und braucht so rasch wie möglich eine chirurgische Versorgung und/oder Blutprodukte, sollte auf einen „definitiven" Atemweg (z. B. Intubation) verzichtet werden.

Zur **Zusatz-Diagnostik** können eingesetzt werden:
- **Pulsoxymetrie:** Die Pulsoxymetrie (Messung der Sauerstoffsättigung) ist

ein hilfreicher diagnostischer Parameter. Der pulsoxymetrisch gemessene Wert ist gelegentlich mit Vorsicht zu bewerten, da die Messung falsch positiv (z. B. bei Kohlenmonoxidvergiftung, Methämoglobin-Bildnern) oder falsch negativ (z. B. bei kalten, schlecht perfundierten Akren) sein kann.

- **Kapnographie:** Die kapnographische Kohlendioxidmessung gibt quantitativ Informationen über die korrekte Tubuslage in den Atemwegen und qualitativ über die Beatmungsintensität und Stoffwechselaktivität des Organismus. Sie kann darüber hinaus bei einer Reanimation als Verlaufsparameter für die Effizienz der Reanimation und damit auch die Prognose genutzt werden.

15.1.3 C: Kreislauf

Auch das Herz-Kreislauf-System ist bei Intoxikationen durch Drogen häufig mitbeteiligt. Bradykardien bei deprimierten Toxidrombildern, aber auch Tachykardien und akutes Koronarsyndrom bei Vertretern des erregten Toxidrombildes, wie bei der Kokainintoxikation, sind möglich. Herz-Kreislauf-Stillstände und Reanimationen, vor allem beim intravenösen Drogenabusus, aber auch bei Suizidversuchen, sind keine Seltenheit.

BLS (Basic Life Support) bei Herz-Kreislauf-Stillstand

Beurteilung

Bei der initialen Beurteilung ist die zentrale Frage, ob der Patient einen intakten Kreislauf hat. Die Prüfung des Kreislaufs erfolgt durch professionelle Retter mittels einer einseitigen Pulskontrolle der Arteria carotis während maximal 10 Sekunden. Laienretter führen keine Pulssuche mehr durch. Stattdessen orientieren sie sich an **indirekten Kreislaufzeichen** wie Spontanatmung, Husten bei Beatmung und Spontanbewegungen.

Therapie

Bei fehlendem Puls und/oder fehlenden indirekten Kreislaufzeichen muss umgehend mit der **Herzdruckmassage** begonnen werden. Mit einer Frequenz von 100 Kompressionen pro Minute wird der Thorax kraftvoll aber nicht ruckartig komprimiert. Der Druckpunkt befindet sich zentral auf der unteren Sternumhälfte. Wichtig ist eine vollständige Entlastung zwischen den einzelnen Kompressionen, nur so ist ein optimaler Blutrückfluss zum Herzen möglich, des Weiteren kommt es dabei zu einem passiven Einströmen von Luft. Ziel der Thoraxkompression ist eine ausreichende (Ersatz-)Perfusion lebenswichtiger Organe wie Gehirn und Myokard. Da die Auswurffraktion bei äußerer Herzdruckmassage nur 25 % des normalen Auswurfes beträgt, ist es entscheidend, dass mit einer schnellen Frequenz ununterbrochen und kräftig massiert wird. Jede Pause bedeutet einen Abfall des Flows und des Blutdruckes und damit der zerebralen und kardialen Perfusion. Nach Wiederaufnahme der Massage müssen zunächst wieder mehrere Massagestöße den Druck aufbauen, der eine wirksame Zirkulation und damit einen effiziente Perfusion ermöglicht. Die Abfolge von Herzmassage und Beatmung richtet sich nach den aktuellen Guidelines.

15 Fertigkeiten und Fähigkeiten des Notfalldienstes

> **Wichtigste Punkte der Herzmassage:**
> - Frequenz von 100 pro Minute
> - tief und fest drücken (4–5 cm tief)
> - möglichst keine Pausen
> - vollständige Thoraxentlastung nach jedem Stoß
> - Kompressions- und Dekompressionsdauer gleich lang

ALS (Advanced Life Support) bei Herz-Kreislauf-Stillstand

Beurteilung

Im sekundären ABCDE wird im Rahmen der erweiterten Maßnahmen bei vorhandenem Spontankreislauf dessen Qualität und Effizienz beurteilt. Bei Herzdruckmassage wird die Qualität überprüft und versucht, diese zu verbessern. Ziel beim sekundären „C" ist die Optimierung und Sicherstellung von Zirkulation, Perfusion und damit Oxygenation der lebenswichtigen Organe, v. a. des Gehirns und des Myokards. Der Bewusstseinszustand, Spontanatmung, spontane Bewegungen, periphere Rekapillarisationszeit sowie die Kapnographie sind Messparameter hierfür. Zur erweiterten Diagnostik des Kreislaufs dienen typische Zeichen sowie Hilfsuntersuchungen.

Die wichtigsten **Hilfsuntersuchungen** sind:

- **Blutdruck:** Eine einfache, rasche und zuverlässige Methode zur groben Messung des Blutdrucks ist die **manuelle Palpation des Radialispulses**. Ist ein Radialispuls palpabel, so gilt die Faustregel, dass der systolische Blutdruck mindestens 80–90 mmHg beträgt. Bei Reanimationen soll primär der Carotispuls und nicht der Radialispuls gesucht werden. Eine qualitative Blutdruckmessung, insbesondere bei Rückkehr zum spontanen Kreislauf während einer Reanimation, erfolgt mittels Messung nach Riva Rocci über eine Blutdruckmanschette (s. unten). Die Messung ist automatisch oder manuell am Oberarm oder auch an den Unterschenkeln möglich.

> **Typische Zeichen von Kreislaufinstabilität/Schock:**
> - Atemnot eventuell mit Agitation und Angst
> - Tachypnoe (> 25/Min)
> - Angina pectoris
> - Schwindel, Übelkeit
> - Synkope
> - vermindertes Bewusstsein, Unruhe, Koma
> - Blässe, kalte und nasse (schweißige) Haut
> - verminderte Rekapillarisierung („Zentralisierung")
> - Tachykardie; sekundär Bradykardie (dann Asystolie/Kammerflimmern)
> - Hypotonie (BD syst < 80–90 mmHg)
> - verminderte Diurese (Spätzeichen)

- **EKG:** Das Elektrokardiogramm (EKG) gehört, wie Blutdruckmessung und Pulsoxymetrie auch, zum Basismonitoring im Rahmen der erweiterten Überwachungsmaßnahmen. Zu beachten gilt es die Situation mit vorhandenem EKG aber pulslosem Kreislauf, die sogenannte pulslose elektrische Aktivität (PEA; früher auch elektromechanische Dissoziation genannt), welche unverzüglicher Herzmassage bedarf. Aus dem EKG erhalten wir Informationen über die Herzfrequenz, mögliche Ischämien und Rhythmusstörungen. Zudem können wir typische EKG-Veränderungen spezifischen Ursachen zuordnen.

Beispiele für **typische EKG-Veränderungen** bei Drogennotfällen:
- **Rhythmusstörungen:** Tachykardien bei sympathomimetischen (z. B. Kokain, Amphetamine) und anticholinergen Substanzen (z. B. trizyklische Antidepressiva, Neuroleptika, Pilze). Bradykardien bei Opiaten, Sedativa, Hypnotika, GHB und Analoga.
- **QRS-Komplexe:** Verbreitert (long QT/ ORS) bei Kokain-, trizyklischen Antidepressiva-, Betablocker- und Neuroleptikaintoxikation. Bei Intoxikationen mit Trizyklika hat die Breite des QRS-Komplexes prognostische Bedeutung: Ist er > 0,16 Sekunden, so treten bei 50 % der Patienten Tachyarrhythmien auf.
- **Ischämien:** Treten bei Sympathomimetika (speziell Kokain) auf.

Therapie
Die Maßnahmen bei der erweiterten Kreislaufbehandlung umfassen die Stabilisierung und Re-Evaluierung des Kreislaufs bei einer Reanimation.
Zu den benötigten Fertigkeiten und Fähigkeiten des Notfalldienstes gehören:
- Kreislaufüberprüfung, Erkennen sowie Behandeln eines Herz-Kreislauf-Stillstands durch BLS; gilt gleichermaßen für Laien und professionelle Rettungsteams.
- Erkennen eines instabilen Kreislaufs mit den typischen Symptomen (s. Kasten auf S. 229) und Anwendung von ALS-Maßnahmen; gilt für professionelle Rettungsteams.

Bei der erweiterten Behandlung von Kreislaufstörungen sind die Empfehlungen des Advanced Cardiac Life Support (ACLS®) an die vorliegende Intoxikation anzupassen:
- Bei Kreislaufstillstand infolge sympathomimetischer (katecholaminerger) Substanzen wie z. B. Kokain oder Amphetaminen sollte Adrenalin im Gegensatz zu den sonst üblichen 3-Minuten-Abständen, nur alle 5 bis 10 Minuten gegeben werden.
- Bei Tachykardien und Hypertonien, verursacht durch Kokain und Amphetamine, sind Benzodiazepine wichtige initiale Medikamente.
- Bei Vergiftungen mit trizyklischen Antidepressiva kann der frühe Einsatz von Natriumbicarbonat lebensrettend sein.

Im Rahmen der erweiterten Kreislaufbehandlung müssen professionelle Rettungsteams folgende zusätzliche Medikamente kennen und gezielt anwenden können:
- **Antidota:** Ist die Ursache einer Atemdepression bekannt, z. B. bei Opiatüberdosierung, können entsprechende Antidota (z. B. Naloxon und Flumazenil) eingesetzt werden.
- **Weitere Medikamente:** Steroide, Betamimetika und Adrenalin intravenös oder per Inhalation bei asthmoiden Beschwerden und/oder anaphylaktischen Reaktionen, in Ausnahmefällen auch subkutan bzw. intramuskulär (Anaphylaxie).

Spezielle Fertigkeit:
Periphere Venenkanülierung
- **Wann:** Prinzipiell braucht jeder Notfallpatient einen i. v. Zugang (Volumen, Medikamente etc.). Das frühzeitige Le-

gen eines Zugangs empfiehlt sich, da mit zunehmender Vasokonstriktion die Situation immer schwieriger wird.
Ist eine Punktion nicht möglich, entweder auf i. v. Zugang verzichten, insbesondere bei Trauma oder Verdacht auf starke innere oder äußere Blutung, und schnellen Transport durchführen, Zugang eventuell auch erst im Rettungswagen oder auf der Fahrt legen (geschützte Verhältnisse und warm). Eine Alternative zum intravenösen Zugang ist das Legen eines intraossären Zugangs.

- **Was/Größe:** Oberflächliche Venen, möglichst peripher beginnen. Bei Kreislaufinstabilität oder hohem Blutverlust, wenn möglich, zwei großlumige Zugänge legen.
- **Wo:** Prinzipiell dort, wo eine Vene sicht- und punktierbar erscheint. Vorzugsweise an den Handrücken und den Streckseiten der Unterarme, da sich dort große, gut sichtbare Venen, mit geradem Verlauf befinden, sodass die Gefahr einer arteriellen Fehllage nicht besteht. Mit der ersten Punktion möglichst distal beginnen, d. h. am Handrücken, damit bei Fehlpunktion die gleiche Vene eventuell weiter proximal nochmals punktiert werden kann. Bei schwierigen Venenverhältnissen können auch Kubitalvenen benutzt werden, allerdings muss hier auf Arterienpunktion oder Verletzung des Nervus medianus geachtet werden.
- **Wie:** Selbstschutz mit Gummihandschuhen *nie* vergessen!
  1. Anlegen einer Stauung möglichst proximal (größeres Gebiet wird gestaut)
  2. Extremität bodenwärts hängen lassen. Leichtes Beklopfen nach vorgängiger Information des Patienten fördert die Füllung und Identifikation des Gefäßes und erleichtert die Punktion. Entscheidung für die Größe des Zuganges erst fällen, wenn eine Vene identifiziert und festgelegt wurde.
  3. Gebiet desinfizieren
  4. Haut längs in Gegenstichrichtung spannen, Extremität eventuell zirkulär umfassen, dadurch bessere Spannung der umliegenden Haut für die Punktion.
  5. Punktion eventuell in zwei Schritten, d. h. initial die Haut punktieren, sich neu orientieren und eventuell neu fixieren und dann das Gefäß punktieren.
     Ein Bluttropfen in der Kanüle zeigt, dass das Gefäß „angestochen" wurde, es garantiert jedoch noch nicht, dass der ganze Schliff der Nadel schon intravasal liegt und dass die Kunststoffkanüle abgestreift bzw. vorgeschoben werden kann. Wenn Blut kommt, das ganze System noch ca. 1–2 mm weiter ins Gefäß vorschieben, damit der ganze schräge Schliff im Gefäß zu liegen kommt, erst dann die Nadel gegenüber der Haut fixieren und Katheter über die Nadel in die Vene vorschieben.
     Cave: Nie die Nadel zurückziehen, sondern die Verweilkanüle über die fixierte Nadel vorschieben und die Nadel erst zurückziehen, wenn die Verweilkanüle vollständig im Gefäß liegt!
  6. Fixieren mit Spezialpflaster. In der Notfallmedizin hat sich ein mehrfaches Verbinden und Absichern des Zugangs bewährt; er ist schnell verloren! Darum eventuell mit Verband und mindestens einer Infu-

sionsschlauch-Schleife erneut fixieren.
- **Spezielles:** Bei Patienten mit intravenösem Drogenabusus kann das Legen eines Zuganges eine extreme Herausforderung für alle sein. Hier sollte auch an die Möglichkeit eines intraossären Zugangs sowie einer rektalen oder nasalen/oralen Applikation gedacht werden.

Tipps bei schwieriger Punktion:
- In Kopftieflage häufig Venae jugularis externae sichtbar, Patienten gut informieren.
- Gewisse Patienten können sich den Zugang selber legen (nachfragen!).
- Der Patient weiß am besten, wo er „gute/erhaltene" Venen hat.
- An rektale, orale oder nasale Medikation (z. B. Midazolam) denken.
- Bei Problemen nicht forcieren (maximal 2–3 Versuche, dann abbrechen)!

15.1.4 D: Defibrillation (BLS), Disability bzw. Differenzialdiagnosen (ALS)

Im primären ABCDE wird im Rahmen der BLS-Maßnahmen unter „D" ein Schnell-Check des Herzrhythmus durchgeführt, während unter „D" im sekundären ABCDE (ALS) Disability (Neurologie) sowie die Differenzialdiagnostik im Zentrum stehen.

BLS (Basic Life Support) bei defibrillierbarem Rhythmus

Beurteilung des Herzrhythmus
Defibrillierbare Rhythmusstörungen (Kammerflimmern und pulslose Kammertachykardie) müssen möglichst früh erkannt und dann defibrilliert werden. Aus diesem Grund wird im Rahmen des initialen ABCDEs früh im Verlauf ein kurzer Rhythmuscheck durchgeführt.
Ein plötzlicher beobachteter Kollaps mit Herz-Kreislauf-Stillstand ist in den meisten Fällen durch einen defibrillierbaren Rhythmus bedingt und der baldmöglichste Einsatz eines Defibrillators muss angestrebt werden. Die einfachste Rhythmusanalyse kann mittels AED (automatisierter externer Defibrillator) durchgeführt werden. AED geben akustische Anweisungen zum Vorgehen und sind selbsterklärend. Notärzte können aus Zeitgründen eine manuelle Rhythmusanalyse vornehmen.

Therapie von Rhythmusstörungen
In den Guidelines 2005 der American Heart Association wurde die frühere Serie von drei aufeinanderfolgenden Defibrillationen mit steigender Energie durch je eine Defibrillation alle 2 Minuten ersetzt. Dazwischen findet eine mechanische Herz-Lungen-Wiederbelebung statt. Falls kein Defibrillator vorhanden ist, muss unbedingt daran gedacht werden, diesen früh anzufordern. Außer für die Analyse und das Ausführen des Schocks sollte die Herzmassage nicht unterbrochen werden, also speziell nicht für die Installation und Vorbereitung des Defibrillators.
Der Defibrillator hat bei einem plötzlichen und „beobachteten" (gilt bis zu 4 Minuten) Kollaps mit plötzlicher Bewusstlosigkeit oberste Priorität, da die plötzliche Bewusstlosigkeit meistens durch einen defibrillierbaren Rhythmus mit pulslosem Kreislauf verursacht wird.

ALS (Advanced Life Support) bei verändertem Bewusstsein mit Komplikationen

Beurteilung der Disability und Durchführung von Differenzialdiagnostik

Unter Disability versteht man die Neurologie des Patienten. Die **neurologische Befundaufnahme** gibt Informationen über den Zustand von neurologischen Funktionen und über die aktuellen Hirnleistungen des Patienten. Bei Intoxikationen aber auch beim „normalen" Konsum von Drogen sind Hirnleistungen und neurologische Funktionen häufig gestört und vermindert. Gestörte Hirnfunktionen beeinträchtigen dabei nicht nur den Wachheitsgrad und die kognitiven Leistungen eines Patienten, sondern auch wichtige vegetative Organsysteme wie Atmung, Herzkreislauf und weitere vegetative Regulationsmechanismen. Aus diesem Grund ist eine grobkursorische neurologische Kurzuntersuchung von großer Bedeutung, da dadurch möglicherweise vitale Bedrohungen antizipiert und behandelt werden können.

Folgende neurologische Befunde müssen vom Notfalldienst erhoben werden:
- **neurologische Vitalparameter:** Glasgow Coma Scale (GCS), Pupillen, Extremitäten und periphere Neurologie, epileptische Krämpfe (Dauer, Muster, Zungenbiss, Urin- oder Stuhlabgang, Atmung?)
- **psychische Beurteilung:** Halluzinationen, Wahrnehmungen, Ängste, Wahnvorstellungen, Aggressionen etc.

Der **Glasgow-Coma-Scale-Wert** (Tab. 15-2) gibt Auskunft über den Wachheitszustand, kognitive Fähigkeiten sowie über Motorik und Sensibilität des Patienten. Initial wird die Ansprechbarkeit des Patienten geprüft. Dies geschieht durch zunehmende Reize (Ansprechen – Berühren – Schmerzreiz). Die Glasgow Coma Scale (GCS) ist eine Möglichkeit, verschiedene zerebrale Leistungen zu überprüfen und zu dokumentieren. Sie ist einerseits als Absolutwert von Bedeutung, da man z. B. bei einem GCS-Wert < 9 davon ausgeht, dass eine Bewusstlosigkeitstiefe vorliegt, bei der die Schutzreflexe und damit ein Aspirationsschutz nicht mehr gewährleistet sind. Dies ist eine allgemein anerkannte Indikation für eine endotracheale Intubation. Weiter ist der GCS-Wert aber auch als Verlaufsparameter zur Überwachung der Neurologie eines Patienten von Nutzen. Eine Verbesserung oder Verschlechterung des GCS-Werts muss auch therapeutische Konsequenzen haben.

Der **Pupillenstatus** gibt Auskunft über mögliche Pathologien des Gehirns, z. B. eine mögliche Hypoxie, Beeinflussung durch Drogen oder mögliche traumatische Hirnverletzungen.
- **normaler Pupillenstatus:** 3–4 mm Durchmesser; isokor; prompt und symmetrisch auf Licht reagierend
- **Pupillenweite:**
  - weit (> 7 mm) und fixiert: Hinweis auf Sympathomimetika (Amphetamine, Haschisch, LSD, Kokain etc), Anticholinergika, Kompression des Nervus oculomotorius (bei diffusem Hirnödem, Massenläsion), zerebrale Ischämie im Rahmen eines Herz-Kreislauf-Stillstands
  - eng (1–1,5 mm): Hinweis auf Opioide, Cholinesterasehemmer, Läsion im Ponsbereich
  - variabel: Hinweis auf Cholinergika, GHB und Analoga, Sedativa/Hypnotika

Tab. 15-2   Glascow Coma Scale.

Erheben der GCS (Glascow Coma Scale)		
Augen öffnen	spontan	4
	auf Ansprechen	3
	auf Schmerzreiz	2
	kein Augenöffnen	1
beste verbale Antwort	voll orientiert, beantwortet Fragen	5
	desorientiert, antwortet auf Fragen	4
	inadäquate verbale Reaktion	3
	unverständliche Laute	2
	keine verbale Reaktion	1
beste motorische Antwort	führt Befehle aus	6
	gezielte Abwehr auf Schmerzreiz	5
	ungezielte Abwehr auf Schmerzreiz	4
	Flexionsmechanismen auf Schmerzreiz[1]	3
	Streckmechanismen auf Schmerzreiz[2]	2
	keine motorische Antwort	1

1 Flexionsmechanismen bei Dekortikation
2 Streckmechanismen bei Dezerebration

- **Lichtreaktion (LR):**
  - direkte Lichtreaktion: muss prompt und symmetrisch erfolgen
  - konsensuelle Lichtreaktion: muss prompt und symmetrisch erfolgen. (= Mitreaktion der kontralateralen, nichtbeleuchteten Pupille)
  - fehlende oder asymmetrische Lichtreaktion: Hinweis auf erhöhten Hirndruck, Läsion des Nervus opticus, Sympathomimetika
- Eine Anisokorie bis 1 mm Pupillendifferenz ist normal. Eine ausgeprägte Anisokorie und/oder einseitig verzögerte LR sind immer pathologisch und weisen auf eine Läsion des Mittelhirns oder des Nervus oculomotorius bei supratentorieller Massenläsion, z. B. bei Schädelhirntrauma mit erhöhtem Hirndruck, hin.

Des Weiteren sollte eine **Prüfung von Motorik und Sensibilität der oberen und unteren Extremitäten** erfolgen, mit dem Ziel eines Ausschlusses oder der Bestätigung von:

- Rückenmarksläsionen: Die Höhe der Läsion (Dermatom) wird festgelegt. Bei Verdacht auf Rückenmarksläsion erfolgt die Bergung des Patienten en block mit Immobilisation der gesamten Wirbelsäule mithilfe einer Schaufelbahre, eines Rettungsbretts oder einer Vakuummatratze.

- intrakraniellen Prozessen: z. B. Halbseitenlähmung bei zerebrovaskulärem Insult

Therapie von Auffälligkeiten der Disability und Differenzialdiagnostik

Eine beeinträchtigte Neurologie kann sämtliche wichtigen Organsysteme beeinflussen. So kann z. B. ein vermindertes Bewusstsein verantwortlich sein für einen verlegten Atemweg, eine gestörte Atmung und für Kreislaufstörungen. ALS-Maßnahmen im Rahmen des sekundären ABCDEs betreffen darum sämtliche Organsysteme. Andererseits kann eine zentrale Überstimulation zu zerebralen Krämpfen, z. B. auch im Rahmen eines Entzugs, führen und muss entsprechend durch Atemwegssicherung, Beatmung und Kreislauftherapie sowie Therapie des Krampfes behandelt werden.

Weitere therapeutische Schritte bei gestörter Neurologie umfassen den Einsatz von Antidota, z. B. zur Antagonisierung von Opiaten oder Benzodiazepinen. Zudem muss der Blutzucker gemessen und gegebenenfalls behandelt werden.

Der differenzialdiagnostische Prozess zur Substanz- oder mindestens zur Toxidromidentifikation hat theoretisch mit dem Sammeln von Daten und dem Erheben von Befunden schon viel früher begonnen. Hier unter „D" im sekundären ABCDE im Rahmen der erweiterten Maßnahmen (ALS) hat die Differenzialdiagnostik aber ihren speziellen Platz und es sollte hier praktisch und aktiv versucht werden, ein Toxidrombild des Patienten zu erstellen und Leitsymptome zu definieren (s. Kap. 2.2, S. 8).

Vom professionellen Team wird bei therapierefraktärem persistierendem Kammerflimmern oder pulsloser Kammertachykardie im sekundären ABCDE unter „Notfallmedikamenten" der Einsatz von Antiarrhythmika erwartet (Cordarone und Lidocain).

15.1.5 E: Environment (BLS) und Exposure (ALS)

„E" steht für Environment (Umgebungsfaktoren) im BLS und für Exposure (Entkleiden und Ganzkörperuntersuchung) im ALS.

BLS und ALS bei umgebungsabhängigen Bedrohungen, Blutungen und Verletzungen

Beurteilung

Unter Exposure (Exposition) verstehen wir eine Ganzkörperuntersuchung. Sie muss im Reanimationsraum der Klinik durchgeführt werden. Es wird nach Verletzungen sowie inneren und/oder äußeren Blutungen gesucht. Alle Körperöffnungen müssen untersucht, die Temperatur gemessen und Blut inklusive Toxikologie, Urin und sonstige Proben entnommen werden. Bei Intoxikationen können sowohl Hypo- als auch Hyperthermien auftreten.

Therapie

Bei **Hypothermie** muss der Patient durch warme Tücher und warme Infusionen aufgewärmt werden. **Hyperthermie** kann effizient durch Entblößen und mit Feuchtigkeit (Wärmeentzug durch Verdunstung) therapiert werden. Im Falle von bedrohlichen Hyperthermien z. B. bei Intoxikation durch Sympathomimetika (Kokain, Ecstasy) muss in der Klinik der Einsatz von Dantrolen erwogen werden.

15.2 Persönliches Training und Weiterbildung

Wer aktiv in der Notfallmedizin tätig ist, sollte sein praktisches Wissen und seine Fertigkeiten (z. B. Atemwegsmanagement, Beatmung mit Beutel und Maske, Herzdruckmassage etc.) in Simulationen und Kursen regelmäßig auffrischen und trainieren. Reanimationssituationen sind im Rahmen von Drogennotfällen keine Seltenheit, sei es, dass in suizidaler Absicht große Mengen an Substanzen konsumiert werden, oder dass es im Rahmen von einfachem Substanzabusus zu unerwarteten und ungewollten Verläufen kommt. Der Ablauf einer Reanimation ist ein streng nach Algorithmen vorgegebener Ablauf, welcher per se schon eine sehr belastende Situation für die Retter darstellt. Darum ist es wichtig, dass die genauen Abläufe und Handgriffe jedem Beteiligten bekannt sind und dass man sich im Kollektiv an die vorgegebenen Abläufe (ABCDE) hält, damit das Ganze nicht in ein unkoordiniertes und unübersichtliches Chaos entgleitet.

Anforderungen an den Notfalldienst bei Drogennotfällen:

- Kenntnisse und Erfahrung in der Anwendung des ABCDE-Notfall-Algorithmus
- BLS- und ALS-Fertigkeiten und Fähigkeiten
- theoretisches Wissen um und Erfahrung in der Einschätzung von Toxidromen und Leitsymptomen bei Intoxikationen
- Erfahrung mit Drogen- und Suchtpatienten
- regelmäßiges persönliches Training und Weiterbildung
- guter Instinkt
- Kommunikationsfähigkeit
- Teambewusstsein

Literatur

Osterwalder JJ. Intoxikation durch Designerdrogen. SchwMedForum 2006; 6: 620–5.

Teil V
Anhang

16 Medikamentenverzeichnis (Auswahl)

Ulrich von Bardeleben

Wirkstoff	Beispiele für Handelsnamen[1]		
	Deutschland	Schweiz	Österreich
Acetylcystein	Fluimucil®	Fluimucil®	Fluimucil®
Acetylsalicylsäure	Aspirin®	Aspirin®	Aspirin®
Adenosin	Adenosin Life Medical®	Krenosin®	Persantin®
Adrenalin	Suprarenin®	Adrenalin Sintetica®	Suprarenin®
Aktivkohle	Ultracarbon®	Kohletabletten 250 Hänseler®	Carbo medicinalis®
Amantadin	PK-Merz®	PK-Merz®	PK-Merz-Schoeller®
Amiodaron	Cordarex®	Cordarone®	Sedacoron®
Amisulprid	Solian®	Solian®	Solian®
Amitriptylin	Saroten®	Saroten®	Saroten®
Aripiprazol	Abilify®	Abilify®	Abilify®
Atenolol	Tenormin®	Tenormin®	Tenormin®
Atropin	Atropinsulfat®	Atrope Streuli®	Atropinum sulfuricum Nycomed®
Baclofen	Lioresal®	Lioresal®	Lioresal®
Biperiden	Akineton®	Akineton®	Akineton®
Buprenorphin	Temgesic®	Subutex®	Temgesic®
Bupropion	Elontril®	Wellbutrin®	Wellbutrin®
Captopril	Lopirin®	Captosol®	Capozide®
Carbamazepin	Tegretal®	Tegretol®	Tegretol®
Cefotaxim	Claforan®	Claforan®	Claforan®

Wirkstoff	Beispiele für Handelsnamen[1]		
	Deutschland	Schweiz	Österreich
Chloralhydrat	Chloraldurat®	Chloraldurat®	–
Chlordiazepoxid	Librium Tabs®	(Kombinationspräparat: Librax®)	(Kombinationspräparat: Limbitrol®)
Chlorethan	Chloraethyl Dr. Henning®	Aethylchlorid Sintetica®	–
Chlorpromazin	–	Chlorazin®	–
Chlorprothixen	Truxal®	Truxal®	Truxal®
Citalopram	Cipramil®	Seropram®	Seropram®
Clindamycin	Sobelin®	Dalacin®	Dalacin®
Clobazam	Frisium®	Urbanyl®	Frisium®
Clomethiazol	Distraneurin®	Distraneurin®	–
Clomipramin	Anafranil®	Anafranil®	Anafranil®
Clonazepam	Rivotril®	Rivotril®	Rivotril®
Clonidin	Catapresan®	Catapresan®	Catapresan®
Clotiapin	–	Entumin®	–
Clozapin	Leponex®	Leponex®	Leponex®
Dantrolen	Dantrolen®	Dantrolen®	Dantrolen®
Diacetylomorphin	–	Diaphin®	–
Diazepam	Valium®	Valium®	Valium®
Dibenzepin	–	Noveril®	Noveril®
Dikaliumclorazepat	Tranxilium®	Tranxilium®	Tranxilium®
Diltiazem	Dilzem®	Dilzem®	Dilzem®
Diphenhydramin	Dolestan®	Benocten®	Noctor®
Disulfiram	Antabus®	Antabus®	Antabus®
Dobutamin	Dobutamin®	Dobutrex®	Dobutamin®
Doxepin	Aponal®	Sinquan®	Sinequan®
Duloxetin	Cymbalta®	Cymbalta®	Cymbalta®

16 Medikamentenverzeichnis (Auswahl)

Wirkstoff	Beispiele für Handelsnamen[1]		
	Deutschland	Schweiz	Österreich
Enalapril	Xanef®	Reniten®	Renitec®
Epinephrin	Suprarenin®	Adrenalin Sintetica®	Suprarenin®
Ephedrin	–	Ephedrin Streuli®	–
Ergotamin	Ergo-Kranit®	(Kombinationspräparat: Cafergot®)	Kombinationspräparat: Secokapton®)
Escitalopram	Cipralex®	Cipralex®	Cipralex®
Esmolol	Brevibloc®	Brevibloc®	Brevibloc®
Etomidat	Hypnomidate®	Etomidat-Lipuro®	Etomidat-Lipuro®
Fentanyl	Fentanyl®	Fentanyl®	Fentanyl®
Flumazenil	Anexate®	Anexate®	Anexate®
Flunitrazepam	Rohypnol®	Rohypnol®	Rohypnol®
Fluoxetin	Fluctin®	Fluctine®	Fluctine®
Fluphenazin	Lyogen®	Dapotum®	–
Fluvoxamin	Fevarin®	Floxyfral®	Floxyfral®
Furosemid	Lasix®	Lasix®	Lasix®
Gabapentin	Neurontin®	Neurontin®	Neurontin®
Gammahydroxybuttersäure	Xyrem®	Xyrem®	Xyrem®
Glyceroltrinitrat	Nitrolingual®	Nitrolingual®	Nitrolingual®
Haloperidol	Haldol®	Haldol®	Haldol®
Imipenem/Cilastatin	Zienam®	Tienam®	Zienam®
Imipramin	Imipramin-neuraxpharm®	Tofranil®	–
Ipecac-Sirup	Sirupus Ipecacuanhae®	–	–
Ipratropimbromid	Atrovent®	Atrovent®	Atrovent®
Isosorbiddinitrat	Isoket®	Isoket®	Isoket®
Labetalol	–	Trandate®	Trandate®

Wirkstoff	Beispiele für Handelsnamen[1]		
	Deutschland	Schweiz	Österreich
Lactulose	Bifiteral®	Duphalac®	Lactulose®
Lamotrigin	Lamictal®	Lamictal®	Lamictal®
Levetiracetam	Keppra®	Keppra®	Keppra®
Levomepromazin	Neurocil®	Nozinan®	Nozinan®
Levomethadon	L-Polamidon®	–	–
Lithiumacetat	Quilonorm®	Quilonorm®	Quilonorm®
Lorazepam	Tavor®	Temesta®	Temesta®
Maprotilin	Ludiomil®	Ludiomil®	Ludiomil®
Meprobamat	–	Meprodil®	Miltaun®
Meropenem	Meronem®	Meronem®	Optinem®
Methadonhydrochlorid	Methaddict®	Ketalgin®	Heptadon®
Methyldopa	Presinol®	Aldomet®	Aldometil®
Methylphenidat	Ritalin®	Ritalin®	Ritalin®
Methylprednisolon	Urbason®	Solu-Medrol®	Urbason®
Metoprolol	Beloc®	Beloc®	Beloc®
Mianserin	Tolvin®	Tolvon®	Tolvon®
Midazolam	Dormicum®	Dormicum®	Dormicum®
Mirtazapin	Remergil®	Remeron®	Remeron®
Moclobemid	Aurorix®	Aurorix®	Aurorix®
Modafinil	Vigil®	Modasomil®	Modasomil®
Morphin	Morphin Merck®	Morphin-HCL Sintetica®	Vendal®
Naloxon	Naloxon®	Naloxon-OrPha®	Naloxon®
Naltrexon	Nemexin®	Naltrexin®	Nemexin®
Nifedipin	Adalat®	Adalat®	Adalat®
Nitrazepam	Mogadan®	Mogadon®	Mogadon®

16 Medikamentenverzeichnis (Auswahl)

Wirkstoff	Beispiele für Handelsnamen[1]		
	Deutschland	Schweiz	Österreich
Norepinephrin	Arterenol®	Noradrenalin Bichsel®	–
Olanzapin	Zyprexa®	Zyprexa®	Zyprexa®
Oxazepam	Adumbran®	Seresta®	Adumbran®
Oxcarbazepin	Trileptal®	Trileptal®	Trileptal®
Oxycodon	Oxygesic®	Oxycontin®	OxyContin®
Paracetamol	ben-u-ron®	Panadol®	Mexalen®
Paroxetin	Seroxat®	Deroxat®	Seroxat®
Perphenazin	Decentan®	Trilafon®	Decentan®
Pethidin	Dolantin®	Pethidin®	Alodan®
Phenobarbital	Luminal®	Luminal®	(Kombinationspräparat: Maliasin®)
Phentolamin	–	Regitin®	–
Phenytoin	Phenhydan®	Phenhydan®	Epanutin®
Physostigmin	Anticholium®	–	Anticholium®
Pimozid	Orap®	–	Orap®
Pipamperon	Dipiperon®	Dipiperon®	–
Primidon	Mylepsinum®	Mysoline®	Mysoline®
Promethazin	Atosil®	–	–
Propranolol	Dociton®	Inderal®	Inderal®
Quetiapin	Seroquel®	Seroquel®	Seroquel®
Reboxetin	Edronax®	Edronax®	Edronax®
Ribavirin	Rebetol®	Rebetol®	Rebetol®
Risperidon	Risperdal®	Risperdal®	Risperdal®
Salbutamol	Sultanol®	Ventolin®	Sultanol®
Sertindol	Serdolect®	Serdolect®	Serdolect®
Sertralin	Zoloft®	Zoloft®	Gladem®

Wirkstoff	Beispiele für Handelsnamen[1]		
	Deutschland	Schweiz	Österreich
Sulbactam	Combactam®	–	Combactam®
Sulpirid	Dogmatil®	Dogmatil®	Dogmatil®
Temazepam	Planum®	Normison®	–
Thiamin	Betabion®	Benerva®	Beneuran®
Thiopental	Trapanal®	Pentothal®	Thiopental®
Tiagabin	Gabitril®	Gabitril®	Gabitril®
Tiaprid	Tiapridex®	Tiapridal®	Delpral®
Tilidin	Valoron®	Valoron®	–
Topiramat	Topamax®	Topamax®	Topamax®
Tranylcypromin	Jatrosom N®	–	–
Trazodon	Thombran®	Trittico®	Trittico®
Triazolam	Halcion®	Halcion®	Halcion®
Trimipramin	Stangyl®	Surmontil®	–
Urapidil	Ebrantil®	Ebrantil®	Ebrantil®
Valproinsäure	Orfiril®	Depakine®	Depakine®
Vareniclin	Champix®	Champix®	Champix®
Venlafaxin	Trevilor®	Efexor®	Efectin®
Verapamil	Isoptin®	Isoptin®	Isoptin®
Vigabatrin	Sabril®	Sabril®	Sabril®
Zaleplon	Sonata®	Sonata®	Sonata®
Ziprasidon	Zeldox®	–	Zeldox®
Zolpidem	Stilnox®	Stilnox®	Ivadal®
Zopiclon	Ximovan®	Imovane®	Somnal®
Zotepin	Nipolept®	–	Nipolept®

[1] Bei den Beispielen für Handelsnamen wurden im Hinblick auf eine rasche Orientierung sowie Übersichtlichkeit der Bekanntheitsgrad berücksichtigt und somit häufiger Erstanbieter aufgeführt. Die aktuellen Vertriebsnamen finden sich in den offiziellen Online-Verzeichnissen www.rote-liste.de, www.kompendium.ch sowie im Austria Codex z. B. bei www.univadis.at.

17 Vergiftungsinformationszentralen

Die aufgeführten Einrichtungen bieten einen 24-Stunden-Dienst. Ein jeweils aktualisiertes Verzeichnis findet sich ohne Zugangsbeschränkung als Link mit der Bezeichnung „Giftnotruf" unter www.roteliste.de.

Deutschland (Landesvorwahl 0049)

Berlin

Beratungsstelle für Vergiftungserscheinungen
Oranienburger Straße 285
13437 Berlin
Telefon: (0 30) 1 92 40
Telefax: (0 30) 30 68 67 21
E-Mail: mail@giftnotruf.de
Internet: www.giftnotruf.de

Bonn

Informationszentrale gegen Vergiftungen des Landes NRW
Zentrum für Kinderheilkunde des Universitätsklinikums Bonn
Adenauerallee 119
53113 Bonn
Telefon: (02 28) 1 92 40
(02 28) 28 73 32 11
Telefax: (02 28) 28 73 32 78
(02 28) 28 73 33 14
E-Mail: gizbn@ukb.uni-bonn.de
Internet: www.meb.uni-bonn.de/giftzentrale

Erfurt

Giftnotruf Erfurt
Gemeinsames Giftinformationszentrum der Länder Mecklenburg-Vorpommern, Sachsen, Sachsen-Anhalt und Thüringen
c/o HELIOS Klinikum Erfurt
Nordhäuser Straße 74
99089 Erfurt
Telefon: (03 61) 73 07 30
Telefax: (03 61) 73 07 317
E-Mail: ggiz@ggiz-erfurt.de
Internet: www.ggiz-erfurt.de

Freiburg

Zentrum für Kinder- und Jugendmedizin
Vergiftungs-Informations-Zentrale
Mathildenstraße 1
79106 Freiburg
Telefon: (07 61) 1 92 40
Telefax: (07 61) 270 44 57
E-Mail: giftinfo@uniklinik-freiburg.de
Internet: www.giftberatung.de

Göttingen

Giftinformationszentrum-Nord der Länder Bremen, Hamburg, Niedersachsen und Schleswig-Holstein (GIZ-Nord)
Universitätsmedizin Göttingen
Georg-August-Universität Göttingen
Beratungsstelle für Vergiftungserscheinungen
Robert-Koch-Straße 40
37075 Göttingen
Telefon: (05 51) 38 31 80
Telefax: (05 51) 38 31 881
E-Mail: giznord@giz-nord.de
Internet: www.giz-nord.de

Homburg/Saar

Informations- und Behandlungszentrum für Vergiftungen des Saarlandes
Med. Fakultät der Universität des Saarlandes
Klinik für Kinder- und Jugendmedizin
Kirrbergerstraße
66421 Homburg/Saar
Telefon: (0 68 41) 1 92 40
Telefax: (0 68 41) 1 62 84 38
E-Mail: giftberatung@unikilinikum-saarland.de
Internet: www.uniklinikum-saarland.de/giftzentrale

Mainz

Giftinformationszentrum (GIZ) der Länder Rheinland-Pfalz und Hessen
Klinische Toxikologie
Langenbeckstraße 1
55131 Mainz
Telefon Notruf: (0 61 31) 1 92 40
Infoline: (0 61 31) 23 24 66
Telefax: (0 61 31) 23 24 69
 (0 61 31) 28 05 56
E-Mail: mail@giftinfo.uni-mainz.de
Internet: www.giftinfo.uni-mainz.de

München

Giftnotruf München
Toxikologische Abteilung der II. Medizinischen Klinik rechts der Isar der TU
Ismaninger Straße 22
81675 München
Telefon: (0 89) 1 92 40
Telefax: (0 89) 41 40 24 67
E-Mail: tox@Lrz.tum.de
Internet: www.toxinfo.org

Nürnberg

Klinikum Nürnberg
Medizinische Klinik 2
Lehrstuhl Innere Medizin – Geriatrie
Prof.-Ernst-Nathan-Straße 1
90419 Nürnberg
Telefon (09 11) 3 98 24 51
Telefax (0911) 3 98 21 92
E-Mail hans-juergen.heppner@klinikum-nürnberg.de

17 Vergiftungsinformationszentralen

Österreich
(Landesvorwahl 0043)

Wien

Vergiftungsinformationszentrale
Allgemeines Krankenhaus
Währinger Gürtel 18–20
1090 Wien
Telefon Notruf: 01 40 64 343
Infoline: (01) 40 40 02 222
Telefax: (01) 40 40 04 225
E-Mail: viz@meduniwien.ac.at
Internet: www.giftinfo.org

Schweiz
(Landesvorwahl 0041)

Zürich

Schweizerisches Toxikologisches Informationszentrum
Freiestrasse 16
8032 Zürich
Telefon Notruf: (0 44) 25 15 151
Infoline: (0 44) 25 16 666
Telefax: (0 44) 25 28 833
E-Mail: info@toxi.ch
Internet: www.toxi.ch

Alle Angaben ohne Gewähr.

18 Beratungsstellen und Selbsthilfegruppen Suchtkrankenhilfe

Deutschland (Landesvorwahl 0049)

Eine jeweils aktualisierte Liste zur regionalen Suche von Einrichtungen für Beratung wie für Behandlung findet sich z. B. bei www.dhs.de unter „Einrichtungssuche". Die Internetseite www.sucht-und-drogen-hotline.de nennt weitere Beratungsstellen und regionale Informations-Hotlines und Notrufe, die sich gemeinsam zur bundesweiten Sucht- und Drogen-Hotline zusammengeschlossen haben (s. u.).

Akzept e.V.
Bundesverband für akzeptierende Drogenarbeit und humane Drogenpolitik
Südwestkorso 14
12161 Berlin
Tel.: (0 30) 82 70 69 46
Fax: (0 30) 82 22 802
E-Mail: akzeptbuero@yahoo.de
Internet: www.akzept.org

Al-Anon-Familiengruppen
Selbsthilfegruppen für Angehörige und Freunde von Alkoholikern
Emilienstraße 4
45128 Essen
Tel.: (02 01) 77 30 07
Fax: (02 01) 77 30 08
E-Mail: zdb@al-anon.de
Internet: www.al-anon.de

Alateen
Selbsthilfegruppen für jugendliche Angehörige von Alkoholikern
Emilienstraße 4
45128 Essen
Tel.: (02 01) 77 30 07
Fax: (02 01) 77 30 08
E-Mail: zdb@al-anon.de
Internet: www.al-anon.de

Anonyme Alkoholiker (AA) Interessengemeinschaft e.V.
Gemeinsames Dienstbüro
Waldweg 6
84177 Gottfrieding-Unterweilnbach
Tel.: (0 87 31) 32 57 30
Fax: (0 87 31) 32 57 320
E-Mail: aa-kontakt@anonyme-alkoholiker.de
Internet: www.anonyme-alkoholiker.de

Arbeiterwohlfahrt (AWO) Bundesverband e.V.
Blücherstraße 62
10961 Berlin
Tel.: (0 30) 26 30 91 57
Fax: (0 30) 26 30 93 21 57
E-Mail: info@awo.org
Internet: www.awo.org

18 Beratungsstellen und Selbsthilfegruppen Suchtkrankenhilfe

Blaues Kreuz in Deutschland e.V.
Schubertstraße 41
42289 Wuppertal
Tel.: (02 02) 62 00 30
Fax: (02 02) 62 00 381
E-Mail: bkd@blaues-kreuz.de
Internet: www.blaues-kreuz.de

Bundesärztekammer
Herbert-Lewin-Platz 1
10623 Berlin
Tel.: (0 30) 400 45 60
Fax: (0 30) 400 45 63 88
E-Mail: info@baek.de
Internet: www.bundesaerztekammer.de

Bundesarbeitsgemeinschaft der Gesellschaft gegen Alkohol- und Drogengefahren (GAD)
Glockenberg 6A
96450 Coburg
Tel.: (0 95 61) 35 37 91
Fax: (0 96 51) 35 37 91
E-Mail: bag.gad@web.de

Bundesministerium für Gesundheit
Referat Drogen und Suchtmittelmissbrauch
Friedrichstraße 108
11055 Berlin
Tel.: (0 30) 18 44 12 808
Fax: (0 30) 18 44 13 775
E-Mail: poststelle@bmg.bund.de
Internet: www.bmg.bund.de

Bundesverband der Eltern und Angehörigen für akzeptierende Drogenarbeit e.V.
Ravensberger Straße 44
42117 Wuppertal
Tel.: (02 02) 42 35 19
Fax: (02 02) 42 85 77
E-Mail: info@akzeptierende-eltern.de
Internet: www.akzeptierende-eltern.de

Bundesverband der Elternkreise suchtgefährdeter und suchtkranker Söhne und Töchter e.V. (BVEK)
Dortmunder Straße 22
48155 Münster
Tel.: (02 51) 14 20 733
Fax: (02 51) 14 20 755
E-Mail: info@bvek.org
Internet: www.bvek.org

Bundesverband für stationäre Suchtkrankenhilfe e.V. („buss")
Wilhelmshöher Allee 273
34131 Kassel
Tel.: (05 61) 77 93 51
Fax: (05 61) 10 28 83
E-Mail: buss@suchthilfe.de
Internet: www.suchthilfe.de

Bundesweite Sucht- und Drogen-Hotline
24-Std.-Hotline: (0 18 05) 31 30 31
Internet: www.sucht-und-drogen-hotline.de

Bundeszentrale für gesundheitliche Aufklärung (BZgA)
Ostmerheimer Straße 220
51109 Köln
Tel.: (02 21) 89 92 0
Fax: (02 21) 89 92 300
E-Mail: poststelle@bzga.de
Internet: www.bzga.de

Caritas Suchthilfe e.V. (CaSu)
Bundesverband der Suchthilfeeinrichtungen im Deutschen Caritasverband
Karlsstraße 40
79104 Freiburg
Tel.: (07 61) 20 03 63
Fax: (07 61) 20 03 50
E-Mail: casu@caritas.de
Internet: www.caritas-suchthilfe.de

Teil V: Anhang

Der Paritätische Gesamtverband
Oranienburger Straße 13
10178 Berlin
Tel.:   (0 30) 24 63 60
Fax.:   (0 30) 24 63 61 10
E-Mail: info@paritaet.org
Internet: www.paritaet.org

**Deutsche Gesellschaft
für Suchtpsychologie e.V. (DG SPS)**
Wörthstraße 10
50668 Köln
Tel.:   (02 21) 77 57 157
Fax: (02 21) 77 57 180
Email: info@suchtpsychologie.de
Internet: www.suchtpsychologie.de

Deutsche Hauptstelle für Suchtfragen e.V. (DHS)
Westenwall 4
59065 Hamm
Tel.:   (0 23 81) 90 15 0
Fax: (0 23 81) 90 15 30
E-Mail: info@dhs.de
Internet: www.dhs.de

Deutscher Guttempler-Orden e.V. (I.O.G.T.)
Adenauerallee 45
20097 Hamburg
Tel.:   (0 40) 24 58 80
Fax: (0 40) 24 14 30
E-Mail: info@guttempler.de
Internet: www.guttempler.de

Deutsches Rotes Kreuz e.V.
DRK Generalsekretariat
Carstennstraße 58
12205 Berlin
Tel.:   (0 30) 85 40 40
Fax: (0 30) 85 40 44 50
E-Mail: drk@drk.de
Internet: www.drk.de

Fachverband Drogen und Rauschmittel e.V. (FDR)
Odeonstraße 14
30159 Hannover
Tel.:   (05 11) 1 83 33
Fax: (05 11) 1 83 26
E-Mail: mail@fdr-online.info
Internet: www.fdr-online.info

Fachverband Sucht e.V.
Walramstraße 3
53175 Bonn
Tel.:   (02 28) 26 15 55
Fax: (02 28) 21 58 85
Internet: www.sucht.de

**Gesamtverband für Suchtkrankenhilfe
im Diakonischen Werk der Evangelischen
Kirche in Deutschland e.V. (GVS)**
Altensteinstraße 51
14195 Berlin
Tel.:   (0 30) 84 31 23 55
Fax: (0 30) 84 41 83 36
E-Mail: gvs@sucht.org
Internet: www.sucht.org

**Internationale Koordinations- und
Informationsstelle für Auslandsreisen
von Substitutionspatienten**
Bremer Platz 18–20
48155 Münster
Tel.:   (02 51) 6 01 23
Fax: (02 51) 66 65 80
E-Mail: indroev@t-online.de
Internet: www.indro-online.de

Kreuzbund e.V.
Bundesgeschäftsstelle
Münsterstraße 25
59065 Hamm
Tel.:   (0 23 81) 67 27 20
Fax: (0 23 81) 67 27 233
E-Mail: info@kreuzbund.de
Internet: www.kreuzbund.de

NACOA Deutschland

Interessenvertretung für Kinder aus Suchtfamilien e.V.
Gierkezeile 39
10585 Berlin
Tel.:   (0 30) 35 12 24 30
Fax: (0 30) 35 12 24 31
E-Mail: info@nacoa.de
Internet: www.nacoa.de

Narcotics Anonymous

NA Service Komitee
Postfach 111010
64225 Darmstadt
E-Mail: info@narcotics-anonymous.de
Internet: www.narcotics-anonymous.de

Nationale Kontakt- und Informationsstelle zur Anregung und Unterstützung von Selbsthilfegruppen (NAKOS)

Wilhelmsdorfer Straße 39
10627 Berlin
Tel.:   (0 30) 31 01 89 60
Fax: (0 30) 31 01 89 70
E-Mail: selbsthilfe@nakos.de
Internet: www.nakos.de

Nichtraucher-Initiative Deutschland e.V. (NID)

Carl-von-Linde-Straße 11
85716 Unterschleißheim
Tel.:   (0 89) 317 12 12
Fax: (0 89) 317 40 47
E-Mail: nid@nichtraucherschutz.de
Internet: www.nichtraucherschutz.de

Schweiz (Landesvorwahl 0041)

Eine jeweils aktualisierte Liste zur regionalen Suche von Beratungsstellen und Behandlungseinrichtungen findet sich z.B. bei www.infodrog.ch unter „Suchthilfeangebote".

Al-Anon

Dienstbüro
Neuhardstrasse 22
4601 Olten
Tel.:   (0 62) 296 52 16
Hotline: 08 48 848 843
Fax: (0 62) 296 52 16
E-Mail: alanon@bluewin.ch
Internet: www.al-anon.ch

Anonyme Alkoholiker (AA)

Zentrale Dienststelle der Deutschen Schweiz
Wehntalerstrasse 560
8046 Zürich
Tel.:   (0 44) 37 01 383
Hotline: 08 48 848 885
Fax: (0 44) 37 01 384
E-Mail: info@anonyme-alkoholiker.ch
Internet: www.anonyme-alkoholiker.ch

Alcolisti Anonimi (AA)

Servizi generali AASRI
CP 5
1211 Ginevra 13
Tel.:   (0 22) 3 44 33 22
Hotline: 08 48 848 846
Fax.:   (0 22) 3 44 33 22
E-Mail: info@aasri.org
Internet: www.aasri.org

Alcooliques Anonymes (AASRI)
Services généraux
CP 5
1211 Genève 13
Tel.: (0 22) 3 44 33 22
Hotline: 08 48 848 846
Fax: (0 22) 3 44 33 22
E-Mail: info@aasri.org
Internet: www.aasri.org

Arbeitsgemeinschaft Tabakprävention
Haslerstrasse 30
3008 Bern
Tel.: (0 31) 599 10 20
Fax: (0 31) 599 10 35
E-Mail: info@at-schweiz.ch
Internet: www.at-schweiz.ch

Blaues Kreuz
Lindenrain 5
Postfach 8957
3001 Bern
Tel.: (0 31) 300 58 63
Fax: (0 31) 300 58 65
E-Mail: info@blaueskreuz.ch
Internet: www.blaueskreuz.ch

Bundesamt für Gesundheit (BAG)
3003 Bern
Tel.: (0 31) 3 222 111
Fax: (0 31) 3 233 772
E-Mail: info@bag.admin.ch
Internet: www.bag.admin.ch

Fachverband Sucht
Weinbergstrasse 25
8001 Zürich
Tel.: (0 44) 2 66 60 60
Fax: (0 44) 2 66 60 61
E-Mail: info@fachverbandsucht.ch
Internet: www.fachverbandsucht.ch

Infodrog
Schweizerische Koordinations- und Fachstelle Sucht
Eigerplatz 5
3000 Bern 14
Tel.: (0 31) 37 60 401
Fax: (0 31) 37 60 404
E-Mail: office@infrodrog.ch
Internet: www.infodrog.ch

Schweizerische Guttempler-Vereinigung (IOGT Schweiz)
Schaffhauserstrasse 432
8050 Zürich
Tel.: (0 44) 300 30 45
Fax: (0 44) 302 36 46
E-Mail: info@iogt.ch
Internet: www.iogt.ch

KOSCH
Koordination und Förderung von Selbsthilfegruppen in der Schweiz
Laufenstrasse 12
4053 Basel
Tel.: (0 61) 33 38 601
Fax: (0 61) 33 38 602
E-Mail: gs@kosch.ch
Internet: www.kosch.ch

Narcotics Anonymous (NA)
Postfach 360
4010 Basel
Info-Tel.: (0 61) 3 12 48 08
E-Mail: info@narcotics-anonymous.ch
Internet: www.narcotics-anonymous.ch

Schweizerische Arbeitsgemeinschaft der Kliniken und Rehabilitationszentren für Alkohol- und Medikamentenabhängige (SAKRAM)
Waldrandweg 19
3360 Herzogenbuchsee
Tel.: (0 62) 95 62 340
Fax: (0 62) 95 62 359
E-Mail: info@sakram.ch
Internet: www.sakram.ch

Schweizerische Fachstelle für Alkohol- und andere Drogenprobleme (SFA)
Avenue Ruchonnet 14
CP 870
1001 Lausanne
Tel.: (0 21) 32 12 911
Fax: (0 21) 32 12 940
E-Mail: info@sfa-ispa.ch
Internet: www.sfa-ispa.ch

Verband der Eltern- und Angehörigenvereinigungen Drogenabhängiger (VEVDAJ)
Postfach 8558
3001 Bern
Tel.: (0 31) 302 39 30
Fax: (0 31) 302 39 29
Helpofon: (0 800) 104 004
Helpomail: helpomail@vevdaj.ch
E-Mail: info@vevdaj.ch
Internet: www.vevdaj.ch

Verbindung der Schweizer Ärztinnen und Ärzte (FMH)
Elfenstrasse 18
3000 Bern 15
Tel.: (0 31) 35 91 111
Fax: (0 31) 35 91 112
E-Mail: info@fmh.ch
Internet: www.fmh.ch

Österreich (Landesvorwahl 0043)

Eine jeweils aktualisierte Liste zur regionalen Suche von Beratungsstellen und Behandlungseinrichtungen findet sich z. B. bei http://suchthilfekompass.oebig.at.

Al-Anon-Familiengruppen
Selbsthilfegruppe für Angehörige und Freunde von Alkoholikern
Dienstbüro für Österreich
Postfach 117
6600 Reutte
Tel.: (0 56 72) 72 651
Fax: (0 56 72) 72 651
E-Mail: info@al-anon.at
Internet: www.al-anon.at

Anonyme Alkoholiker (AA)
Barthgasse 5
1030 Wien
Tel.: (01) 7 99 55 99
E-Mail: wien@anonyme-alokoholiker.at
Internet: www.anonyme-alkoholiker.at

Anton Proksch Institut
Stiftung Genesungsheim Kalksburg
Gräfin Zichy Straße 6
1230 Wien
Tel.: (01) 880 10 0
Fax: (01) 880 10 77
E-Mail: info@api.or.at
Internet: www.api.or.at

Blaues Kreuz Österreich (BKÖ)
Kaiser Josef Platz 16b
4600 Wels
Tel.: (0 72 42) 46 51 9
E-Mail: info@blaueskreuz.at
Internet: www.blaueskreuz.at

Bundesministerium für Gesundheit
Fachbereich Psychoaktive Substanzen
und Sucht
Radetzkystraße 2
1030 Wien
Tel.: (01) 711 00 0
Fax: (01) 71I 00 14 300
E-Mail: buergerservice@bmg.gv.at
Internet: www.bmgfj.gv.at

Caritas Österreich
Albrechtskreithgasse 19–21
1160 Wien
Tel.: (01) 48 83 10
E-Mail: office@caritas-austria.at
Internet: www.caritas.at

Österreichische Ärztekammer
Weihburggasse 10–12
1010 Wien
Tel.: (01) 51 40 60
Fax: (01) 51 40 642
E-Mail: post@aerztekammer.at
Internet: www.aerztekammer.at

Service und Information für Gesundheitsinitiativen und Selbsthilfeorganisationen (SIGIS)
Selbsthilfegruppen-Datenbank
vom Fonds Gesundes Österreich
ein Geschäftsbereich von
Gesundheit Österreich GmbH
Aspernbrückengasse 2
1020 Wien
Tel.: (01) 89 50 400 25
Fax: (01) 89 50 400 20
E-Mail sigis@fgoe.org
Internet www.fgoe.org

Alle Angaben ohne Gewähr.

Sachverzeichnis

A

ABCDE-orientierte Fähigkeiten und Fertigkeiten (Skills) 219–235
ABCDE-Schema 21
– s. a. Notfall-ABCDE-Schema
– primäres 21–25, 218
– sekundäres 22–23, 25, 218
Abdomen, Intoxikationssyndrome 16
Abhängigkeit(ssyndrom) 5
– Drogennotfall 7
– körperliche/psychische 18
Acetaldehyd-Dehydrogenase (ALDH) 54
Adam 139
Advanced Cardiac Life Support (ACLS®) 21
– Mischintoxikation 188
Advanced Life Support (ALS) 20, 22, 25
– Atemstillstand 226–228
– Atemwegsverlegung, obere 223–224
– Bewusstseinsveränderungen 233–235
– Differenzialdiagnosen 233–235
– Disability 233–235
– Drogennotfälle 218–219
– Herz-Kreislauf-Stillstand 229–231, 233
– Hypoxie 226–228
Advanced Trauma Life Support (ATLS®) 21
AED (automatisierter externer Defibrillator) 25, 232
Aerosole 164–165
– im Kindes- und Jugendalter 197
Äthanol
– klinische Symptome 35
– Toxidromzuordnung 34
Äther 164
Äthylenglykol
– klinische Symptome 35
– Toxidromzuordnung 34

affektive Störungen/Symptome
– Cannabinoide 100
– Opioidabhängigkeit 90
– PCP-induzierte 150
– Suizidalität 100
Akupunktur, Stimulanzienentzug 132
akutes Koronarsyndrom (ACS), kokain-assoziiertes 43
Alarmierung, Drogennotfälle 7
Alkohol 10, 12, 53–78
– Konsum im Kindes- und Jugendalter 193
– Nachweisbarkeitsdauer 33
– Pharmakologie 53
– Pro-Kopf-Konsum 53
– toxische Wirkungen 54
Alkoholabhängigkeit, -krankheit bzw. -missbrauch 57–58
– diagnostische Kriterien 58
– Eifersuchtswahn 74–75
– epileptische Anfälle 65–67
– neurologische Notfälle 58–61
– paranoide Störungen 74–75
– psychiatrische Notfälle 67–77
– Suizidhandlungen 76
alkoholassoziierte Erkrankungen 53
Alkoholdehydrogenase 53
Alkoholdelir 71–73
– Differenzialdiagnose 73
– Klinik 71–72
– Laborbefunde 72
– Leitsymptome 71–72
– Therapie 73
– Verlauf 72
Alkoholentzugssyndrom 65–71
– Antiepileptika 70–71
– Benzodiazepine 69–70
– CIWA-Skala 68

Sachverzeichnis

Alkoholentzugssyndrom
- Clomethiazol 70–71, 123
- diagnostische Kriterien 68
- Neuroleptika 70–71
- Therapie 69–71
- Verlauf 68

Alkoholhalluzinose 73–74
- differenzialdiagnostische Abgrenzung 75

Alkoholintoxikation 54–57
- Behandlung 196–197
- diagnostische Kriterien 55
- im Kindes- und Jugendalter 195–197
- Rauschstadien 54–57

alkoholische Myopathie 64–65
- akute 64
- chronische 65

alkoholische Polyneuropathie 63–64
alkoholisches Koma 57
ALS s. Advanced Life Support
Amotivationssyndrom, Cannabinoide 104
Amphetamine 127
- klinische Symptome 35
- Mischintoxikation 183–185
- Nachweisbarkeitsdauer 33
- Toxidromzuordnung 34

Amphetamin-Entzugssyndrom 129–133
- Ängstlichkeitsfaktor 129
- Hyperarousal-Faktor 129
- psychosoziale Interventionen 130–131
- vegetativer Faktor 129

Amylnitrite 167
anabole Steroide, Abusus 178
Anabolika 3
Anästhetika 139
- im Kindes- und Jugendalter 197

Analgetika, Missbrauchspotenzial 3
analgetikainduzierte Kopfschmerzen 176–177
Angel Dust 139, 147–150
Angststörungen
- Cannabinoidkonsum 103–104

- Opioidabhängigkeit 90
- PCP-induzierte 150

Anisokorie 234
Anticholinergika 10–11
- Asthmaanfall/Bronchospasmus 39
- Intoxikation 183–185

Antidepressiva, trizyklische
- Intoxikation 183–185
- klinische Symptome 35
- Stimulanzienentzug 133
- Toxidromzuordnung 34

Antidota, Herz-Kreislauf-Stillstand 230
Antihistaminika, Intoxikation 183–185
Aphrodisiaka, Stimulanzien 133
Asphyxanzien 10, 12
Asthma-Anfall 36, 38–39
Atemdepression 45–46
Atemfrequenz, Intoxikationssyndrome 14–15
Atemgeruch, Intoxikationssyndrome 14–15
Atemstillstand 45–46
- Advanced Life Support (ALS) 226–228
- Basic Life Support (BLS) 224–226

Atemwege (Airway)
- ABCDE-Schema, sekundäres 25
- Beurteilung, Auskultation mit dem Ohr 220
- freimachen 24
- Inspektion 220
- Intoxikationssyndrome 14–15
- Sicherung, Advanced Life Support (ALS) 223–224
- – Basic Life Support (BLS) 219–223
- – endo-/orotracheale bzw. präklinische Intubation 227
- – Herz-Lungen-Wiederbelebung (CRP) 227
- – Intubation 227
- – Kapnographie 228
- – Pulsoxymetrie 227–228

256

Sachverzeichnis

Atemwegsverlegung, obere
- Absaugpumpe 221
- Advanced Life Support (ALS) 223–224
- Atemwegshilfen 221–222
- Basic Life Support (BLS) 219–223
- Belüftung 224
- Beurteilung 219–220
- Esmarch-Handgriff 221
- Guedel-Tubus 222–223
- Head-Tilt-/Chin-Lift-Manöver 220–221
- Intubation 224
- Koniotomie 224
- rapid sequence induction 224
- Seitenlagerung 221–222
- Wendl-Tubus 222–223

Atmungsinsuffizienz, Zeichen 226
Atropin
- Intoxikation 183–185
- klinische Symptome 35
- Toxidromzuordnung 34

B

bad trips, Halluzinogene 139
Barbiturate 120–122
- Entzugssyndrom 122
- klinische Symptome 35
- Nachweisbarkeitsdauer 33
- Pharmakologie 120–121
- Toxidromzuordnung 34
- Wirkungsspektrum 121

Barbituratintoxikation
- akute 121–122
- Stadieneinteilung 122

Basic Life Support (BLS) 20, 24–25
- ABCDE-orientierte Fähigkeiten und Fertigkeiten (Skills) 219–235
- Atemstillstand 225–226
- Atemwegsverlegung, obere 219–223
- bei defibrillierbarem Rhythmus 232
- Drogennotfälle 217–218
- Herz-Kreislauf-Stillstand 228–229
- Herzrhythmusstörungen 232

- Hypoxie 224–226
- Kurse 21
- Mischintoxikation 22, 188

Basisanalyse, labormedizinische 30–31
Beatmung
- Beatmungsbeutel 225
- Mund-zu-Mund-Beatmung 24, 225
- Mund-zu-Nase-Beatmung 24, 225
- Pocketmask 225

Bedrohungen, umgebungsbedingte 235
- ABCDE-Schema, primäres 25

Belohnungssystem, Dopaminausschüttung 4
Belüftung (Breathing)
- ABCDE-Schema, primäres 24–25
- – sekundäres 26
- Atemwegsverlegung, obere 224–228

benzodiazepinähnliche Substanzen 111
Benzodiazepine 108–117
- Äquivalenzdosis 110–111
- Entzugssyndrom 113–115
- GABA 109
- Halbwertszeit 110–111
- Indikationen 108
- Intoxikationen, Flumazenil 113
- klinische Symptome 35
- Kombination mit anderen zentral dämpfenden Substanzen 117
- Konsum, täglicher 82
- kurz wirksame 110–111
- lang wirksame 110
- mittellang wirksame 110
- Nachweisbarkeitsdauer 33
- Pharmakologie 109–111
- suchtmittelassoziierte Begleitstörungen, psychische 112, 117
- suchtmittelinduzierte Begleitstörungen
- – psychische 112, 117
- – somatische 112, 115–116
- Tagesdosis 110–111
- Toxidromzuordnung 34
- Wirkungsspektrum 111–112

Beratungsstellen 247–254

Sachverzeichnis

Beta-Blocker, Stimulanzienentzug 133
bewusstseinserweiternde Substanzen 138
Bewusstseinsminderung 48–49
Bewusstseinsveränderungen, Advanced Life Support (ALS) 233–235
Bilsenkraut (Hyoscyamus niger) 139
BLS s. Basic Life Support
Blutalkoholkonzentration (BAK) 54
– Messung 196
Blutbild 31
Blutdruck(messung)
– Herz-Kreislauf-Stillstand 229
– Intoxikationssyndrome 15
Blutungen 235
Bodypacker 7
Bodystuffer 7
Bradykardie 47
– instabile 47
– Schrittmacherstimulation, transkutane 47
– stabile, asymptomatische 47
Breitkomplex-Tachykardien 42
Bronchodilatanzien, Asthmaanfall/Bronchospasmus 39
Bronchospasmus 36, 38–39
Buprenorphin 80
Bupropion, Nikotinentzug 160–161
Butylnitrite 167

C

Cannabinoide/Cannabiskonsum 18, 95–107
– affektive Symptome 100
– Amotivationssyndrom 104
– Angstsyndrome 103–104
– chronischer 100
– depressive Störungen 104
– Diagnostik, substanzspezifische 102
– Dopamin, Freisetzung 96
– Drogentest 102
– Entzugssyndrom 101–102, 104
– halluzinatorische Syndrome 103
– Intoxikation 103
– – akute 99
– – im Kindes- und Jugendalter 98, 197
– – Psychosen 99
– im Kindes- und Jugendalter 194
– kognitive Störungen 104
– Nachweisbarkeitsdauer 33
– neurokognitive Beeinträchtigungen, akute 101
– Noradrenalin, Freisetzung 96
– Panikstörungen 103–104
– paranoide Syndrome 103
– Pharmakologie 95
– psychische Folgen 98
– – Therapie 102–104
– Psychosen, schizophrene 99
– respiratorisches System 97
– schädlicher und abhängiger Gebrauch 98–99
– somatische Folgen 97
– – Therapie 102–104
– Suizidalität 100
– THC-Gehalt 95
– Toxizität 96
– Wirkungen 97
– – auf das Immunsystem 97
Cannabinoidrezeptoren 96
Carbamate
– klinische Symptome 35
– Toxidromzuordnung 34
CHE-Inhibitoren
– klinische Symptome 35
– Toxidromzuordnung 34
Chloralhydrat (Trichloracetaldehydhydrat) 122–123
Chloroform 164
Cholinergika 10, 12
– Intoxikation 183–185
chromatographisches Screening 32
CIWA-Skala, Alkoholentzugssyndrom 68
Clomethiazol
– Abhängigkeitspotenzial 123
– Alkoholentzug 70–71, 123
– Intoxikation 123

co-occuring mental disorders
- Kokainmissbrauch 135
- Methamphetaminmissbrauch 135

Corpus-callosum-Atrophie 62–63

Crack
- bei Frauen 202
- Nachweisbarkeitsdauer 33

Crack-Rauchen 126

Crash-Gefühl, abklingendes, Downers 135

D

Defibrillation (Quick Look), ABCDE, primäres 25, 232

Delir, Mischintoxikation 186–187

Delirium tremens 71–73

Depression
- Cannabinoide 104
- Opioidabhängigkeit 90
- suchtmittelabhängige Frauen 205–206

deprimierte somatische Begleiterscheinungen 45–49

deprimierte Toxidrome 10–12

Designerdrogen, Nachweisbarkeitsdauer 33

Diacetylmorphin (Heroin) 79–80
- Intoxikationsrisiko 81
- Nachweisbarkeitsdauer 33

Diagnostik 4

diagnostisch-therapeutischer Stufenplan, Notfalltherapie 21

Diazepam, Mischintoxikation 188–189

Differenzialdiagnosen 26
- ABCDE-Schema, sekundäres 26
- Advanced Life Support (ALS) 233–235

Dihydrocodein 80

Disability
- ABCDE, sekundäres 26
- Advanced Life Support (ALS) 233–235
- Beurteilung 233

Disulfiram 132

Diuretikaabusus/-überdosierung 179

DMT 139

Dopaminfreisetzung
- Belohnungssystem 4
- Cannabinoide 96

Downers
- Crash-Gefühl, abklingendes 135
- Stimulanzienmissbrauch 135

Drogen
- Definition 3
- illegale 3
- legale 3
- Nachweisbarkeitsdauer 33

Drogenanalyse
- Probenmaterial 28–30
- Spontanurin 28
- Urin 28

Drogeneinfluss, Verkehrsunfälle 8

Drogennotfall/-notfälle 6–8
- ABCDE-Schema 217
- – primäres 21–25, 218
- – sekundäres 22–23, 25, 218
- Advanced Life Support (ALS) 218–219
- Alarmierung 7
- Anforderungen an den Notfalldienst 236
- Atemfrequenz 226
- Atemmuster/-mechanik 226
- Atemwege, Sicherung 219–223
- Auskultation 226
- Basic Life Support (BLS) 217–218
- Begleitphänomene 8
- Belüftung 224–228
- Blutungen 235
- Definition 6–7
- diagnostisch-therapeutischer Stufenplan 23
- Differenzialdiagnosen 8
- Entstehung 7
- Entzugssyndrom, neonatales 211
- Environment/Exposure 235

Sachverzeichnis

Drogennotfall/-notfälle
– bei Frauen 202–214
– – im Lebenszyklus 206–210
– – Adoleszenz 206–207
– – Epidemiologie 202
– – Menstruationsstörungen 207
– – peri-/postmenopausale Phase 209–210
– – psychiatrische Notfälle 210
– – in der reproduktiven Phase 207–209
– – Therapie 210–211
– Gefahrenpotenzial 8
– Glasgow-Coma-Scale-Wert 233–234
– Hyperthermie 235
– Hypothermie 235
– im Kindes- und Jugendalter 193–201
– – Behandlung, weiterführende 199–200
– Laborabklärung 27–35
– Lichtreaktion 234
– Motorik-/Sensibilitätsprüfung an den oberen und unteren Extremitäten 234–235
– neurologische Vitalparameter 233
– Palpation/Perkussion 226
– persönliches Training 236
– Pharmakokinetik 32–33
– psychische Beurteilung 233
– Pupillenstatus/-weite 233
– Schwangerschaft 207–209, 211
– – Komplikationen bei Mutter und Kind 208–209
– Selbstschutz 27
– Talk-down-Technik 6
– umgebungsbedingte Bedrohungen 235
– Venenkanülierung, periphere 230–232
– Verletzungen 235
– Vitalparameter, Bedrohung 6
– Weiterbildung 236
Drogenscreening 32
Dyspnoe (Luftnot) 46–47

E

Ecstasy 139, 143–144
– Charakteristika 144
– Entzugssyndrom 146
– Hyperthermie 144–145
– Intoxikation, akute 144–146
– neurotoxische Effekte 143
– Pharmakologie 143–144
– psychische Symptome 145–146
– somatische Symptome 145–146
– Wirkungsspektrum 144
Ecstasy-Artige 138–139
Eifersuchtswahn, Alkoholkrankheit 74–75
EKG (Elektrokardiogramm), Herz-Kreislauf-Stillstand 229–230
Engelstrompete (Datura suaveolens) 139
Entkleiden (Exposure) 27
Entzugsangst 18
Entzugssyndrom(e) 10–11, 17–20
– s. a. unter den einzelnen Substanzen
– Auftreten und Auslösen 18–19
– Definition 18
– neonatales 211
– Therapie 20
– Übersicht, mögliche 19
Environment (Umgebung) 235
– ABCDE-Schema, primäres 25
Enzymimmunoassays (EIAs) 31–32
Ephedrin, Mischintoxikation 183–185
epileptische Anfälle
– Alkoholabhängigkeit 65–67
– Differenzialdiagnose 66
– Zusatzdiagnostik, apparative 66
Erbrochenes, Drogenanalyse 29
erregte somatische Begleiterscheinungen 37–45
erregte Toxidrome 11
Esmarch-Handgriff 221
Eve 139

F

Flashbacks
- Halluzinogene 138
- LSD 143

Fliegenpilz (Amanita muscaria) 139
- Wirkspektrum 148

Flumazenil
- Benzodiazepine, Intoxikationen 113
- Mischintoxikation 190

G

GABAerge Medikation, Stimulanzienentzug 132
Gamma-Aminobuttersäure (GABA), Benzodiazepine 109
Gamma-Hydroxybutyrat/-Hydroxybuttersäure s. GHB
Ganzkörperuntersuchung 27
Gase 164–165
- im Kindes- und Jugendalter 197

gastrointestinale Entzugssyndrome 19
GHB (4-Hydroxybutansäure/γ-Hydroxybuttersäure) 10, 12, 117–120
- Entzugssyndrom 120
- Intoxikation, akute 119–120
- klinische Symptome 35
- Pharmakologie 118–119
- Toxidromzuordnung 34
- Wirkungsspektrum 119

Glasgow-Coma-Scale-Wert 233–234
glue sniffing (Klebstoffe, Inhalation) 165
Glukokortikoide, Missbrauch 178
Glukosemangel 183–185
Gruppentest 32
Guedel-Tubus 222–223

H

Haar, Drogenanalyse 29
Hämatokrit 31
Hämoglobin 31
Halbseitenlähmung 235
Halbwertszeit (der Substanz), Nachweisbarkeitsdauer 33

halluzinatorische Syndrome, Cannabinoide 103
Halluzinogene 10–11, 18, 138–152
- akute 148–149
- atypische 138–139, 147–150
- bad trips 139
- Entzugssyndrom 149
- Flashbacks 138
- horror trips 139
- Intoxikation 149
- klassische 138–139
- Rausch, psychotischer 140

Halswirbelsäule (HWS), Immobilisation 24
- ABCDE-Schema, sekundäres 25

Hautbefund, Intoxikationssyndrome 16
Head-Tilt-/Chin-Lift-Manöver, Atemwegsverlegung, obere 220–221
Hepatitis C
- Nachweisbarkeitsdauer 33
- Opioidabhängigkeit 80, 89–90

Heroin (Diacetylmorphin) 79–80
- Intoxikationsrisiko 81
- Nachweisbarkeitsdauer 33

Herzdruckmassage, Herz-Kreislauf-Stillstand 228–229
Herz-Kreislauf-Stillstand 228–232
- Advanced Life Support (ALS) 229–231, 233
- Antidota 230
- Basic Life Support (BLS) 228–229
- Beurteilung 228
- Blutdruckmessung 229
- EKG 229–230
- Herzdruckmassage 228–229
- Radialispuls, Palpation 229
- Therapie 228, 230
- Zeichen 229

Herz-Kreislauf-Störungen, Entzugssyndrom 19
Herzrhythmusstörungen
- AED (automatisierter externer Defibrillator) 232

Sachverzeichnis

Herzrhythmusstörungen
– Basic Life Support (BLS) 232
– Beurteilung 232
– EKG 230
– Therapie 232
HIV-Infektion, Opioidabhängigkeit 90
horror trips, Halluzinogene 139
4-Hydroxybutansäure s. GHB
Hypertension 42–43
Hyperthermie 45, 235
– Ecstasy 144–145
Hyperventilationssyndrom 36–37
Hypnotika 10, 12, 108–125
Hypopharynxobstruktion durch die Zunge 219
Hypotension 47–48
Hypothermie 235
Hypoxie
– Advanced Life Support (ALS) 226–228
– Basic Life Support (BLS) 224–226

I

ICD-10 3
Indolethylamine 139–143
– Begleitstörungen 142–143
– Entzugssyndrom 142
– Intoxikation, akute 142
– Pharmakologie 140–141
– Wirkungsspektrum 141–142
Inhalanzien 164–175
– Mehrfachabhängigkeit 173
– Pharmakologie 166–167
– Schädigungen des ungeborenen Kindes 172–173
– suchtmittelassoziierte Begleitstörungen 173
– suchtmittelinduzierte Begleitstörungen
– – neurologische 171
– – psychische 172
– – somatische 170–171
– Weiterbehandlung 173
– Wirkspektrum 167–168

Inhalanzienentzugssyndrom 170
– Benzodiazepine 170
Inhalanzienintoxikation
– akute 168–170
– Behandlung 169–170
– Delir 168
– im Kindes- und Jugendalter 197–198
– Leber- und Nierenschäden 199
– Verbrennungsverletzungen 199
Inhalationsanästhetika 164
Intoxikationen
– s. a. unter den einzelnen Substanzen
– akute 4
– – Abklärung, Indikationen 17
– Leitsymptome 4
– Pharmakokinetik 32–33
Intoxikationspsychosen, Cannabinoide 99
Intoxikationssyndrome 8–17
– Differenzialdiagnostik 9
– Leitsymptome 13–14
– Substanzidentifikation 13–17
– W-Fragen, anamnestische 16–17
Intubation
– endotracheale 227
– orotracheale 227
– präklinische 227
Ischämie, EKG 230
Isoxazolderivate/Isoxazole 139
– Charakteristika 148

K

Kapnographie 228
Karpfenmaul 37
Ketamin 139, 147–150
– Pharmakologie 147
Klebstoffe, Inhalation (glue sniffing) 165
klinisch-chemische Abklärung, labormedizinische Basisanalyse 30–31
körperliche Abhängigkeit/Entzugssymptome 18
Koffein 127
kognitive Störungen, Cannabinoide 104

Sachverzeichnis

Kokain 126, 132
- co-occuring mental disorders 135
- klinische Symptome 35
- Mischintoxikation 183–185
- Missbrauchs- und Abhängigkeitspotenzial 128
- Nachweisbarkeitsdauer 33
- Pharmakologie 126–127
- psychologische Konsumfolgen 128
- suchtmittelinduzierte Begleitstörungen, somatische 133–134
- Toxidromzuordnung 34
kokainassoziiertes akutes Koronarsyndrom (ACS) 43
Kokain-Entzug(ssyndrom) 129–133
- Ängstlichkeitsfaktor 129
- Gruppentherapie 131
- Hyperarousal-Faktor 129
- medikamentöse Verfahren 131–132
- off-label use 131
- psychosoziale Interventionen 130–131
- vegetativer Faktor 129
Koma/komatöse Zustände 48–49
- alkoholisches 57
- Differenzialdiagnose 187
- Mischintoxikation 186–187
Koniotomie 224
Kontrollminderung 5
Kontrollverlust 5
Kopfschmerzen, medikamenteninduzierte 176–177
Koronarsyndrom, akutes (ACS) 43
- kokainassoziiertes 43
- MONA 43
Korsakow-Psychose 59–60
Krämpfe, zerebrale 44–45
Kreislauf (Circulation)
- ABCDE-Schema
- – primäres 25
- – sekundäres 26

L

Laborabklärung, Drogennotfall 27–35
labormedizinische Basisanalyse 30–31
- hämatologische und hämostaseologische 31
- klinisch-chemische 30–31
Lachgas 164
Laxanzienabusus/-überdosierung 179
Leitsymptome, Differenzialdiagnostik 23
Levomethadon 79–80
Lichtreaktion 234
Lösungsmittel
- flüchtige 164–165
- Inhalation (thinner sniffing) 165–166
- im Kindes- und Jugendalter 197
- organische 197
LSD 140–143
- Begleitstörungen 142–143
- Charakteristika 141
- Entzugssyndrom 142
- Flashbacks 143
- Intoxikation, akute 142
- Pharmakologie 140–141
- Psilocybin 142
- psychische Symptome 142
- somatische Symptome 142
- Wirkungsspektrum 141–142
LSD-Artige 138–139
Lungenödem 36, 39–40
- Tachyarrhythmien 40

M

Magensaft, Drogenanalyse 29
Marchiafava-Bignami-Syndrom 62–63
Marihuana 95
Maskenbeatmung 24
Masken-Beutel-Beatmung 24
Medikamentenabhängigkeit bei Frauen 210
Medikamentenscreening 32
Medikamentenverzeichnis 239–244
Mehrfachabhängigkeit, Inhalanzienabhängigkeit 173

Sachverzeichnis

membranstabilisierende Substanzen 10, 12
Meprobamat, Intoxikation 122
mescal buttons 144
Mescalin/Meskalin 139, 143–144
– Charakteristika 144
– Entzugssyndrom 146
– Intoxikation, akute 144–146
– Pharmakologie 143–144
– psychische Symptome 145–146
– somatische Symptome 145–146
– Wirkungsspektrum 144
metabolische Azidosen auslösende Substanzen 10, 12
Metabolismus, Entzugssyndrome 19
Methadon 79
– Nachweisbarkeitsdauer 33
Methadonhydrochlorid 80
Methadonprogramme, Mortalität 88
Methamphetamin 127
– Missbrauch, co-occuring mental disorders 135
Methanol
– klinische Symptome 35
– Toxidromzuordnung 34
Methaqualon
– klinische Symptome 35
– Toxidromzuordnung 34
Methylphenidat 127
– im Kindes- und Jugendalter 199
Migräne, chronische, Mischanalgetika 177
mikrosomales Ethanol-oxidierendes System (MEOS) 53
Mischanalgetika, Intoxikation 176–178
Mischintoxikationen 181–190
– Advanced Cardiac Life Support (ACLS) 188
– Atmung 185
– Basic Life Support (BLS) 188
– Blutdruck 184–185
– Delir 186–187
– Diagnostik 186–187

– Diazepam 188–189
– Erstversorgung 188
– Flumazenil 190
– Herzfrequenz 184
– klinisches Bild/Symptomatik 182–185
– Körpertemperatur 185
– komatöse Rauschzustände 186–187
– Naloxon 189–190
– Notfallanamnese 181–182
– Notfallsymptomatik 187–188
– Peristaltik 185
– Schweißsekretion 185
– Suchtmittelerfassung, quantifizierte 186
– Therapie 187–190
– ZNS-Störungen 183–184
Missbrauch 5
– s. a. unter den einzelnen Substanzen
Missbrauchspotenzial 4
– Analgetika 3
– Psychopharmaka 3
Modafinil 127
Morphine, retardierte 80
Motorik(prüfung)
– Intoxikationssyndrome 15
– an den oberen und unteren Extremitäten 234–235
Mund-zu-Mund-Beatmung 24, 225
Mund-zu-Nase-Beatmung 24, 225
Myasthenia gravis, Benzodiazepine, Kontraindikation 69–70
Myelinolyse, zentrale, pontine (ZPM) 61–62
Myopathie, alkoholische 64–65

N

Nachtschattengewächse, halluzinogene 147–150
Naloxon
– Mischintoxikation 189
– Opioidintoxikation 84
Naxolon 80

Sachverzeichnis

neurokognitive Beeinträchtigungen, akute, Cannabinoide 101
Neuroleptika
– klinische Symptome 35
– Toxidromzuordnung 34
neurologische Auffälligkeiten, Rauschzustände 55
neurologische Vitalparameter 233
nicht primär psychotrope Medikamente, problematische Einnahme 176–180
Nierenversagen 11
Nikotin 153–163
– klinische Symptome 35
– Pharmakologie 153–154
– Toxidromzuordnung 34
– Überdosierung, letale Dosis 158
– Wirkspektrum 154–155
Nikotinentzug(ssyndrom) 159–161
– Bupropion/Vareniclin 160–161
– Medikamente 160
– suchtmittelinduzierte/-assoziierte Begleitstörungen, psychische/somatische 162
– Weiterbehandlung 162–163
Nikotinintoxikation
– Auswirkungen 157
– Behandlung bei Erwachsenen 156–158
– – bei Kindern 158–159
– Diagnostik 156
– Formen/Zeichen 155–156
– Überdosierung 155
Nikotinkaugummi 160–161
Nikotinkonsum
– bei Frauen 202
– – ADHS bei Kindern 207
– bei Heranwachsenden 202
– im Kindes- und Jugendalter 193
Nikotinnasalspray 160–161
Nikotinpflaster 160–161
Nikotinsublingual- bzw. -lutschtablette 160–161
Nitritverbindungen, flüchtige 164–165

– Amyl-Nitrit 197
– Isobutyl-Nitrit 197
– im Kindes- und Jugendalter 197
Noradrenalin, Freisetzung, Cannabinoide 96
normale Toxidrome 10, 13
Notfall-ABCDE-Schema 21–25
– s. a. ABCDE-Schema
– sekundäres 23
Notfalldiagnostik 20–35
– strukturierte 21–27
Notfalldienst
– Anforderungen 236
– Fähigkeiten und Fertigkeiten (Skills) 217–236
Notfalltherapie, diagnostisch-therapeutischer Stufenplan 21
Noxen
– klinische Symptome 35
– Toxidromzuordnung 34

O

off-label use
– Kokainentzug 131
– Stimulanzienentzug 131
Opiate s. Opioide
Opioidabhängigkeit
– affektive Erkrankungen 90
– Angststörungen 90
– Depressionen 90
– Hepatitis C 89–90
– HIV-Infektion 90
– klinische Symptome 35
– psychische Syndrome und Erkrankungen 90
– psychische und Verhaltensstörungen 81
– Psychosen 90–91
– somatische Erkrankungen 89–91
– Substitutionsmittel 80
– suizidales Syndrom 91
Opioide 10, 12, 79–94
– Konsum bei Frauen 202

Sachverzeichnis

Opioide
- Nachweisbarkeitsdauer 33
- Toxidromzuordnung 34
- Überdosierung 79–84
- – Risikofaktoren 80–82
- Wirkungen 79

Opioidentzugssyndrom 84–85
- Entzugsskala (objective opioid withdrawal scale; oows) 87
- Phasen 86
- Substitutionstherapie 86
- Therapie 85–87

Opioidintoxikation 79–84
- Akuttherapie, präklinische 82–84
- Komplikationen 84
- Mortalität 87–89
- Naloxon 84
- präklinisches Vorgehen 85
- Prävalenz 80–82
- stationäre Therapie 84
- Symptome 82–83
- Therapie 82–84

Organophosphate
- klinische Symptome 35
- Toxidromzuordnung 34

Oxygenation 44
- insuffiziente, Zeichen 226

P

Panikstörungen, Cannabinoide, Konsum 103–104
Pantherpilz (Amanita pantherina) 139
- Wirkspektrum 148

Paracetamolintoxikation 177–178
Parästhesien (Ameisenlaufen) 37
paranoide Störungen
- Alkoholkrankheit 74–75
- Cannabinoide 103

PCP (Phencyclidin, Phenylcyclohexylpiperidin) 139, 147–150

PCP-Intoxikation
- akute 148–149
- Begleitstörungen 150

- Charakteristika 148
- Delir 150
- Entzugssyndrom 149
- Pharmakologie 147
- Wirkungsspektrum 147–148

Peyote-Scheiben 144
Pfötchenstellung 37
Pharmakokinetik
- Drogennotfall 32–33
- Intoxikationen 32–33

Phencyclidin s. PCP
Phenylcyclohexylpiperidin s. PCP
Phenylethylamine 139, 143–144
- Pharmakologie 143–144

Physostigmin, Intoxikation 183–185
Pilze
- halluzinogene 147–150
- klinische Symptome 35
- Toxidromzuordnung 34

Polyintoxikationen s. Mischintoxikationen
Polyneuropathie (PNP), alkoholische 63–64
Poppers 165, 167
Prehospital Trauma Life Support (PHTLS®) 21
Probenmaterial, Drogenanalyse 28–30
Probiersituation, Drogennotfall 7
Problemlösefähigkeiten, alternative, Entwicklungshemmung 4
Psilocin 139
Psilocybin 139–143
- Begleitstörungen 142–143
- Charakteristika 141
- Entzugssyndrom 142
- Intoxikation, akute 142
- Pharmakologie 140–141
- Wirkungsspektrum 141–142

psilocybinhaltige Pilze 18
Psychedelika 138
psychische Begleitstörungen
- Benzodiazepine 112, 115, 117
- Cannabinoide 98, 102–104
- Ecstasy 145–146

- Inhalanzien 172
- LSD 142
- Mescalin 145–146
- Psilocybin 142
- Stimulanzien 128, 134–135
psychische Beurteilung 233
psychische Entzugssymptomatik 18
Psychopharmaka, Missbrauchspotenzial 3
Psychosen 10, 13
- Opioidabhängigkeit 90–91
- PCP-induzierte 150
- schizophrene, Cannabinoide 99
psychosoziale Interventionen
- Amphetaminentzug 130–131
- Kokainentzug 130–131
- Stimulanzienentzug 130–131
psychotrope Substanzen 3
- Intoxikation 199
- im Kindes- und Jugendalter 194, 199
Pulsfrequenz, Intoxikationssyndrome 14–15
Pulsoxymetrie 227–228
Pupillengröße, Intoxikationssyndrome 15
Pupillenstatus 233
Pupillenweite 233

Q
QRS-Komplex, verbreiterter, EKG 230

R
Radialispuls, Palpation, Herz-Kreislauf-Stillstand 229
Rauschpilze, muskarinerge, Intoxikation 183–185
Rauschstadien, Alkoholintoxikation 54–57
Rausch(zustände)
- leichte 55–56
- mittelgradige 56
- neurologische Auffälligkeiten 55
- pathologischer 75–76

- psychotischer, Halluzinogene 140
- schwere 56
Reflexe, Intoxikationssyndrome 16
respiratorische Störungen, Entzugssyndrome 19
Rhabdomyolyse 11
Rückenmarkläsionen 234

S
schädlicher Gebrauch 5
Schmalkomplex-Tachykardien 42
Schmerzmittel, Intoxikation 176–178
Schnüfflertod
- im Kindes- und Jugendalter 198
- plötzlicher 168, 198
Schock 47–48
- klinische Zeichen 48, 229
Schrittmacherstimulation, transkutane, Bradykardie 47
Schweiß, Drogenanalyse 29
Scopolamin, Intoxikation 183–185
Sedativa 10, 12, 108–125
Selbst- und Fremdgefährdung 27
Selbstaggression 27
Selbsthilfegruppen 247–254
Selbstschutz, Drogennotfall 27
Sensibilitätsprüfung an den oberen und unteren Extremitäten 234–235
Sensitivierung 4
Serotoninergika 10–11
Serum, Drogenanalyse 29
Sofortmaßnahmen s. Basic Life Support (BLS)
somatische Begleitstörungen 36–49
- Benzodiazepine 112, 115–116
- Cannabiskonsum 97
- deprimierte 45–49
- Ecstasy 145–146
- erregte 37–45
- Kokain 133–134
- LSD 143
- Mescalin 145–146
- Opioidabhängigkeit 89–91

267

somatische Begleitstörungen
- Psilocybin 142
- Stimulanzien 133–135
- Therapie 36–49
Speedballing 135
Speichel, Drogenanalyse 29
Spitzenumkehrtachykardie 42
Spontanurin, Drogenanalyse 28
Stechapfel (Datura stramonium) 139
Steroide
- anabole, Abusus 178
- Asthmaanfall/Bronchospasmus 39
Stimulanzien 132
- Abhängigkeit, Weiterbehandlung, Empfehlungen 136
- Aphrodisiaka 133
- körperliche Folgen 127–128
- Missbrauchs- und Abhängigkeitspotenzial 128
- Pharmakologie 126–127
- suchtmittelassoziierte Begleitstörungen
- - psychische 128, 135
- - somatische 133–135
- suchtmittelinduzierte Begleitstörungen, psychische 128, 134
- Wirkungsspektrum 127–128
Stimulanzienentzug(ssyndrom) 129–133
- N-Acetylcystein 132
- Akupunktur 132
- Antidepressiva 133
- Betablocker 133
- GABAerge Medikation 132
- Gruppentherapie 131
- medikamentöse Verfahren 131–132
- off-label use 131
- psychosoziale Interventionen 130–131
Stimulanzienintoxikation 128–129
- Behandlung 128–129
Stimulanzienmissbrauch, Downers 135
Stoffproben, Drogenanalyse 29
Stridor, exspiratorischer 220
Substanzgebrauch, anhaltender 5

Substanzidentifikation, Intoxikationssyndrome 13–17
Substanzkonsum/-missbrauch
- bei Frauen 202
- im Kindes- und Jugendalter, Epidemiologie 193
Suchtkrankenhilfe 247–254
suchtmittelabhängige Frauen
- Depression 205–206
- hepatische Komplikationen 204
- Infektionskrankheiten 203
- kardiale Folgeerkrankungen 203–204
- Komorbiditäten 203–205
- psychiatrische Komorbiditäten 204–206
- somatische Komorbiditäten 203
Suchtmittelabhängigkeit, Drogennotfall 7
Suchtmittelintoxikation bei Frauen 202
sudden sniffing death syndrome 168, 198
- im Kindes- und Jugendalter 198
Suizidalität/suizidales Syndrom 27, 100
- Alkoholabhängigkeit 76
- Opioidabhängigkeit 91
Sympathikolytika 10, 12
Sympathomimetika 10–11

T

Tabak-Alkohol-Amblyopie 63
Tabakkonsum s. Nikotinkonsum
Tachyarrhythmien, Lungenödem 40
Tachykardie 36, 40–42
- instabile 41
- stabile 41
- supraventrikuläre, paroxysmale 42
Talk-down-Technik, Drogennotfall 6
Temperatur, Intoxikationssyndrome 16
THC-Gehalt, Cannabinoide 95
thinner sniffing (Lösungsmittel, Inhalation) 165–166
Thromboplastinzeit 31
- partielle, aktivierte (aPTT) 31
Thrombozyten 31

Sachverzeichnis

Toleranzentwicklung 4
Toleranzsteigerung 4
Tollkirsche (Atropa belladonna) 139
Toluol 167
Torsades de pointes 42
Tox- und Drogenscreening 31–32
Toxidrome 8–17
– deprimierte 10–12, 36
– Differenzialdiagnostik 23
– erregte 10–11, 49
– Erstbeurteilung 9
– Gruppen 9
– normale 10, 13
– Noxen, Zuordnung 34
– somatische Begleiterscheinungen 36
– sympathomimetische 9
– unklare 10, 12
toxische Substanzen, Labor und Diagnose 33–35
toxische Zeitbomben 1/2 10, 13
Transport, Drogennotfall 7
Trichlorethan 167
Tropanalkaloide (Nachtschattengewächse) 139, 147
– Intoxikation, akute 148–149

U

Unfälle, Drogennotfall 7
unklare Toxidrome 10, 12
Urin, Drogenanalyse 28

V

Vareniclin, Nikotinentzug 160–161
Venenkanülierung, periphere 230–232
– schwierige 232
Vergiftungsinformationszentralen 245–247
Verkehrsunfälle, Drogeneinfluss 8
Verletzungen 235
Vigilanz, Intoxikationssyndrom 15
Vitalparameter 19
– Bedrohung, Drogennotfall 6
Vitamin-B1-Mangel
– Differenzialdiagnose 60–61
– Entwicklung, Risikopatienten 60
– Wernicke-Korsakow-Syndrom 60
Vollblut, Drogenanalyse 29

W

Wahrnehmung, Intoxikationssyndrom 15
Weiterbildung, Drogennotfälle 236
Wendl-Tubus 222–223
Wernicke-Enzephalopathie 58–59
– Leitsymptome 59
Wernicke-Korsakow-Syndrom 58–61
– Vitamin-B1-Mangel 60

Z

zentrale pontine Myelinolyse (ZPM) 61–62
zerebrale Krämpfe 44–45
ZNS-Entzugssyndrome 19
ZNS-Syndrome 10, 12

Mehr WISSEN als andere.

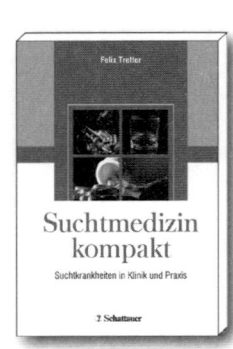

Felix Tretter (Hrsg.)
Suchtmedizin kompakt
Suchtkrankheiten in Klinik und Praxis

Steckt hinter jeder Sucht eine SehnSUCHT?

- **Praxisrelevante** Abhandlung der stoffgebundenen Süchte
- **Ideal** für den Erwerb der Qualifikation „Suchtmedizinische Grundversorgung"
- Enthält Medikamentenliste, Drogenlexikon und Adressenverzeichnis zu Informationszentralen, Selbsthilfegruppen und Beratungsstellen (Deutschland, Österreich, Schweiz)

2009. 262 Seiten, 51 Abb., 115 Tab., kart. • € 34,95 (D) / € 36,– (A) • ISBN 978-3-7945-2611-6

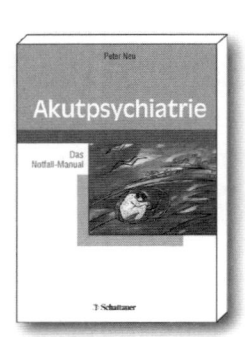

Peter Neu (Hrsg.)
Akutpsychiatrie
Das Notfall-Manual

Das psychiatrische Notfall-Manual – in jedem Fall richtig handeln

- **Sofortmaßnahmen:** Fundierte, rasche Hilfe in psychiatrischen Notfall- und Akutsituationen
- **Praxis-Lerneffekt:** Fallbeispiele spiegeln reale Situationen wider
- **Optimales Stationsmanagement:** Empfehlungen für gut umsetzbare Standards
- **Plus:** Pharmakotherapie und psychotherapeutische Leitlinien

2009. 230 Seiten, 8 Abb., 30 Tab., kart. • € 29,95 (D) / € 30,80 (A) • ISBN 978-3-7945-2593-5

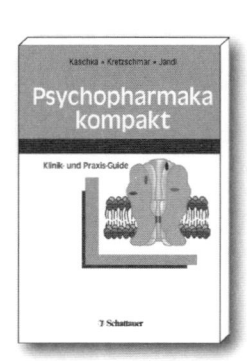

Wolfgang P. Kaschka, Rolf Kretzschmar, Martin Jandl
Psychopharmaka kompakt
Klinik- und Praxis-Guide

Für jeden Patienten das richtige Medikament finden

- **Kompakt:** Erforderliches Wissen für die ambulante und stationäre psychiatrische Therapie
- **Relevant:** Angaben zu Indikationen, Kontraindikationen, Interaktionen und unerwünschten Wirkungen von Arzneimitteln
- **Fundiert:** Hinweise für therapeutisches Drug-Monitoring zur Behandlungsoptimierung
- **Up to date:** Neueste Therapieoptionen mit Agomelatin, Melatonin, Vareniclin und bei Sexualfunktionsstörungen sowie Erkenntnisse zu illegalen Drogen

2009. 252 Seiten, 7 Abb., 36 Tab., kart. • € 24,95 (D) / € 25,70 (A) • ISBN 978-3-7945-2591-1

Schattauer www.schattauer.de

Irrtum und Preisänderungen vorbehalten

Mehr WISSEN als andere.

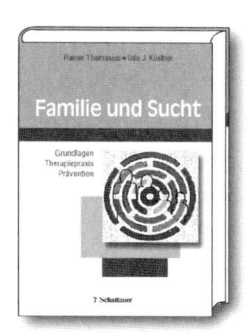

Rainer Thomasius, Udo J. Küstner (Hrsg.)
Familie und Sucht
Grundlagen – Therapiepraxis – Prävention

„Familie und Sucht": Das Buch gibt im ersten Teil einen umfassenden Überblick über die wissenschaftlichen und praktischen Erkenntnisse zu familiären Einflüssen auf die Entwicklung von Süchten. Der zweite Teil geht auf die familientherapeutische Praxis ein. Sowohl die Beiträge der verschiedenen Therapieschulen als auch die unterschiedlichen Behandlungssettings werden ausführlich dargestellt. Nicht zuletzt werden Konzepte zur Einbeziehung der Familie – aber auch der Schule – in die Prävention von Suchterkrankungen vorgestellt.

2005. 295 Seiten, 8 Abb., 13 Tab., geb. • € 46,95 (D) / € 48,30 (A) • ISBN 978-3-7945-2261-3

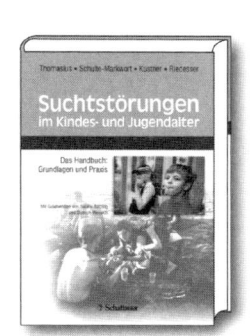

Rainer Thomasius, Michael Schulte-Markwort, Udo J. Küstner, Peter Riedesser (Hrsg.)
Suchtstörungen im Kindes- und Jugendalter
Das Handbuch: Grundlagen und Praxis
Mit Geleitworten von Sabine Bätzing und Dietrich Wersich

Erstes deutschsprachiges systematisches Handbuch zu dieser Thematik

„Den Herausgebern und Autoren ist ein übersichtliches, vielseitiges und dennoch kompaktes Buch gelungen, das eine seit Langem bestehende Lücke zu füllen vermag." Deutsches Ärzteblatt, 14/2009

„In diesem Buch stellt sich ein zukünftiges Standardwerk der Suchtmedizin für diese Altersgruppe vor." Dvt Deutscher Fachverband für Verhaltenstherapie e.V., 3/2009

2009. 606 Seiten, 34 Abb., 98 Tab., 30 Fallbeispiele, geb.
€ 69,– (D) / € 71,– (A) • ISBN 978-3-7945-2359-7

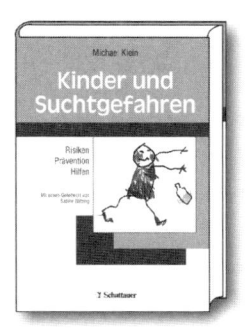

Michael Klein (Hrsg.)
Kinder und Suchtgefahren
Risiken – Prävention – Hilfen
Mit einem Geleitwort von Sabine Bätzing

Kinder vor Drogenmissbrauch schützen!

- Starker sozialwissenschaftlicher und pädagogischer Bezug
- Im Vordergrund Bindungsforschung und Sozialisationstheorien
- Ausführliches Adressverzeichnis bundesweiter Einrichtungen und Verbände

2008. 544 Seiten, 32 Abb., 40 Tab., geb. • € 49,95 (D) / € 51,40 (A) • ISBN 978-3-7945-2318-4

Schattauer www.schattauer.de   Irrtum und Preisänderungen vorbehalten

Mehr WISSEN als andere.

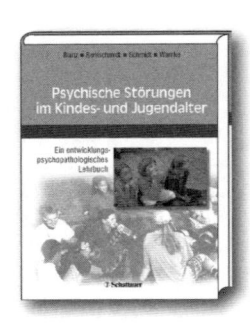

Bernhard Blanz, Helmut Remschmidt, Martin Schmidt, Andreas Warnke (Hrsg.)

Psychische Störungen im Kindes- und Jugendalter

Ein entwicklungspsychopathologisches Lehrbuch

„Insgesamt ermöglicht dieser Band den nicht nur in der Praxis Tätigen, sondern auch den sich in Ausbildung und Studium befindlichen Psychologen und Psychotherapeuten psychische Störungen nicht nur losgelöst für sich zu erkunden, sondern sie im Zusammenhang mit dem Lebenszyklus eines Menschen zu sehen und damit einen ganz konkreten Blick auf Verzögerungen oder krankheitswertige Auswüchse zu bekommen."

Prävention und Gesundheitsförderung, 8/2008

2006. 582 Seiten, 7 Abb., 84 Tab., geb. • € 99,– (D) / € 101,80 (A) • ISBN 978-3-7945-2175-3

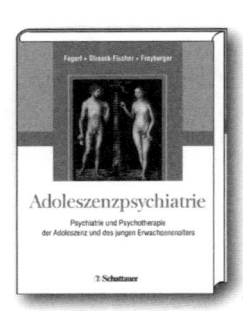

Jörg Michael Fegert, Annette Streeck-Fischer, Harald J. Freyberger (Hrsg.)

Adoleszenzpsychiatrie

Psychiatrie und Psychotherapie der Adoleszenz und des jungen Erwachsenenalters

Die spezifischen Probleme und Störungen während der Adoleszenz wurden bisher weder in der Kinder- noch in der Erwachsenenpsychiatrie ausreichend berücksichtigt. Das hochkarätige Referenzbuch von ausgewiesenen Experten schließt diese Lücke und gibt einen umfassenden Einblick in die Entwicklungsbedingungen dieser Lebens-phase: Interdisziplinär, umfassend, übersichtlich und praxisorientiert!

2009. 896 Seiten, 42 Abb., 129 Tab., geb. • € 119,– (D) / € 122,40 (A) • ISBN 978-3-7945-2454-9

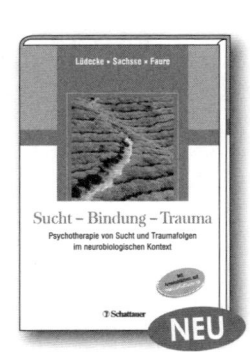

Christel Lüdecke, Ulrich Sachsse, Hendrik Faure

Sucht – Bindung – Trauma

Psychotherapie von Sucht und Traumafolgen im neurobiologischen Kontext

Kombinierbare Therapiemodule

Ursache und Wirkung bei Sucht- und Traumapatienten sind schwer zu erkennen. Dieses Buch bietet konkrete Lösungen für Beratung, amulante und stationäre Therapie, indem es Behandlungsstrategien aus der Sucht- und Traumatherapie kombiniert und neueste Erkenntnisse aus der aktuellen neurobiologischen und empirisch-neurophysiologischen Forschung liefert. Für die Praxis: Alle Arbeitsblätter und Anleitungen sind online abrufbar.

2010. 376 Seiten, 27 Abb., 8 Tab., geb. • € 49,95 (D) / € 51,40 (A) • ISBN 978-3-7945-2746-5

Schattauer www.schattauer.de

Irrtum und Preisänderungen vorbehalten